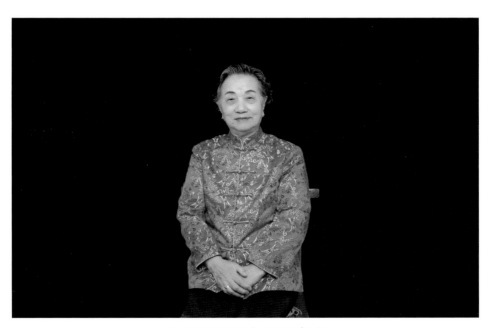

陕西省名老中医王素芝

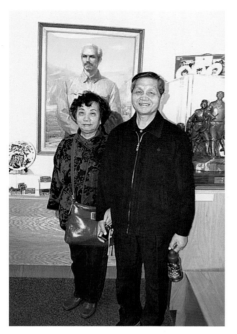
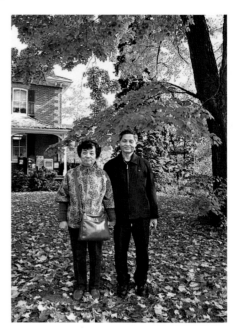

王老与先生合影

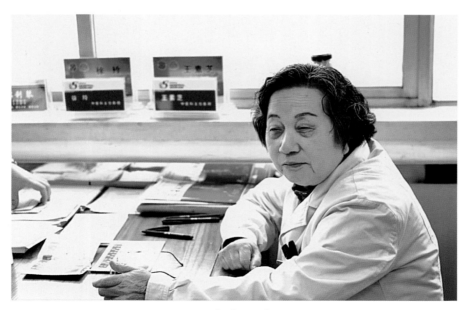

王老在门诊

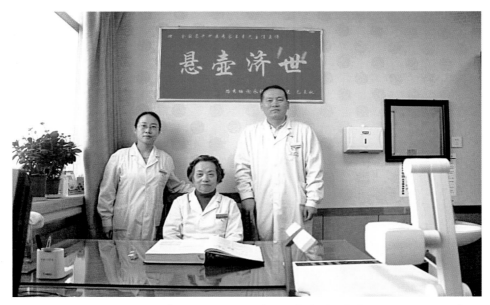

王老（左二）与第五批全国老中医药专家学术经验继承工作继承人合影

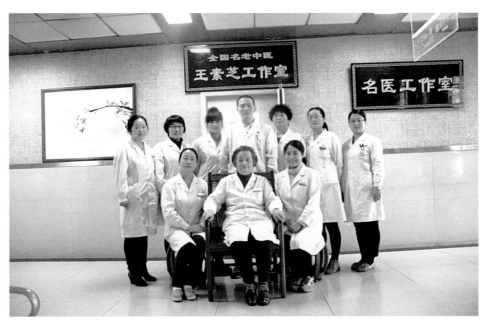

王老（前排左二）与工作室人员合影

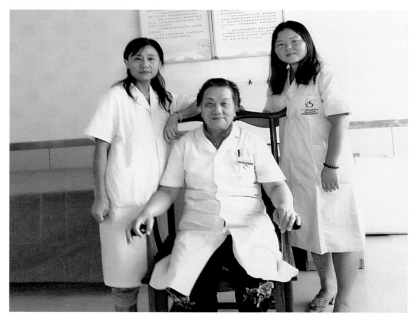

王老（左二）与第二批全省老中医药专家学术经验继承工作继承人合影

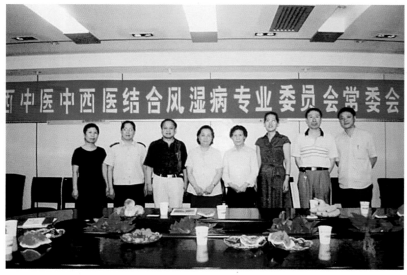

王老（左四）与陕西省中医中西医结合风湿病专业委员会常委会成员合影

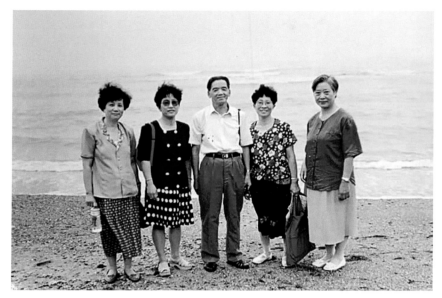

1996 年 7 月大连学术会议王老（左一）与路志正等中医同仁合影

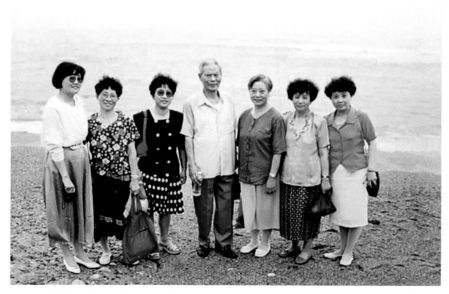

1996 年 7 月大连学术会议王老（右二）与焦树德等中医同仁合影

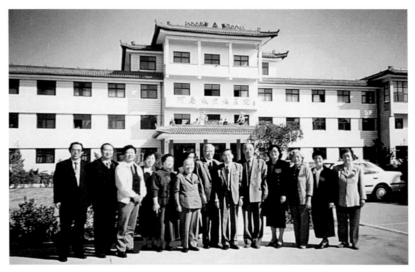

王老（前排左四）1997年10月在郑州参加学术会议
与部分参会人员合影

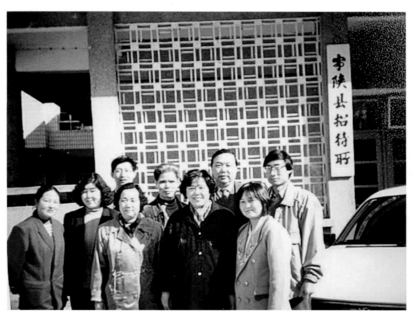

王老（前排左三）1996年在陕南下乡义诊

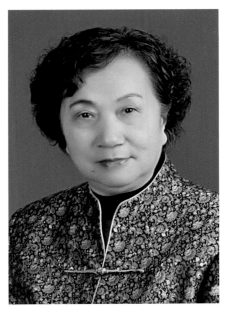

名医王素芝

王素芝简介

　　王素芝，女，中国共产党员，主任医师，陕西省名老中医，长安王氏风湿流派代表性传承人，先后担任陕西省第二批，全国第五、第六批老中医药专家学术经验继承工作指导老师，中国中医科学院临床医学（中医师承）博士生导师，国家中医药管理局全国名老中医药专家传承工作室建设项目专家。曾担任西安市第五医院中医风湿科主任、中华中医药学会风湿病分会常委、陕西省中医药学会第一届风湿病专业委员会主任委员。现任世界中医药联合会风湿病专业委员会常务理事、第一届长安医学传承发展专家委员会委员。

　　1966 年毕业于辽宁中医学院（现辽宁中医药大学），从事中医许许多多的风湿病患者慕名而来，满意而归，在她的精心治疗下，数以万计的患者病情逐渐稳定直至缓解。她的事迹曾被媒体广泛报道，传遍朋友圈，多次获得优秀党员和先进工作者称号。

我有幸拜师于王老，聆听其谆谆教诲，犹如醍醐灌顶，茅塞顿开。我常随她出诊和查房，惊羡于她临床辨证之精准，用药之精当，疗效之确切。她善用活血化瘀法治疗风湿顽疾之标，也十分重视补肝肾、强筋骨以治其本，主张病证结合，中西合参，标本兼治。她在风湿病临床方面逐渐形成了自己独特的"补益肝肾，化瘀消痹"的学术思想，经过多年的研究，她先后总结了多个验方用于治疗风湿病中的疑难杂症，为我院中医风湿病学科的发展做出了重要的贡献。

王老认为，中医学是先贤与疾病长期斗争中总结出来的宝贵经验，是老祖宗留下的宝贵财富，我们要一代一代地传承下去，必须要发扬光大。所以，王老对自己的学术经验毫不保留，言传身教，临证指点，悉数传授给她的学生，并希望能有更多的创新与发展。

王老说，中医是个经验活，最宝贵的就是一生积攒起来的经验，她有义务有责任为更多的病人送去健康，更有责任把自己一生所学传授给学生，所以，只要她还有精力，就会一直坚持在工作岗位上。

王老已年过八旬，杖朝之年，注重于中医师承，为培养更多的学术继承人，在传承工作中为了更好地把学术经验传授给继承人，她撰写了《中医风湿病研究概况》，书中整理了古籍中治疗有效方剂65首，总结了类风湿关节炎等14种风湿病的诊疗方法和个人经验供学生学习参考，并能认真批审学生的跟师笔记等资料。她虽80高龄，仍然辛勤工作。她坚持每周3次门诊，每周查房1次，经常为学生讲课，继续为中医风湿病的发展和培养高层次人才奉献力量。

名老中医王素芝经验集

◎ 王素芝　徐鹏刚　主编

陕西新华出版传媒集团
陕西科学技术出版社
Shaanxi Science and Technology Press

——西　安——

图书在版编目（CIP）数据

名老中医王素芝经验集／王素芝，徐鹏刚主编. —
西安：陕西科学技术出版社，2022.3
ISBN 978 - 7 - 5369 - 8236 - 9

Ⅰ. ①名… Ⅱ. ①王… ②徐… Ⅲ. ①中医临床 - 经
验 - 中国 - 现代 Ⅳ. ①R249.7

中国版本图书馆 CIP 数据核字（2021）第 182698 号

名老中医王素芝经验集
MINGLAOZHONGYI WANG SUZHI JINGYANJI

王素芝　徐鹏刚　主编

责任编辑	耿　奕
封面设计	萨木文化

出 版 者　陕西新华出版传媒集团　　陕西科学技术出版社
西安市曲江新区登高路 1388 号陕西新华出版传媒产业大厦 B 座
电话(029)81205187　传真(029)81205155　邮编 710061
http://www.snstp.com

发 行 者　陕西新华出版传媒集团　　陕西科学技术出版社
电话(029)81205180　81206809

印　　刷　中煤地西安地图制印有限公司
规　　格　787mm×1092mm　16 开本
印　　张　17　插页 4
字　　数　232 千字
版　　次　2022 年 3 月第 1 版
　　　　　　2022 年 3 月第 1 次印刷
书　　号　ISBN 978 - 7 - 5369 - 8236 - 9
定　　价　69.00 元

《名老中医王素芝经验集》
编委会

序

中医风湿病学源远流长，是中华民族在长期与风湿病斗争中积累起来的经验总结和理论升华。风湿病在中医古代文献中称为"痹"。1973年湖南马王堆3号汉墓出土的《足臂十一脉灸经》即有"疾畀"的记载。春秋战国时期成书的《黄帝内经》中明确提出了"痹"之病名，而且对其病因、病机、证候分类以及转归、预后等均做了较详细的论述。《素问·痹论》明确指出风湿病发生与反复发作与风寒湿邪侵袭密切相关，"风寒湿三气杂至，合而为痹"。"所谓痹者，各以其时重感于风寒湿之气也"。同时指出，正虚也是风湿病的病因之一："荣卫之气亦令人痹""逆其气则病，从其气则愈，不与风寒湿之气合，故不为痹"（《素问·痹论》）。"风湿"病名由东汉张仲景提出，见于《金匮要略·痉湿暍病脉证第二》中"病者一身尽疼，发热，日晡所剧者，名风湿"。之后，经过历代医家的不断丰富和发展，中医治疗风湿病理、法、方、药日渐完备。进入现代，随着中西医结合的不断发展，绝大多数中医学家主张中医风湿病要辨病辨证，衷中参西，不但要辨清中医学的疾病，还要辨清西医的疾病，是辨病辨证的发展，明显地提高了疗效，有利于中医学的发展和交流。名老中医的临床经验和学术思想是他们经过几十年的临床实践、学术研究和教学与中医理论结合的智慧结晶，代表着当今中医药理论和临床实践的真实水平，是中医药宝库的新财富。

王素芝是著名的风湿病专家，早年从辽宁中医学院毕业后，在中医内科医疗、教学和科研一线工作50多年，1974年以来一直从事风湿病的临床科研和诊治工作，从中医、中西医结合方面辨病辨证治疗风湿病，积累了丰富的临床经验。她兼任世界中医药联合会风湿病专业委员会常务理事，曾任中华中医药学会第一届风湿病分会常委，是陕西省中医、中西医结合学会第一届风湿病专业委员会主任委员，为我省中医风湿病专业委员会的建设做出了重要的贡献。

王素芝为人低调谦和，医德高尚，医术精湛，备受学生爱戴，深受广大患者的赞誉。由她和弟子们整理了她的成才之路、学术主张、临床经验、经典验案和师徒对话，编著成《名老中医王素芝经验集》一书，客观反映了王素芝诊治风湿病的学术思想和临床经验。

中医自身的特点决定了其学术思想和临床经验的"传承"模式，这更彰显了中医师承教育对中医药事业继承和发展的重要作用。今天，为了让更多的中医风湿病领域的从业者们更好地"薪火相传"，为了让名老中医的学术思想和宝贵经验更广泛地被传承和推广，由王素芝和她的学术继承人编著的这本书，即将付梓，我为名老中医的学术思想和临床经验得到很好的挖掘、整理、继承和发扬而高兴，我为王素芝有优秀的学术继承人而感到欣慰，希望中青年医师能把中医风湿病事业发扬光大，爰为序。

吉海旺
2016 年 12 月于陕西省人民医院

前 言

导师王素芝主任医师从事中医临床、科研、教学工作 55 载，在治疗风湿病方面造诣深厚，临床经验丰富。2007 年被陕西省中医药管理局评为陕西省名老中医，先后担任第二批全省和第五、六批全国老中医专家学术经验继承工作指导老师，2014 年确定为全国名老中医药专家传承工作室建设项目专家，是我省著名的中医风湿病专家。

王老 1966 年毕业于辽宁中医学院，1974 年开始致力于中医风湿病医疗、教学和科研工作，潜心研究风湿病，是我院从事风湿病诊疗和科研最早元老之一。在长期不断与风湿病的战斗中积累了丰富的临床经验，善用活血化瘀和虫类药物治疗类风湿关节炎、强直性脊柱炎、骨关节炎等常见风湿病。她不断钻研中医经典著作和风湿病理论，形成了自己的学术主张。1983 年创建了中医科病房，为现在的中医风湿病重点专科打下了坚实的基础。根据全国中医风湿病规范化的要求，王老结合自己多年临床经验，研发了痹证系列和化瘀消痹胶囊等院内制剂，治疗类风湿关节炎、强直性脊柱炎、骨关节炎等风湿病，深受患者赞誉，取得了良好的社会效益和经济效益。

王老为人谦和，仁厚，正直，低调，与世无争。她热爱中医药事业，治学严谨，一丝不苟；她精勤不倦，博古通今，学术造诣深厚，学验俱丰。她能融汇古今，博采众长，衷中参西，中西合璧，辨证精准。王老医术高明，医德高尚，心地善良，她对患者倾注了无私关爱与牵挂。她爱岗敬业，医术上精益求精，出诊时全心全意，竭诚为广大患者服务，深受病人好评，在广大患者中享有盛誉。

许许多多的风湿病患者慕名而来，满意而归，在她的精心治疗下，数以万计的患者病情逐渐稳定直至缓解。她的事迹曾被媒体广泛报道，传遍朋友圈，多次获得优秀党员和先进工作者称号。

我有幸拜师于王老，聆听其谆谆教诲，犹如醍醐灌顶，茅塞顿开。我常随她出诊和查房，惊羡于她临床辨证之精准，用药之精当，疗效之确切。她善用活血化瘀法治疗风湿顽疾之标，也十分重视补肝肾、强筋骨以治其本，主张病证结合，中西合参，标本兼治。她在风湿病临床方面逐渐形成了自己独特的"补益肝肾，化瘀消痹"的学术思想，经过多年的研究，她先后总结了多个验方用于治疗风湿病中的疑难杂症，为我院中医风湿病学科的发展做出了重要的贡献。

王老认为，中医学是先贤与疾病长期斗争中总结出来的宝贵经验，是老祖宗留下的宝贵财富，我们要一代一代地传承下去，必须要发扬光大。所以，王老对自己的学术经验毫不保留，言传身教，临证指点，悉数传授给她的学生，并希望能有更多的创新与发展。

王老说，中医是个经验活，最宝贵的就是一生积攒起来的经验，她有义务有责任为更多的病人送去健康，更有责任把自己一生所学传授给学生，所以，只要她还有精力，就会一直坚持在工作岗位上。

王老已年过八旬，杖朝之年，注重于中医师承，为培养更多的学术继承人，在传承工作中为了更好地把学术经验传授给继承人，她撰写了《中医风湿病研究概况》，书中整理了古籍中治疗有效方剂 65 首，总结了类风湿关节炎等 14 种风湿病的诊疗方法和个人经验供学生学习参考，并能认真批审学生的跟师笔记等资料。她虽 80 高龄，仍然辛勤工作。她坚持每周 3 次门诊，每周查房 1 次，经常为学生讲课，继续为中医风湿病的发展和培养高层次人才奉献力量。

　　在王老的带领下，长安王氏风湿流派及王素芝名老中医工作室将王老多年的医案与学术经验进行了集中整理，并编辑成册，这既是中医继承工作的任务，也是王老身边学生的使命，希望通过本书，能让更多的中医从业者或爱好者受益于王老的学术思想，造福更多的患者。

徐鹏刚

2021 年 2 月

目　录

第一章　成才之路

第一节　求学之路

我于 1938 年 10 月 27 日出生在河北省滦南县一个贫苦农民家中。日本侵占华北，实行三光政策，饱受战乱之苦。后来我跟随父母到东北辽宁省盘山县田庄台镇投奔姑妈家，在郊外落户。1949年中华人民共和国成立后，我当时 11 岁才上学读书。1960 年从营口市高中毕业后考入辽宁中医学院本科医疗系（六年制）。该校是1958 年成立，前身是辽宁省中医医院，师资力量雄厚，名医荟萃。入校后名师言传身教，治学严谨，对中医经典著作《黄帝内经》《伤寒论》《金匮要略》等名著，不但要熟读，许多经文要背诵。《濒湖脉学》《汤头歌诀》《药性歌括四百味》都要熟背。校园里到处都有朗朗的读书声，同学们每天早晚自习都在背诵歌诀和阅读经文，当然我也乐在其中。课外文体活动也很活跃，我虽然没有什么特长，但能积极参加团体操、舞剑等集体运动。文艺汇演，我经常演二人快板剧，表演大合唱等节目，至今留恋大学生活。同学间团结友爱，相互帮助蔚然成风。我经常给生病的同学打饭、端水和补习功课。因此期末评语都有为人忠厚，待人诚恳，心地善良，团结同学的评价。我是 1957 年加入共青团，在大学担任团小组长，思想要求进步，工作认真负责。学习上我虽然不是优秀生，但能刻苦努力，成绩良好，毕业考试主科中医内科 93 分、外科 98 分、针灸

85 分，其余考核全部通过。生活上艰苦朴素，我校坐落在沈阳北陵公园旁，每次进城我都是步行，很少坐公交车。自己做衣服和鞋子，同时也经常帮助别人。到工作岗位后一直保持自裁自做衣物。

在校期间深受中医理论的熏陶，德智体得到全面发展。在校期间又经历了 3 年困难时期，我常省出粮票给男生。我又是贫困生，靠国家助学金和姐姐资助，放假期间打零工赚钱维持生活和学习费用。当时我们的团支部书记王桂琴，班长陡云平等在思想上和生活上对我的帮助很大，我永远铭记在心。因此，我不但没有动摇学习的决心，更养成了吃苦耐劳、艰苦朴素、自力更生的精神。使我打下了扎实的思想和中医理论基础，也坚定了毕业后献身于中医事业，全心全意为广大患者服务的决心。

第二节　做一名好医生

1968 年 8 月，我响应党的号召到边疆去，被分配到内蒙古乌海市 654 医院（军工医院）。自从走上工作岗位，我就立志要成为一名"急病家所急，痛痛者所痛"，"重视生命，爱惜苍灵"的好医生。1972 年因组织照顾爱人关系，被调入西安市第五医院中医科，1994 年退休后被返聘，工作至今。

回顾这 50 多年的从医生涯，通过各届各级领导的关怀和信任，同行的帮助和家人的关爱和支持，以及个人的努力，我逐渐成长、成熟，到获得一定的成绩和荣誉。

我虽然不是非常优秀，但我不虚伪，真实坦诚，遵守规矩，老实做人，认真做事，为人宽厚，与人为善，乐于助人，这 50 年来我一步一个脚印努力工作。虽然条件、地位和环境在改变，但做人的准则未变。

作为一名医生，本身从事的就是救死扶伤的人道主义事业，为人治病，尽心尽力理所当然。先贤孙思邈在这方面的医德修养尤为可贵。学习千秋典范、万世楷模孙思邈的道德修养，要想成为一名真正的医生，医者之本人必须有崇高的品德，坚定的志向和端正的态度，然后才能为良医。以先贤孙氏的"大医精诚"为座右铭。先贤认为"人命至重，有贵千金，一方济之，德逾于此"，所以他把著作命名为《千金方》。因此，"凡大医治病，必当安神定志，无欲无求，先发大慈恻隐之心，誓愿普救含录之苦。若有疾厄来求救者，不得问其贵贱贫富，长幼妍媸，怨亲善友，华夷愚智，普同一等，皆如至亲之想……"，给了我深刻的教育，是我行医的职业准则和从医的航标。

我是新中国培养出的知识分子，没有共产党和毛主席，就没有新中国，也就没有我。这种朴素的感恩思想，深入我的心中。我们这一代，经历得太多，但加入共产党的决心没有动摇，在日常工作和生活中，不断提高自己的道德修养，树立正确的人生观和理想信念，努力做好本职工作，运用中医药为广大人民健康服务，做一名受广大患者信任的好医生。加入中国共产党是我多年的夙愿，1982年11月18日，是我难忘的一天，我终于加入了中国共产党，成为一名预备党员，1年后如期转正。我时时告诫自己一定要按党章的要求，严格要求自己，更要全心全意为患者服务，为中医事业贡献毕生精力。

我多次被评为院"优秀共产党员"，我兼任门诊党支部书记时，多次被评为"先进党支部"。

1972年我调入西安市第五医院后受到领导的重视和信任，于1974年3月至1975年11月在儿童医院与第五医院合办的"西医学习中医班"（共4期）担任班主任，并讲授中医痹证和妇科等内容，圆满完成任务。

1974年6月我院开展了青风藤治疗类风湿关节炎的科研工作，建立了科研组，院领导让我参加。我是我院从事风湿病临床科研和诊治工作最早成员之一。1983年9月，我参加全国中医痹证学术会议回来后，向领导汇报，带回全国科研协作任务，当时得到了李宁书记和刘金贵院长的大力支持，让我开展中医痹证科研临床工作。于11月1日在院领导和有关中层领导的大力支持下，建立了中医病房。床位由8张逐渐发展到14张，29张，33张，43张。人员从开始的2名住院医师和2名护士增加到20多名医护人员。根据西北地区气候条件和自己多年临床经验，拟定痹证1～8号系列药方。其中1～5号经全科多次讨论，并与当时老药师反复研究，由中药制剂室制成浓煎剂、片剂、胶囊。辨证治疗类风湿关节炎、强直性脊柱炎、骨关节炎等风湿病，取得较好效果，得到病人的青睐。曾进行多次临床总结，例如在1989年本人作为第一作者，与徐玲、王蔼平、李贵安等人撰写的论文《辨证治疗痹证（类风湿关节炎为主）480例的临床总结》，在《新中医》1989年11月10日第11期第34页发表。1992年10月18日本人作为第一作者与金燕合写的论文《甘草泻心汤治疗白塞氏综合征》刊登在《辽宁中医杂志》第10期第33页。1993年9月20日我写的《中医药辨证治疗类风湿关节炎》发表在《西安医药杂志》1993年第3期上。撰写的《化瘀消痹汤治疗类风湿关节炎的临床研究与体会》刊登在《中国中医药信息杂志》特集1996年10月。1992年12月由陕西省中医药管理局审批的"化瘀消痹汤治疗类风湿关节炎临床研究"课题，由原陕西省中医药研究院药理实验室协助做了大量工作，如工艺筛选，疗效学检测，药理、毒理动物实验等，并进行多次临床总结。在院内制剂审批上报资料中，痹证系列药和化瘀消痹胶囊的临床资料均由我撰写。参加全国科研协作，负责完成了尪痹冲剂32例、瘀血痹冲剂22例、湿热痹冲剂33例的临床观察任务，分别在第二次和第三次全国中医痹证学术会议上发言，受到大会奖励获得奖状。为现在中医风湿病学科的发展奠定了良好的基础。

1982年5月，我晋升为主治医师，1988年6月晋升为副主任医师，1994年12月晋升为主任医师。在1985年4月我还是主治医师时，即担任了科主任。我在担任中医科主任的10多年中，认真负责，积极工作，任劳任怨，以身作则，严于律己，宽以待人。严格管理、严抓科室卫生制度、劳动纪律、医师负责制、病历书写制度、交接班制度、医德医风教育以及政治和业务学习，并带领全科开展科研工作。业务学习内容以经典著作为主，结合临床学习西医知识和风湿病的新进展等，定期检查和考核。要求每个医生轮流到西医内科学习 3 个月，到外院或外地大医院进修半年。多年来我每天提前到科室先看看病人，听听患者及家属叙述病情和要求，这样在交班会上做到心中有数。下班后我都是最后离开病房，再看看病人，特别是重病人更是如此，再检查一下值班医生和护士是否在岗，方能离开医院回家。我也经常替有事或有病的医生值班，但很少补休。因此中医科多次被评为医院先进科室，卫生先进单位，病历书写评比第一名等。同时也受到患者的好评，经常收到患者的表扬信和锦旗。

每次上门诊和病房查房时，我都能耐心倾听患者诉说病情，详细记录完整规范病历，仔细望、闻、问、切，做必要的理化检查，认真查阅各种来自外院的检查报告和治疗。做到来就诊的病人基本上都能有明确的诊断，按理法方药给病人满意的治疗和答复。同时给病人作耐心细致的心理疗法，有时病人药费不够我常给垫付一些。医生不是万能的，但我们给予他们的还有医术以外的安慰与帮助。往往我们的一句话，一个动作，一个眼神都可以传递温暖、传递关怀、传递呵护、传递情感。有人说关爱是医生的第一张处方，古有"医乃仁术"之说。从西方到东方，从古到今，医家精英，他们之所以能全心全意为病人服务，主要是他们有高尚的医德这种"内动力"。我们应该将这种"内动力"发扬光大。

平素我很注意个人修养，有人说教养就是让别人舒服，我很赞同。例如，至今我有这样的习惯，每天上班前都要打扫科室卫生，不但使自己有一个良好的工作环境，也给病人提供一个整洁的就诊场所。下班后一定要把桌面和地板打扫干净，关闭电源，关好门窗，方可离开。在公共场所注意公共卫生、文明礼貌和秩序，即使是出差住在宾馆，起床后或离开前都要把床铺收拾整洁。这些小事当然与晋升、提拔都没有什么关系，但这样做会给别人以方便。

第三节　博极医源，精勤不倦

多年的临床实践中，我坚持在实践中不断学习，"博极医源，精勤不倦"，提高业务水平。我始终坚持温故知新，认真学习经典著作和有关风湿病的书籍和杂志，并积极参加理论学习班学习，重点介绍如下：

1980 年 10 月 15 日至 1981 年 3 月在西安市卫生局委托"西安市西医离职学习中医班"举办的《金匮要略》专修班学习，上课专心听讲，认真记好笔记（16 开纸共 5 大本），课后认真复习，并加选注，以 100 分的好成绩完成学习任务。

1982 年 4 月 13 日至 7 月 4 日参加陕西省卫生厅委托西安医科大学举办的"中医科研方法学习班"，其中统计学作业都能独立按时完成，并得满分。结业时写的科研报告在学习班论文交流大会上进行交流。

1990 年 10 月 24 日至 11 月 13 日，在上海参加由国家中医药管理局主办的"全国第一期综合医院中医科主任学习班"，提高了综合医院中医科如何发挥特色和生存的认识。首先中医本身要自强、自信、自尊。加强医德修养，不断提高医疗水平，为广大患者提供优质的中医药服务。另外还要虚心向西医学习，掌握现代诊疗手段，西为中用。因此我在学习班座谈会上，没有更多的抱怨，我认为我们医院的领导很重视中医事业。例如当时李宁书记、刘金贵院长，后来接任的翁奎院长、商凤楼业务副院长，都很支持和重视中医科的工作。关键是以后如何把中医科工作做好。

多年来我一直坚持业务学习，往往为了一个问题、一味药、一个字都要查阅许多文献来验证，直到弄懂为止。学习《素问》《灵枢》《伤寒论》《金匮要略》《温病条辨》《本草纲目》等经典著作。特别是有关风湿病方面的都能熟读。"引经据典"指导临床。《黄帝内经》对风湿病的概念，病因、病变、病机、病位、病状、鉴别、预后等都有详尽的记载。

东汉时期，张仲景在《黄帝内经》论痹的基础上，对风湿病的认识更加深入，提出了新的见解。他在《伤寒论》中论述了太阳风湿的辨证与治疗，提出了"桂枝附子汤、去桂加白术汤、甘草附子汤"，体现了辨证论治方法。在《金匮要略》中将"风湿"与"历节"分篇论述，首先提出了"风湿"与"历节"的病名，并立专篇论"血痹"一病。他提出的麻黄杏仁薏苡甘草汤、防己黄芪汤、桂枝芍药知母汤、麻黄加术汤、乌头汤、黄芪桂枝五物汤等都是治疗常用的方剂。

隋代巢元方的《诸病源候论》对风湿病的病因病机、临床表现、预后有一定见解，是我常阅读的文献之一。唐代孙思邈所著的《备急千金要方》中"独活寄生汤"和"无比山药丸"等是我治疗类风湿关节炎、骨关节炎、骨质疏松症以及强直性脊柱炎等病的常用方剂。宋代诸家以《太平圣惠方》和《圣济总录》为代表，如治疗热痹多用生地黄、羚羊角、麦冬、石膏、大黄等甘凉苦寒之药，尤其是比前人更多地使用虫类药物，如蜈蚣、乌梢蛇、白花蛇、全蝎、地龙之类，这些对我都有很大的启示。

金元四大家：寒凉派刘完素（刘河间）著《宣明论方》，根据《黄帝内经》"风寒湿三气偏胜之说"，分别拟定了防风汤、茯苓川芎汤、热痹用升麻汤。攻下派张从正（张子和）在《儒门事亲》中提出了"痹病以湿热为源，风寒为兼，三气合而为痹"的观点，主张在痹病的早期及时使用汗、下、吐法攻邪。温补派李东恒（李杲）和养阴派朱丹溪（朱震亨）则弃"痹病""历节病""白虎历节"之病名而另立"痛风"一名。朱氏在《丹溪心法·痛风》中首先提出了"痰"的问题。朱氏的"热血得寒，汗浊凝涩"之说，给后世活血化瘀祛痰浊的治法以很大的启示，也是我治疗痹病的理论基础之一。李氏在《脾胃论》中记载的"升阳益胃汤"是我治疗肌炎和皮肌炎的常用方剂。

明代对痹病的探讨颇为广泛，大有百家争鸣之势。如李士才《医宗必读》中指出"治风先治血，血行风自灭"，对于我在临床上治疗风湿病有很重要的指导意义。

清代医家论述见仁见智，各抒己见。王清任《医林改错》提出"痹证有瘀血说"，创立身痛逐瘀汤治疗瘀血致痹，在治疗上别具一格，是我研发"化瘀消痹汤"的基础方来源。唐容川《血证论》和张锡纯《医学衷中参西录》对痹病因瘀血者颇多阐发。叶天士对于"痹久不愈者"，有"久病入络"之说，倡用活血化瘀及虫类药物，搜剔瘀血，宣通络脉，更是独辟蹊径。这也是我使用活血化瘀法治疗风湿病的理论根据。他提出"新邪宜速散，宿邪宜缓攻"，虚人之痹宜养肝肾补气血的治疗大法，对后世有很大影响。叶天士《临证指南医案》对热痹的病因病机和治法有精辟论述。吴鞠通《温病条辨》中论述："因于寒者固多，痹之兼乎热者亦复不少。"《温病条辨》的宣痹汤和《临证指南医案》中的有关方剂如白虎加桂枝汤等都是治疗热痹的有效方剂，也是我常用的方剂。

综上论述，历代中医文献中有关风湿病的论述相当丰富，《黄帝内经》描述纲要，历代医家又从临床实践中不断加以丰富和发展，使之从理、法、方、药等各方面更加完备，为我的临床实践提供了比较系统的理论根据和指导思想，提高了我的科研能力和临床实践水平，做出了一些成绩。

第四节　下乡义诊

响应党的号召，我曾积极多次参加下乡医疗队送医送药到基层。例如1973年曾到长安县喂子坪半年，送医送药到农民家中。有一次我与一名护士为患病卧床的老奶奶清理大便，使病人很受感动。1976年唐山大地震时，主动护理伤员，给伤员喂水送饭，擦洗身体，并接大小便，不怕脏，不怕累。我是怀着如同至亲的感情和关爱，以及救死扶伤的责任去努力工作的，更何况唐山是我的故乡。

我积极参加陕西省中医药学会和陕西省中医药管理局组织的三下乡义诊活动。曾在 1995 年参加陕西省中医药学会和陕西省科委组织的陕西省慈善义诊医疗队，赴清涧县基层医院义诊和进行医学知识讲座。每天除了吃饭和睡觉都在接诊病人，记得由于劳累双腿肿得很严重，但我没有休息，一直坚持工作。我们医疗队还曾到路遥的家乡，去看望他的亲人，治病送药。1996 年 10 月赴宁陕县参加陕西省中医药学会和陕西省科委组织的义诊医疗队，由现在的国医大师张学文教授带队。他不但医术精湛，对病人也耐心细致，认真负责，而且待人和蔼可亲、平易近人，言语风趣诙谐，在他的感染下，队员们虽然工作紧张，但心情很愉快。以后又曾多次到礼泉县义诊。

近几年我又多次参加医疗三下乡活动。例如 2009 年 10 月在西安大雁塔北广场参加全省名老中医"中华中医药万里行大典义诊"。2011 年 6 月 21 日参加名老中医"中医药面向基层大型义诊活动"，赴安康义诊。2011 年 10 月 18 日至 19 日在"第一届中国孙思邈中医药文化节"之时，参加陕西省中医药管理局组织的名老中医赴铜川公祭药王孙思邈仪式和大型义诊活动。2012 年 6 月赴榆林参加医药三下乡义诊活动。2013 年 5 月 30 日赴商洛参加名老中医义诊活动。这些活动不仅把党的温暖带到基层，同时对我自己也是很好的实践和锻炼，也提供了同行间相互学习和提高的机会，结识了许多新朋友。

第五节 学术活动

1983 年 9 月在山西大同召开全国中医内科首次痹证专题研讨

会，会上成立了痹证专业学组，旨在组织全国中医、中西医结合专家致力于痹证的专题研究，我是成员之一。并参加全国中医风湿病科研协作，讨论全国痹证系列方剂组成，并带回科研观察任务。1984年10月本人作为第一作者撰写的论文《32例尪痹冲剂临床疗效总结》，由第二作者陈芳作为代表在宁波全国内科学会第二次痹证学术会议上进行大会发言，受到奖励，获得奖状。1985年5月在北京召开的全国内科学会第三次痹证学术会议上，我撰写的《33例湿热痹冲剂和24例瘀血痹冲剂疗效总结》，在大会上第一个发言，受到大会和与会代表的好评。经过几次研讨会的论证，与会专家对痹证的概念、证候分类、二级病名及诊断等提出了很有学术价值的意见，在全国第三次痹证学术研讨会议上，以疾病诊断的规范化为主题进行了深入的探讨，认为病类—二级病名—证候（含症状、体征、舌脉、理化检查等）三级诊断模式的框架是符合中医临床实际的，并认为痹证以"证"命名，已不符合疾病诊断规范化要求。近年来，中医界再度强调"辨病与辨证"相结合，中医病名诊断自古有之。因此，对中医病名的研究以及疾病诊断标准化的研究日益深入，并取得了很大成绩，促进了中医学术的发展。根据本病的证因脉治特点，一些专家建议把"痹证"改称为"痹病"，并在全国第三次痹证学术研讨会上被确定下来。鉴于"痹病"名称古亦有之，遂一致同意把"痹证"改名为"痹病"。并于1989年9月成立了全国痹病专业委员会，本人为委员。学会组织全国专业人员编著了《痹病论治学》一书，该书第1版于1989年11月由人民卫生出版社出版，我承担了"气血两虚型"和"营卫不和型"2部分的编写任务，参加编写的同仁都以认真负责、实事求是的精神克服重重困难，忘我耕耘，付出了辛勤的劳动，使这本书得以按期完成，从而激发、调动了全国中医、中西医结合专家对痹病研究的极大兴趣和潜力，推动了学术发展。

近年来，中医药学术蓬勃发展，国内中医、西医学术交流日益增多，中医界的国际学术交流方兴未艾。中医、中西医结合专家对于痹病研究的新观点、新认识不断涌现，逐渐认识到"痹病"的名称虽较"痹证"更合理，但仍有不足之处。根据对历代文献的考证，风湿作为病名，自古有之，并非是受现代西医的启迪而命名的，"痹病"应更改为"中医风湿病"，才能"名定而实辨"，"因名认病，因病识证"而论无差错。并于1995年成立了中华中医药学会风湿病分会，本人为委员、常委。学会同时组织专业人员编著了《实用中医风湿病学》1版、2版，我为编委并参加编写《混合性结缔组织病》。自20世纪80年代始我们经历了从痹证—痹病—风湿病的长期探索研究，继承、整理、发展、创新，随着知识的不断深化和体验的积累，按着标准化的思路，融会知新，不断完善了中医风湿病学的体系。以《实用中医风湿病学》的出版为标志，我们全国中医风湿病学会的工作进入了一个全新的阶段，中医风湿病的专业人员队伍日益壮大，学术水平不断提高。确立了由痹证—痹病—风湿病的一级风湿病病名，"风湿"作为病名，既有较为严谨的内涵和外延，也符合中医疾病的命名原则。这一病名，避免了以"痹"为病名所引起的与其他病交叉错杂的弊端。这种命名，不但没有淹没中医学术特点，而且还可补"痹病"命名之不足。因此从"痹证"，再到"痹病"，再到"风湿病"的命名，可以说是中医学术发展中对同类病在命名研究上的再提高。由此可见，中医疾病名称的确立是随着医学的发展而发展的，并不断得到完善。中医"风湿病"作为一个疾病的命名，也是经历了一个不断发展，不断深化，命名更趋科学、合理、切合临床实用的历史过程。即痹症—痹证—痹病—风湿病的演变过程。

按着全国风湿病学会的要求，我在陕西省中医药学会和中西医结合学会的大力支持下，于1996年6月21日主持筹备成立了陕西省中医药学会风湿病专业委员会暨召开第一次全省中医中西医结合风湿病学术会议，本人担任主任委员。于2005年5月参加陕西省第二次风湿病学术会议暨风湿病专业委员会换届改选，辞掉主任委员，当选为名誉主任委员。在任期间，1996年10月23~25日在中国北京召开首届国际中医风湿病学术研讨会，本人任大会筹委会委员和学术委员会委员，撰写的《化瘀消痹汤治疗类风湿关节炎的临床研究及体会》参加分组交流并刊登在《中国中医药信息杂志》特集 1996 年 10 月上。1997 年 10 月 9 ~ 12 日，本人参加在郑州召开的"中国中医风湿病学会第四次学术委员会会议"，制订了风湿病五体痹（皮、肌、筋、脉、骨痹）、燥痹、尪痹等二级病的诊断与疗效评定标准。目前有些已被列入国家和行业标准，提高了中医风湿病的诊疗水平，促进了全国科研、医疗水平，推进了学术水平的整体发展，20 多年的临床应用验证了这些标准的可行性。并讨论创办了《中国中医风湿病杂志》，1998 年 6 月 28 日正式创刊，内部发行，本人任编委，现改为《风湿病与关节炎》杂志，正式发行。1999 年 6 月 25 ~ 27 日参加在香港召开的第二届国际中医风湿病学术研讨会，撰写的《类风湿关节炎合并骨关节炎的临床治疗体会》在大会分组会上发言。2004 年 10 月 8 ~ 11 日参加中华中医药学会第九次中医风湿病会议暨风湿病分会换届选举会议，因年龄关系退出了任职 21 年的全国中医风湿病学会工作。20 多年来我目睹了路志正、焦树德、朱良春名老专家、老前辈在总结古人经验的基础上，同时总结了毕生研究风湿病的宝贵实践成果，开创了二级病名研究的新思路、新方法，如焦树德教授提出的"尪痹""大偻"等，路志正提出的"燥痹"，朱良春国医大师提出的"顽痹"等，并从疾病命名、病因病机、证候分类、治则方药等方面进行了详细的论述，丰富了中医风湿病的理论内涵，使我受益匪浅。

随着全世界对中医药的需求增温，许多国家对风湿病的治疗寄希望于中医药，谋求同我们合作，其前景非常广阔。现在我们为了促进国内外中西医风湿病领域的相互交流和支持，促进风湿病事业的合作与发展，2010 年 8 月 2 ~ 4 日参加了世界中医药学会联合会风湿病专业委员会成立大会暨第四届国际中医风湿病学术会议，我被选为常务理事，本学会对国际风湿病事业的发展产生的影响，具有重要意义，发挥了里程碑的作用。

到 2015 年共开了 19 次全国中医风湿病学术会议，我参加了 11 次，5 次国际中医风湿病学术会议，我参加了 3 次。每次学术会议上都有论文交流，我都能专心聆听同行们的发言，虚心学习别人的宝贵经验，以提高自己的临床水平。

总之，我在老前辈的教导和同仁的影响下，对中医风湿病学科的发展，做出了应有的努力和贡献。

第六节　传承工作

2002 年 11 月至 2007 年 9 月担任第二批全省老中医药专家学术经验继承工作指导老师。2012 年 9 月至 2015 年 9 月担任第五批全国老中医药专家学术经验继承工作指导老师。2017 年 12 月开始担任第六批全国老中医药专家学术经验继承工作指导老师。担任指导老师的多年来，为了更好地把学术经验传授给继承人，查阅了大量文献和有关杂志。结合本人临床经验撰写了中医风湿病研究概况并整理了历代医家治疗有效方剂 65 首。又编写了类风湿关节炎、强直性脊柱炎、骨关节炎、骨质疏松症、痛风、干燥综合征、银屑病关节炎、硬皮病、多发性肌炎、皮肌炎、系统性红斑狼疮、白塞病、成人斯蒂尔病、混合性结缔组织病、反应性关节炎等病中西医诊疗方案和个人治疗体会，曾多次进行专题讲座并指导临床实践。

例如，早在 1990 年 4 月 20～24 日在西安召开"全国风湿病学新进展学习班"上，进行"中医药辨证治疗风湿"的专题讲座。2003 年在担任第二批全省老中医专家学术继承工作期间，讲授"痛风性关节炎诊治方法"。2005 年 5 月 29 日在陕西省第二次风湿病学术会议上进行"干燥综合征诊疗方法"的专题讲座。2010 年 4 月 24 日在"全省中医风湿病学习班"讲授"系统性红斑狼疮中医辨证治疗"。2012 年 9 月 20 日在本院"继续教育学习班"上讲授"骨质疏松症从肝、脾、肾论治"。2013 年 9 月 26～27 日在我院举办的"全国风湿病诊治及常见中医风湿病治疗方案推广培训班"上讲授"骨关节炎中医辨证治疗"。2014年12月5日在我院举办的国家级的"名老中医临床经验传授班"上,讲授"成人斯蒂尔病中医辨证治疗"。2015年9月12日,在陕西省中西医结合医院举办的国家级的"名老中医临床经验传授及风湿病诊疗方案推广培训班"上,讲授"辨证论治类风湿关节炎临床经验"。2016年4月19日被邀请在陕西中医药大学为第五批全省名老中医药专家学术经验继承人举办讲座,讲授"辨证论治类风湿关节炎临床经验"。在传承工作中能认真批阅继承人所写的心得笔记,并写出评语,指出问题,有疑问的给予答复和指导意见,字数均超过100字。认真辅导学生参加临床实践考核,对学生的学位论文进行认真审阅和修改。

2008年5月,陕西省人事厅、卫生厅、中医药管理局评选我为"陕西省名老中医"。根据《2010年陕西省名老中医工作室建设项目实验方案》《陕西省名老中医工作室建设项目任务书相关要求》,2011年2月15日建设了陕西省王素芝名老中医工作室。2014年8月25日被确定为王素芝全国名老中医专家传承工作室建设项目,2018年6月通过国家中医药管理局验收。2018年7月26日以王素芝为代表性传承人的王氏风湿病科流派传承工作室被西安市卫生和计划生育委员会确立为2018年市级中医学术流派工作室建设项目。

在传承工作中,尽管水平有限,但我竭尽所能,为培养造就一批热爱中医药、医德高尚、理论功底扎实、实践能力较强的高层次中医临床骨干而努力工作。

做好师承工作,作为指导老师,要为人师表。同时师承工作也是教学相长,互相提高的过程。多年的中医临床科研和师承工作,使我深深悟出,要想成为苍生良医,没有高尚而严格的医德来鞭策和指导,我无上进之可言。只有对病人体贴入微,视如至亲,才能真正体会到患者的痛苦、家属的忧虑,从而激励自己去深究医理、探微索奥、虚心求教、博采众长、旁征博引、衷中参西。力求尽快解除病人之疾苦,这样才能不断提高自己的医疗水平。并善于观察病人的心理状况，鼓励其树立战胜疾病的勇气和信心，只有这样才能成为病人的知己，从而获得病人和家属的信赖。而这些都必须以高尚的医德为先导，千秋典范，先贤孙思邈早有教导。因此医生的成功固然取决于高明的医术，但患者的心理效应不可忽视，因此做医生首先要做人。我在诊病治病中，认真细致地检查询问病情，耐心听取病人的讲述，从不粗枝大叶，不开大处方，不乱用药品，不做不必要的检查。这些行为感染了我的学生。平时认真学习经典著作，师古而不泥古，博采众家之长。并学习现代西医知识，为中医现代化服务，与学生相互学习相互提高。在治疗上突出中医特色，坚持中医整体观念和辨证论治的优势。提高中医的诊治水平，多年来逐渐形成自己的学术观点：理论核心是"人与自然和谐统一整体恒动观"，本着"以人为本""三因制宜""辨证论治"的观点。"久病致郁""久病入络""久痛致瘀""因虚致瘀""痰瘀互结"，这些认识体现在我诊治风湿病的过程中。如类风湿关节炎、强直性脊柱炎、骨关节炎、硬皮病等，基本病理机制内因为气血虚弱，肝肾两虚，脾虚不运，外因为风寒湿热之邪。虽肝肾亏损为本，但血瘀痰阻贯穿于整个病变过程中。

现将风湿病中常见病种运用中医辨证治疗临床体会介绍如下：

1. 类风湿关节炎（RA）和强直性脊柱炎（AS）

RA 与 AS 分别属中医风湿病尪痹和大偻范畴，本病外因多为风寒湿热之邪，内因为气血虚弱，肝肾两虚，脾虚不运。其基本病变是经络、肌肤、血脉、筋骨甚则脏腑气血痹阻，失于濡养。病位一般初起在肌肤皮肉、经络，久病则深入筋骨。其病理机制为正气虚衰，外邪阻于经络，气血凝滞为瘀，湿聚为痰，痰瘀互结，搏结于关节，侵入骨骱，经久不愈，痼结根深，缠绵难愈，久病不愈内舍脏腑，可出现脏腑功能失调。虽肝肾亏虚为本，但血瘀痰阻贯穿于整个病变过程中。因此，在治疗上，非草木之品所能奏效，所以参以血肉有情之物，有外达肌肤，内走脏腑，活血化瘀，搜剔逐痰之功效。在辨证的基础上重用活血化瘀及虫类药物治疗，深入骨骱，搜剔逐痰，宣通络脉方能使沉疴顽疾得以缓解。

（1）虫类药物的使用。

虫类药物属血肉有情之物，能外达肌肤，内走腑脏，搜剔逐痰。常用的虫类药物有土鳖虫、地龙、全蝎（全虫）、白花蛇（蕲蛇）、穿山甲、蜂房、水蛭等。例如土鳖虫（原名䗪虫）是味力量较峻猛的破血逐瘀、消癥散结的药品，配合祛风湿药物可治风湿瘀痛。地龙咸寒，有清热利湿、通经活络、消肿止痛的功效，常配以辛温之皂角剔除痰湿、消肿毒，引药直达病所，则能软化骨节之僵直。蜈蚣多用于治疗强直性脊柱炎的脊椎胀痛、僵直。全蝎多用于治疗类风湿关节炎四肢肿痛、麻木、关节畸形。水蛭咸平，功专活血化瘀、散结消肿，多属有情之品，祛邪而不伤正，多用于寒热交错、虚实相兼之血瘀痰阻所致关节肌肉肿痛诸证。

（2）活血化瘀药物的使用。

鸡血藤苦微甘温，补血行血，舒筋活络，用于筋骨四肢麻木，风湿痹痛，无论血虚或瘀滞均可应用。虎杖根微苦平，活血通络而止痛，又能清热解毒。姜黄苦辛温，破血行气，通络止痛，用于风湿臂痛及肩背痛，是取它活血通络之功效。五灵脂咸寒，散瘀止痛，适用于一切血滞疼痛。

（3）选用祛风湿药物经验。

多选用既能祛风湿，又能强筋骨的药物。如五加皮、豨莶草、老鹳草、鹿衔草、海桐皮、独活、木瓜等。另外，白藓皮苦寒，清热燥湿，祛风解毒，主要用于治疗"湿痹死肌，不可屈伸，起止步行"。其"湿痹死肌"之意就是类风湿关节炎和强直性脊柱炎引起的肌肉萎缩，废而不用，用量一般为30g。

（4）化痰消肿药物的使用经验。

白芥子辛温，散寒化痰，通达经络，消肿止痛，寒胜常配麻黄、红花，热胜常配地龙、大黄，是治疗类风湿关节炎、强直性脊柱炎、骨关节炎、硬皮病病关节的肿痛必用之要药。

（5）温经散寒药的使用经验。

附子辛温大热有毒，走而不守，性烈力雄，有补火回阳、通经散结之功，善治一切沉寒痼冷之证，为祛散阴寒首选之要药，用量少则10g，多则30g。临床上常配熟地同用，地黄得附子之走则补而不腻，附子得地黄则辛烈，走窜之性减缓（处方用药为制附片、熟附片、淡附片），两者相得益彰。

（6）益肾壮骨药的使用经验。

类风湿关节炎、强直性脊柱炎日久不愈，必引起气血虚弱，精髓不足，骨质破坏，须以血肉有情之品，补气养血，例如鹿角胶、龟板胶都属于骨类药物，功能温强任督，壮骨充髓，熟地配当归起到补益精髓的作用。

（7）补肾壮骨药物的使用经验。

选用补肾壮骨药物时多选同时具有祛风湿作用的药物。例如骨碎补、淫羊藿（仙灵脾）、仙茅、狗脊、桑寄生等都既有补肝肾、强筋骨的作用，又有祛风湿的作用。

2. 骨关节炎（OA）和骨质疏松症（OP）

OA和OP分别属于中医风湿病骨痹和骨痿，本着"肾主骨生髓，髓充则骨健，治肾亦治骨"的理论，骨痹为虚、实两端，所以用补肾法以治本，通经络、调气血、祛痰瘀以治其标。临床上主要分两型：湿热阻络型，方用四妙合化瘀消痹汤；肝肾两虚型，方用补肾化瘀消痹汤。骨痿为虚证，运用无比山药汤加减，补益肝肾，益气健脾为主。

3. 反应性关节炎（ReA）

ReA急性期多属风湿热痹，慢性多为痰瘀痹阻。总的治疗大法应以清热祛湿、宣通经络为主，方用四妙汤加减，根据其病程的不同阶段，不同的病因病机分别论治，临证加减方能获得满意效果。

4. 痛风（gout）

属中医"痛风"范畴，是由于嘌呤代谢紊乱所致的风湿病。急性期以湿热阻络为主，治法清热利湿，活血通络，方用四妙汤加减，特别是土茯苓和萆薢二药大剂量有降血尿酸的作用。慢性期以痰瘀痹阻为主，方用桃红饮合二陈汤加减。

5. 硬皮病（SSc）

SSc 属中医皮痹、脉痹范畴。在辨证和辨病相结合的基础上，活血化瘀、祛痰通络贯穿整个治疗过程。初期为 SSc 的水肿期，多伴有雷诺现象（属中医脉痹），治疗以祛邪外出，通脉活络，改善血流，以缓解雷诺现象，防止皮肤变硬变薄，方用黄芪桂枝五物汤加减；SSc 晚期即硬化期、萎缩期，多正虚邪实，为气虚、血虚、血瘀、痰阻，本着病久入络，非虫类药物不能达于病所之理，多采用扶助正气、活血化瘀、通络逐痰之法，方用阳和汤合十全大补汤加减。

6. 干燥综合征（SS）

SS 属中医燥痹。本病是人体津液亏损造成局部或全身出现以干燥为主要特征的病症。病情由表及里，由浅入深，可致多脏器受损，其临床辨证，首先应辨其虚实表里。其中气血瘀阻证可单独存在，但往往与其他各证兼夹出现，临床应细心辨析。本人认为阴虚血瘀为多见，应益气养阴，活血化瘀，方用麦味地黄汤合桃红四物汤加减。

7. 银屑病关节炎（PsA）

本病关节病变与尪痹和大偻相似，皮肤损害相当于白疕。其致病因素由风寒湿邪所致者为数不多，因此，不宜过用祛风散寒除湿药物，以免化燥助热伤阴，反易加重病情。经络瘀滞是普遍现象，所以活血化瘀、疏通经络的治疗手段适用于各个证型，只是在药方中所占的比重有所不同，需根据病情灵活掌握。方用消风散合身痛逐瘀汤加减。

8. 白塞病（BD）

BD 与《金匮要略》中狐惑病相类似，本病急性期以湿热熏蒸为主，治法以清热利湿、泻火解毒为主。方用导赤散合龙胆泻肝汤加减。慢性迁延期多见脾肾阳虚、肝肾阴虚之证，兼湿热之邪留恋，表现为虚实夹杂证，治疗应攻补兼施，扶正祛邪。方用甘草泻心汤及六味地黄汤加减。

9. 多发性肌炎（PM）和皮肌炎（DM）

本病属中医学中肌痹范畴。其基本病机主要是正虚不能御邪，风热、风寒、风湿、毒热之邪侵犯肌表，损伤肺胃之络脉进而影响脾肾，脾肾与机体免疫功能有密切关系，脾肾亏损则免疫功能失调，致病变迭出。临床上细心辨证分析，扶正祛邪，化湿透热。方用升阳益胃汤加减为主。如肌痛和皮疹的症状，则多与热毒内蕴或瘀血阻滞有关，因此治疗上，要注意运用化瘀散结、通络止痛的药物。如丹参清热凉血，活血散瘀，以防血与热结，则消除斑疹。虎杖根，清热解毒，活血通络而止痛。

10. 系统性红斑狼疮（SLE）

SLE 在中医学文献中无相似病名，但对其临床表现有类似描述。对皮肤特征面部蝶形红斑称之为"红蝴蝶""蝴蝶丹"等，有人认为本病可累及周身，故称为"周痹"。侵犯肾脏属"水肿"，有急性心内膜炎属"心悸"，有胸腔积液属"悬饮""支饮"等。本病慢性活动期，以阴虚内热为常见，可贯穿在整个病程中，常与血热、瘀热相互交结，血热则瘀，血寒则凝，本病瘀热者多，瘀寒者少，血与热结而成瘀热，瘀热内盛，痹阻脉络，外侵肌肤，内侵脏腑，整个治疗中重用养阴清热药物，如生地、元参、麦冬、赤芍、丹皮等药，但不可忽视运用活血化瘀、散结消斑、通络止痛的药物。

11. 成人斯蒂尔病（Still）

本病的病因病机是外感时疫、暑湿及风湿热邪，致表卫不和，气营两伤，经络关节痹阻，并内侵脏腑。病在初期有恶风身热咽痛，热象偏重，发热为其主症，同时伴有斑疹出现。后期极易化燥伤阴，在病程中有卫、气、营 3 个阶段的改变；临床上多数患者以关节肿痛或关节破坏，伴有发热为风湿热痹的表现为主，因此本病应从温病和风湿热痹论治。而本病的转归病邪初起由表而渐里，正气亦由盛而转衰。当病在表时，用清卫而透解表邪法，适时则愈。

若转入气分透进营分，则气营两燔，病势极盛，壮热不已，为实证，治用大剂量清营透热转气之品可解；但若治不及时，邪盛而正气耗衰，病及脏腑，则可损及心肺肾等重要脏器而变生坏证。但若热势得以控制，病情转轻，也应注意留热耗阴、阴血耗损情况，此时阴液虽虚，但邪热仍留阴分，故不能纯用滋阴，因滋阴则留邪，更不能纯用苦寒，因苦寒能化燥伤阴，这些都是对病情不利的。只能一面养阴，一面透热，使阴复则足以制火，邪去则其热自退。补益及时得当，正气匡复，病亦自然痊愈。

12. 混合性结缔组织病（MCTD）

本病病因及发病机制尚不明确。可表现出组成本病中的各个结缔组织病（SLE、SSc、PM/DM 或 RA）的任何临床症状。然而MCTD 具有的多种临床表现并非同时出现，患者表现亦不尽相同。中医药治疗的优势主要体现在治法多样化，通过辨证和辨病相结合，调整人体异常的免疫功能，改善局部及全身症状，尤其在缓解雷诺现象、关节痛或关节炎、肌痛手指肿胀或硬化等症状方面优于单纯西医治疗，不但近期疗效肯定，并可取得稳定的远期疗效。中药与西药合用后可增加疗效，并减少毒副作用，降低复发率。同时对 MCTD 多系统损害如肺动脉高压、肾脏病变、肺脏病变、胃肠道病变、神经系统、血管病变以及血液系统病变等都有较好的治疗作用，并能提高患者的生活质量。

总之，中医治风湿病，应标本兼治灵活加减，知常达变，中西结合，联合用药，往往奇效可嘉。

多年来，我认真总结经验，毫不保留地传授给学生，为了便于学生们学习，经常对处方用药进行深入分析，写成多本笔记交给学生们传阅。他们也能虚心学习，尊敬老师，节日里常到老师家中看望，使我们建立了深厚的师生感情。青出于蓝而胜于蓝，中医事业后继有人。总之，中医药博大精深，源远流长，历数千年，风雨不衰，光华依然。究其典籍浩如烟海，览其药物成千上万，历代医家辈出不穷。它对中华民族繁衍昌盛、防病治病、养生保健做出了巨大贡献，确是一个伟大的宝库。在党的中医政策的光辉照耀下，它必将为人类战胜疾病，维护健康做出新的成绩。我在这里发自内心地感谢，国家中医药管理局、陕西省中医药管理局等部门的领导和工作人员能够认真执行党的中医政策，为之付出心血。也感谢我院各届各级领导的大力支持和培养。为此我在耄耋之年，继续为中医事业的发展和培养人才奉献力量。

第二章　学术主张

1. 重视风湿病预防

王素芝主任医师治疗风湿病学术主张：未病先防，预防为重；既病防变，截断病势；病情缓解，防止复发。

中医历来重视预防疾病，"治未病"是中医学的特色和精髓之一。《素问·四气调神大论》中提出："是故圣人不治已病治未病，不治已乱治未乱，此之谓也。夫病已成而后药之，乱已成而后治之，譬犹渴而穿井，斗而铸锥，不亦晚乎！"王老认为，这段话精辟地阐述了中医"治未病"的学术思想，其所蕴含的未病先防、既病防变以及愈后防复的防治疾病的思想同样适用于风湿病的防治。

（1）未病先防，预防为主。

《黄帝内经》提出"不治已病治未病"，防治疾病，重在预防，要防患于未然。朱震亨在《格致余论》中进一步指出："与其求疗于有病之后，不若摄养于无疾之先；盖疾成而后药者，徒劳而已，是故已病而不治，所以为医家之怯；未病而先治，所以明摄生之理。"《黄帝内经》认为风寒湿邪气侵袭人体是风湿病的外因。《素问·痹论》中说："风寒湿三气杂至合而为痹也。"明确指出风湿病之所以发生，是因为外邪的侵袭，如果能避开风寒湿邪的侵袭，就不会患病。王老认为预防风湿病，未病先防，就要做到"虚邪贼风，避之有时"（《素问·上古天真论》），日常工作生活要注意保暖，尽量避开风寒湿邪，慎起居，勿过劳。居住环境尽量保持干燥、洁净、通风。平时要经常晾晒被褥，保持干燥，祛除潮气。注意预防感冒，季节交替或天气变化剧烈温差较大时，要防寒保暖。

运动或劳动之后，汗出腠理开，门户大开，这时风寒湿邪易于乘虚而入，要注意及时添加衣物保暖。汗湿沾衣后要洗热水澡，及时更换衣服，避免风寒湿邪的侵袭，劳汗当风是最易患病的。患风湿病以后，为防止疾病因外感诱发而反复加重，要避免风寒湿邪的反复侵袭。许多患者的发病和治疗缓解之后病情的复发或加重都与感受外邪密切相关。如果风湿病长期不能缓解，或反复加重，就会导致病情由浅入深，由表及里，由肢体经络向脏腑发展，逐渐加重，难以恢复。正如《素问·痹论》所说："所谓痹者，各以其时重感于风寒湿之气也。"另外，风湿病的内因是因为正气不足，不能抵御风寒湿邪的侵袭。如果人体正气不足，营卫气血虚弱，外邪就会乘虚而入，风湿病就会发生，即"邪之所凑，其气必虚"（《素问·评热病论》）。所以预防风湿病，我们就要锻炼身体，增强体质，提高正气抵御外邪的能力。注意四时养生，日常生活中膳食要均衡，饮食无偏嗜，保持心情舒畅，坚持适量运动，可结合适当的食疗。主张从日常生活的点滴做起，培养健康的生活习惯。可通过饮食、起居、运动、精神调摄等手段来达到人体的阴阳平衡，从而预防疾病的目的，"正气存内，邪不可干"（《素问·刺法论》）。

（2）既病防变，截断病势。

患病之后要及早就医，到风湿专科就诊，找专科大夫，早期诊断，早期治疗，坚持治疗。不可听信那些广告和江湖郎中的忽悠和欺骗，好多患者走遍全国各地，寻找灵丹妙药，结果病是越治越重，钱是越花越少。

治疗风湿病应抓住关键时期，尤其是邪正斗争剧烈的时机。风湿病的发病与外邪侵袭密切相关，其发展存在着由表入里、从肢体到脏腑的趋势。发病之后，治疗的关键在于能否截断病势，控制病情的进展。风湿病初期，往往邪气较盛，邪气痹阻人体，经络气血不通，邪正斗争剧烈，会出现发热、恶寒、关节肿痛等症。邪气留恋不除，势必伤及正气，所以，治疗以祛邪为急，截断病势，控制病情发展，邪去则正安，否则邪盛正衰，疾病迁延转为慢性，不易治愈，轻则损害肢体关节，重则损伤脏腑，甚至危及生命。

（3）愈后防复。

王老经常提醒学生和患者，风湿病大多是不能根除的，经治疗一般都能达到临床缓解，但是预后调养失宜会复发，而且复发之后再治疗起来难度更大，风湿病经治疗病情缓解后，要防止复发，应重视预后防复。要不断告诫患者，对于好多风湿病经过治疗症状缓解后，会经常复发，不要随便中断治疗，见好就收，应除恶务尽，否则疾病反复后，前功尽弃。很多风湿病经治疗缓解后，都有可能复发加重。预后防复，从日常起居着手，患者的依从性更重要，这里面的教训很多很多。好多患者都是好了伤疤忘了疼，关节肿痛减轻就随意停药，不再复诊，等到症状发作再来求医，譬如大火复燃，为时太晚，局面不可收拾，对身体造成的损害已不可挽回，所以王老常常强调重视预后防复。

2. 三因制宜，以人为本

王素芝主任医师在风湿病的治疗上特别注重气候、地理环境和个体之间的差异性。

因地制宜。她根据全国中医风湿病规范化的要求，结合西北地区气候条件和地理环境特点，以及自己多年的临床经验，因地制宜，研发痹证1～5号系列中药复方和化瘀消痹胶囊辨证治疗类风湿关节炎、强直性脊柱炎、骨关节炎等多种风湿病，取得了良好的社会效益和经济效益。西北地区天气寒冷，人多腠理致密，阳气容易固护，所感寒邪以实寒为重。

因人制宜。男属阳，女属阴，男女体质阴阳不同，男女所罹患的风湿病病种也不同，男子易罹患大偻、痛风，女子易患尪痹、骨痹、产后风、燥痹。男子以阳气为用，多饮酒嗜食肥甘厚味，体内有蕴热，患风湿病后易于从阳化热。女子以阴血为用，且女性还有经、孕、胎、产等因素影响，常因气血不足，易于感受风寒湿邪而患风湿病。宋代陈自明《妇人大全良方》所云："妇人鹤膝风症，因胎产经行失调，或郁怒亏损肝脾，而为外邪所伤。"肝藏血，体阴而用阳，而且女子以肝为先天，肝主情志，肝主气机，女子常因七情内伤，情志抑郁，肝气不舒，情绪波动而影响病情。肝主疏泄，调畅情志，女子易受情绪影响，从而影响肝肾，发为风湿病。王老治疗风湿病之时不忘调畅情志，疏肝解郁，常在辨证的基础上加用郁金、香附、柴胡、枳壳等药物以疏肝理气，行气解郁，通达气机，提高疗效。

对于广大农民或农民工患者，他们平时劳动强度大，伙食较差，营养摄入相对不足，筋骨关节久劳积损，露天工作机会多，冒雨涉水，劳汗当风，雨露霜雪或汗湿沾衣，居住环境相对较差，简陋潮湿，易受风寒湿邪侵袭而罹患风湿病。加之他们经济状况较差，患风湿病后往往治疗不及时，或带病工作，影响疗效。其腠理致密，平时很少服药，脏腑耐受药物性强，依从性较好，治疗容易取效。为这一大类人群看病，治疗用药不仅要考虑疗效，更重要的是要考虑到他们的经济状况，选药要价格相对便宜疗效又能保证的药物，使他们能够坚持治疗，不会因经济原因停止治疗，以致半途而废留下终身残疾。

对于城市居民，经济条件相对较好，经常摄入高脂高糖类不健康饮食而体力活动较少、运动不足而营养过剩，身体丰腴肥胖，痰湿较盛，内有蕴热，经济条件较好而治疗依从性差，到处求医而对医生缺乏信任，随意停止或变更治疗，疗效较差。

因时制宜。因季节不同，风湿病相关病邪也不同。春季风邪偏盛，夏季暑湿偏盛，长夏湿邪偏盛，秋季燥邪较盛，冬季寒邪较盛，所以不同季节可能罹患的风湿病的性质不同，治疗用药就应做出相应的调整，治风、治湿、治热、治寒、治燥各有偏重。但是，当应用寒凉方药时，应当避冬季气候之寒凉；应用温热方药时，当避夏季气候之温热。正如《素问·六元正纪大论》中所说："用寒远寒，用凉远凉，用温远温，用热远热，食宜同法。"

3. 辨病辨证，衷中参西

王老治疗风湿病主张辨病辨证，衷中参西。辨病包括中医辨病和西医辨病。中医辨证即是辨证论治，王老对于风湿病常分为寒湿痹阻、寒热错杂证、湿热痹阻、瘀血痹阻、肝肾两虚等证型，分别应用痹证系列药物辨证治疗，分型证治，异病同治。王老主张诊断要衷中参西，辨病要结合西医诊断和鉴别诊断，首先明确西医诊断，鉴别清楚是西医风湿免疫病的具体病种，到底是类风湿关节炎、强直性脊柱炎等致残性疾病，还是风湿寒性关节痛。明确西医诊断是疾病诊断和治疗的基本要求，西医诊断明确了才能减少医疗纠纷，疗效才有说服力，才能与西医互相交流，提高疗效。

中医辨病也就是中医诊断不能笼统地诊断为"痹病"或"痹证"，而要仔细进行鉴别诊断，辨清到底是属于"尪痹""大偻""骨痹""历节病""产后风""痛风""燥痹""阴阳毒""白疕""狐惑病"等风湿病中的哪一个。要辨清中医疾病，就要熟悉中医风湿病的源流和历史沿革，了解各个疾病的病因病机和治则治法。王老主张学贯中西，西医疾病诊断要按国际诊断标准进行鉴别诊断，明确诊断疾病，判断预后要中西结合。从中医角度看西药疗效。她主张衷中参西，两条腿走路，中医西医各有特点，诊断治疗应以提高疗效为目的。她主张中医为本，参考西医，衷中参西，要求我们做到西医不差于别人，中医要做到原汁原味。

4. 治标治本，抓住重点

王老认为，风湿病总体属本虚标实性疾病，在治疗中要注意处理好标本的问题。对于每一种风湿病具体到每一位具体的患者，以及每一位患者疾病的不同阶段都要处理好标本关系，到底是治标、治本，还是标本兼治？标和本是一个相对的概念，可以用来说明风湿病各种病证的主次关系，是主要矛盾还是次要矛盾。疾病的治疗关键在于抓住主要矛盾，先解决主要矛盾，再处理次要矛盾，不能眉毛胡子一起抓。从正气和邪气的关系来说，正气是本，邪气是标；从病机和症状来说，病机是本，症状就是标。从人体结构来讲，脏腑是本，五体为标。从疾病先后来说，旧病是本，新病是标。比如患者原有风湿病，又新患感冒，则原有风湿病为本，感冒为标。因为标本所指不同，所以在临证之时应分清标本，弄清缓急先后，决定治疗的方向和针对性。中医讲究治病求本，就是要抓住疾病的本质，解决主要矛盾。从病机和症状来说，针对病机治"本"，症状这个"标"就会随之缓解。比如，湿热痹阻证常见关节红、肿、热、痛和活动受限，在治疗上针对湿热痹阻的病机采取清热祛湿治疗，湿热清除之后，关节标证自然会随之缓解。对于风湿病患者又新患感冒发热，常常会诱发风湿病迁延加重，《素问·痹论》中说："所谓痹者，各以其时重感于风寒湿之气也。"因此，这时应以治疗感冒发热为重点，外感"标"病解除后，再继续治疗本病风湿病，即所谓"急则治其标"。许多风湿病，比如"尪痹""大偻"等，常因感冒或"泄泻"等新发疾病而加重，这时应"急则治其标"，先解决现阶段疾病的主要矛盾，治标后再治本。"缓则治其本"，对于风湿病标象不急，病势较缓的情况，从本论治，抓住病机关键。"标本兼顾"，对于正气不足本虚而邪气之"标"相对较轻的情况，应扶正治本与祛邪治标兼顾。比如产后气血两虚，起居不慎，感受风寒湿邪，外邪乘虚而入，导致产后风湿，此时既有气血两虚倦怠乏力等本虚，又有关节疼痛、肢体屈伸不利等标实症状。此时，如果仅补气血治本则闭门留寇，仅祛风湿蠲痹则耗伤气血，邪不能出，所以治疗应标本兼顾，既补气血以治本，又祛风湿以治标。

王老认为，在风湿病发病及病机演变过程中，邪气痹阻经络是风湿病发病的关键。邪气涉及风寒湿邪、湿热毒邪以及瘀血、痰浊等病理因素。邪气阻滞气机，从而影响气血和津液的运行。治疗风湿病不能姑息养奸，要重视祛邪，邪去则正安，使气血经络恢复其正常的功能。

5. 扶正固本，重在肝肾

风湿病为本虚标实的一类疾病，其内因正气不足，外因风寒湿等外邪侵袭，"邪之所凑，其气必虚"。风湿病的转归预后取决于邪正力量的对比，而邪正斗争的结果决定着预后，正气胜邪，则病愈；正虚不胜邪，则邪不能除，邪气流连，迁延难愈。王老主张治疗风湿病要扶正固本，不可偏执于祛邪，正虚邪侵，单祛邪则徒伤正气，所以要注意扶正固本。王老扶正固本，注重补益肝肾。肝藏血主筋，肾藏精主骨，肝肾亏虚，则筋骨失其充养而空疏，风寒湿邪乘虚侵入筋骨关节。肝肾亏虚是风湿病的内因之一，补肝肾，强筋骨为其基本治法，在肝肾亏虚、邪气不盛时应用。对于风湿病日久不愈，出现肝肾不足，筋骨失养者，应该补肝肾、强筋骨、扶正固本。王老喜用血肉有情之品，如鹿角胶、龟板胶，两者相配，既能补肝肾，又能强筋壮骨、填精益髓。王老在选用祛风湿药物时，多选既能祛风湿，又能补肝肾、强筋骨之品。比如，常用骨碎补、淫羊藿、仙茅、狗脊、桑寄生等药。

肾主骨生髓，肾精充足，则骨骼强健。肝藏血主筋，肝阴血充盈则筋膜强劲，束骨而利关节，正如《素问·痿论》所说"肝主身之筋膜"。《中藏经·论骨痹第三十八》指出："骨痹者，乃嗜欲不节，伤于肾也。肾气内消……精气日衰则邪气妄入……"如因年老或调摄失宜，肝肾精血亏虚，肾虚不能主骨，肝虚无以养筋，筋骨失养，就会发生风湿病，王老认为肝肾不足、筋骨失养是风湿病的内因之一。肝肾亏虚，筋骨关节失其濡养，经络空疏，风寒湿邪乘虚侵入筋骨关节发为风湿病。

《素问·五脏生成》曰："诸筋者，皆属于节。"正是由于筋的收缩、弛张，关节才能运动自如。肝主筋，《素问·阴阳应象大论》说"肝生筋"，筋依赖于肝血的濡养。肝血充足，筋得其养，才能运动灵活而有力。筋多附着于骨和关节，具有约束骨骼，主司关节运动的功能。正如《素问·痿论》说："阳明者，五脏六腑之海，主润宗筋，宗筋主束骨而利机关也。"

膝关节为"筋之府"，风湿病累及膝关节的病变与筋的关系最为密切。《素问·脉要精微论》曰："膝者，筋之府，屈伸不能，行则偻附，筋将惫矣。"如果膝关节不能屈伸活动，即可出现行走困难。行走之时为了维持身体的平衡，就会弯着腰，扶着东西，"行则偻附",其根本原因在于筋气衰竭。又因为肝主筋,筋膜的疾病又当责之于肝气肝血失养。

肾主骨,骨藏髓,肾虚髓不能充,不能养骨,出现不能久立,行走不稳当,"行则振掉",究其根本在于肾虚不能主骨。正如《素问·脉要精微论》所说:"骨者,髓之府,不能久立,行则振掉,骨将惫矣。"基于筋和骨,以及关节的结构和功能密切关系,肝主筋,肾主骨,风湿病多累及筋骨关节,造成筋骨关节破坏而变形,屈伸不利,活动受限等,多由肝肾不足、筋骨失养所致,即"不荣则痛",治疗应在"荣"字上下功夫,从补肝肾入手,强筋健骨,荣养筋骨。肝主筋,筋的主要功能为连属关节肌肉,络缀形体,主司关节运动。肝之气血濡养诸筋,肝血充盈,筋膜才能得到充分的濡养,"足受血而能步,掌受血而能握,指受血而能摄"(《素问·五脏生成》)。筋在肌肉与骨节之间的协同作用起着重要的作用,"宗筋主束骨而利关节也"(《素问·痿论》),筋失所养,可见痿软弛纵,或筋膜挛缩,拘急不舒等症。王老喜用熟地黄等补肾填精之品,临床常用熟地配当归,既能补益精血骨髓,又能活血养血,化瘀通络,补中寓通。

王老治疗风湿病注重补肝肾,强筋骨,临床喜用独活寄生汤、无比山药丸等方剂。《备急千金要方·偏风》曰:"治腰背痛,独活寄生汤。夫腰背痛者,皆由肾气虚弱,卧冷湿地,当风所得也,不时速治,喜流入脚膝,为偏枯冷痹缓弱疼重,或腰痛挛脚重痹,宜急服此方。"孙思邈创独活寄生汤治疗肾气虚弱、风寒湿邪乘虚侵袭所致腰背风湿痹痛,对于风湿病凡是辨证属于肝肾亏虚、风寒湿痹阻者,她临床常用独活寄生汤随证加减。

6. 关键病因,瘀血痰浊

王老认为,瘀血痰浊是风湿病的重要病因。痰浊与瘀血既是机体在病邪作用下的病理产物,也可作为病因作用于机体。风湿病大多为慢性病程,患病既久,则病邪由表入里,由轻而重,导致脏腑的功能失调,而脏腑功能失调的结果之一就是产生痰浊与瘀血。

痰瘀作为病因，或偏重于痰，或偏重于瘀，临床表现不尽相同。痰瘀为有形之物，留于肌肤，则见痰核，硬结，或瘀斑；留着关节、肌肉，则关节、肌肉肿胀疼痛；痰瘀深著筋骨，则骨痛筋萎，关节变形，屈伸不利。由此可知痰瘀痹阻证是风湿病中的一个重要证候，多出现于中医风湿病之中、晚期，但早期同样可见，可见于五体痹（皮、肌、骨、筋、脉痹）、尪痹、大偻、燥痹、周痹等。现代医学类风湿关节炎、强直性脊柱炎、骨关节炎、硬皮病、皮肌炎、系统性红斑狼疮、结节性多动脉炎等均可见之。

历代医家对痰瘀为风湿病的病因论述较多。早在金元时期朱丹溪首先提出"痰"为病因的问题，"热血得寒，汗浊凝涩"之说，给后世活血化瘀祛痰浊之法以很大的启示。清代董西园论痹之病因曾谓："痹非三气，患在痰瘀。"确是对《黄帝内经》痹病病因学的一个发展。此外，王清任的《医林改错》中提出"痹由瘀血致病"之说，书中列身痛逐瘀汤等方，在治疗上别具一格，是王老推崇的方剂。唐容川的《血证论》、张锡纯的《医学衷中参西录》等又继之而起，对于痹病属于瘀者颇多阐发。叶天士对痹久不愈者，有"久病入络"之说，倡用活血化瘀及虫类药物，搜剔逐痰，宣通络脉，更是独辟蹊径，对后世影响深远。

王老认为，因本病病痼日久，非草木之品所能奏效，必须使用虫类药物。虫类药物能外达肌肤，内走腑脏，具有活血化瘀、搜剔通络之效，常用土鳖虫、地龙、水蛭、穿山甲等。王老喜用既能活血化瘀，通络止痛，又能祛风湿之品，如青风藤、鸡血藤、雷公藤等。她重用活血化瘀药物组成经验方化瘀消痹方（组成：青风藤、土鳖虫、五灵脂、川芎、地龙、蜈蚣、虎杖、秦艽、鸡血藤等），治疗痹病取得显著效果。

王老注重虫类药物的使用。她认为，因风湿病病痼日久，非草木之品所能奏效，所以参以血肉有情之物，能外达肌肤，内走腑脏，搜剔逐痰之效，常用的虫类药物有土鳖虫、地龙、全蝎（全虫）、白花蛇、穿山甲、蜂房、水蛭等。例如土鳖虫（原名䗪虫）

是味力量较峻猛的破血逐瘀、消癥散结的药品，配合祛风湿药物可治风湿瘀痛。地龙咸寒有清热利湿、通经活络、消肿止痛功效，常配以辛温的皂角剔除痰湿、消肿毒而引药直达病所，则能软化骨节之僵直。蜈蚣多用于治疗强直性脊柱炎的脊柱胀痛、僵直。全蝎多用于治疗类风湿关节炎四肢肿痛、麻木、关节畸形。水蛭咸平功专活血化瘀、散结消肿，属有情之品，祛邪而不伤正，多用于寒热交错、虚实相兼之血瘀痰阻所致关节肌肉肿痛诸证。

第三章　临床经验

第一节　类风湿关节炎

1. 概述

类风湿关节炎（rheumatoid arthritis，RA）是一种以侵蚀性关节炎为主要临床表现的系统性自身免疫疾病。RA 各民族、各年龄皆可发病，成年后多发于中年女性。本病致残率高，生命存活期缩短，给社会和家庭都造成了沉重的负担。RA 的病因和发病机理尚不十分清楚。其基本病理特点是血管炎和滑膜炎。关节内滑膜血管增生，形成血管翳，导致滑膜增厚，渗出增多，分泌多种细胞因子，侵犯软骨，并引起骨质损害，对其周围的肌腱、韧带、腱鞘以及肌肉等组织均可侵蚀，从而影响关节的稳定性，容易发生关节畸形而出现功能障碍。血管炎亦可侵犯全身各脏器组织，形成系统性疾病。

目前，世界的患病率为 1%，我国的患病率为 0.3%，发病区域多在温带、寒带和亚热带。北方地区为本病的高发区，患病率为 0.34%，严重危害民众的健康和生活质量。目前尚缺乏根治方法，以最大限度控制炎症，尽可能减轻骨破坏为治疗目标。

RA 在中医古籍文献中常被描述为"痹病""痹证""历节病""风湿""鹤膝风"等。现代中医风湿病多采用焦树德所创立"尪痹"病名。"尪痹"一词虽古代医籍没有记载，但对于尪痹的表现，则早在《黄帝内经》和《金匮要略》及后世医家的著作中均有相似的记载。例如《素问·痹论》中云："肾痹者，善胀，尻以代踵，脊以代头。"《金匮要略·中风历节脉证并治》提出："诸肢节疼痛，身体尪羸，脚肿如脱……"《医学统旨》提出："肘膝肿痛，腿细小，名鹤膝风，以具像鹤之形而名也。或上有两膝肿大，皮肤拘挛，不能屈伸，腿枯细，俗谓之鼓槌风，要皆不过风寒之流注而作病也。"《医学入门》论此病时指出："骨节痛极，久则手足卷挛……甚则身体块瘰。"可见古代医家已经认识到有些"痹"病，会令人关节肿大、变形、筋缩肉卷，难以屈伸，甚则生活不能自理。焦树德教授通过多年临床观察和深入研究，取仲景先师"身体尪羸"的"尪"字，以及《素问·痹论》的"痹"字，把具有关节肿大、变形、僵硬、筋缩肉卷、难以屈伸、骨质受损的痹病，命名为"尪痹"，现已纳入国家病名诊断标准中。

2. 临床表现

1）关节表现

（1）晨僵。病变关节或周围软组织在夜间静止不动后出现较长时间的僵硬。晨僵持续时间和程度可作为评价病情活动和观察病情变化的指标之一，时间太短则临床意义不大。

（2）关节疼痛。关节疼痛往往是最早的症状。最常出现的部位为腕、掌指关节、近端指间关节，其次是趾、膝、踝等关节，多呈对称性。疼痛关节往往伴有压痛。

（3）关节肿胀。凡受累关节均可肿胀，多因关节腔滑膜炎症或周围软组织炎症引起。最常出现的部位为腕、掌指关节、近端指间关节、膝、踝等关节，多呈对称性。

（4）关节畸形。多见于中晚期患者。因关节软骨或软骨下骨质结构破坏造成关节纤维性或骨性强直，又因关节周围的肌腱、韧带受损，使关节不能保持在正常位置，出现手指关节的半脱位，如尺侧偏斜、"天鹅颈样"畸形、"纽扣花"畸形等。

（5）特殊关节受累表现。颈椎关节受累时可出现后颈枕部持续性疼痛，颈和四肢无力，甚者在头部活动或受到震动时可出现全身电击样感觉等症状；髋关节受累时可出现臀部及下腰部疼痛；颞颌关节受累时可出现局部疼痛，讲话或咀嚼时加重，严重者张口受限。

2）关节外表现

（1）一般症状。病情活动期常伴有低热、乏力、全身不适、食欲不振、体重下降等全身症状。

（2）类风湿结节。是本病较有特征的皮肤表现，是 RA 活动的标志。多位于关节隆突部及受压部位的皮下。

（3）类风湿血管炎。可出现在患者的任何系统。在眼造成巩膜炎，严重者因巩膜软化而影响视力。下肢血管炎表现为小腿红肿热痛甚至小腿溃疡等。

（4）多系统损害症状。

a. 肺：肺间质病变是最常见的肺部病变，有时虽有肺功能或 X 线片的异常，但临床常无症状，晚期可出现肺间质纤维化。另外，还可出现肺内类风湿结节。

b. 浆膜：双侧或单侧的胸膜炎、心包炎，多不引起临床症状。

c. 肾脏：由于原发性血管炎或继发于使用非甾体抗炎药、金制剂后，出现肾小球肾炎、肾病综合征的临床表现，偶见合并淀粉样变，预后差。

d. 血液系统：可出现小细胞低色素性贫血，还有缺铁性贫血、溶血性贫血等。

e. 神经系统：多发性周围神经病变如尺、桡、胫神经分布区域感觉异常，正中神经受压可引起腕管综合征，中枢神经受累少见。

f. 消化系统：主要与用药有关，可出现慢性胃炎、胃溃疡等。

3. **辅助检查**

1）常规实验室检查

（1）一般项目。血常规可见正色素性贫血、血小板计数（PLT）升高，炎性指标可见血沉（ESR）增快、C 反应蛋白

（CRP）增高，常标志着疾病的活动性。

（2）类风湿因子（RF）阳性。RF滴度升高并不具有诊断特异性，系统性红斑狼疮（SLE）、干燥综合征（SS）等其他自身免疫性疾病及某些感染性疾病（如细菌性心内膜炎、结核等）也可见到，约5%的正常老年人RF滴度轻度升高。RF滴度正常并不能排除RA。

（3）RA滑液检查。关节有炎症时滑液量增多，滑液呈半透明或不透明，根据蛋白、细胞及碎屑含量不同呈黄色或黄绿色。滑液中白细胞明显增多，达（2~7.5）×10^9/L，其中以中性粒细胞占优势，达到50%~90%，细菌培养阴性，黏蛋白凝固实验凝块松散。滑液检查对RA诊断也不具特异性。

（4）X线检查。早期为关节周围软组织肿胀，关节附近轻度骨质疏松，继之出现关节间隙狭窄、关节破坏、关节畸形。

2）早期诊断指标

既往对RA的诊断主要依赖于临床症状、体征、必要的实验室检查以及普通X线平片检查。多年的临床和实验研究表明，95%的RA病人于症状出现6~12个月后出现X线平片上的改变。但在出现明显的X线平片改变后，已很难通过药物治疗逆转疾病的进程，而在X线平片出现改变之前只能依据临床表现及实验室检查进行诊断。因此临床亟须能够及早反应和预测RA病情的较为客观的指标。现主要对RA早期诊断有意义的实验室指标介绍如下：

（1）抗核周因子（APF）。APF主要出现于RA患者的血清中，而少见于RA以外的风湿性疾病及正常人。APF是一种RA特异性的免疫球蛋白，且以IgG型为主。APF对RA诊断的特异性高达90%以上，是早期诊断RA的有效指标之一。

（2）抗角蛋白抗体（AKA）。AKA对于诊断RA的特异性很高，在90%左右。初步证实AKA和RA关节压痛数、晨僵时间和C反应蛋白（CRP）有关。AKA与RF无交叉反应及相关性，因此，该抗体可作为RF阴性的患者提供另一个诊断指标。临床研究还表明，AKA 与疾病严重程度和活动性相关，在 RA 早期甚至临床症状出现之前即可出现，因此，它是 RA 早期指标和预后指标。该抗体在患者滑液中的阳性率与血清的基本一致，但程度明显高于后者，提示 AKA 可能在滑液局部合成并对滑膜炎的形成起重要作用。

（3）抗 RA33 抗体。各项 RA 早期诊断指标中，抗 RA33 抗体尤其在 RA 早期出现。有些此抗体阳性而临床难以诊断 RA 的患者，经随访 1~3 年后，确诊为肯定的类风湿关节炎。抗 RA33 抗体特异性高达 90% 左右，但在 RA 中的敏感性仅为 35% 左右。近年发现系统性红斑狼疮患者也可有抗 RA33 抗体阳性。抗 RA33 抗体的消长与病情及用药无关。

（4）抗环瓜氨酸肽抗体（抗 CCP 抗体）。各项 RA 早期诊断指标中，抗 CCP 抗体特异性最高，有国内学者研究认为，抗 CCP 抗体阳性的 RA 患者骨关节破坏程度较阴性者严重，表明抗 CCP 抗体检测对预测 RA 患者疾病的严重性具有应用价值。

以上所述抗体有 2 项同时阳性者，联合 RF 阳性（采用免疫比浊法，>20IU/ml 为阳性），国内研究 90% 左右可确诊。

4. 病因病机

本病发病原因，其内因为禀赋不足、劳逸失度导致荣血不足，气血虚弱，营卫失调，肝肾亏损，脾虚不运，脏腑经络组织机能低下；外因多为风寒湿热之邪侵袭。

病理机制为外邪乘虚而入，痹阻于经络，气血凝滞，痰瘀痹阻，搏结于关节，留注肌肉而致本病。若久痹不已，可内舍脏腑，而致肝、脾、肾三脏受损，使脏腑气血阴阳随之而亏。本病病位在骨、关节、筋脉、肌肉、脏腑。

（1）正气不足。

正气不足包括人体精气血津液等物质的不足，也包括脏腑功能低下。如营阴不足，卫气失去营阴濡养，则卫外不固，腠理不密，致风寒湿热之邪乘虚侵袭，痹阻脉络气血而成本病。肝脾肾的亏虚是本病发病的重要因素。肾藏精主骨，肝藏血主筋，脾为气血生化之源，主肌肉和四肢。精血不足，肌肉筋骨关节失其所养，加之外邪痹阻，以致关节肿大，渐而变形、强直、肌肉萎缩、骨质受损，最终导致肢体废用。正如《灵枢·百病始生》所说："风雨寒热，不得虚，邪不能独伤人"，"邪气所凑，其气必虚"（《素问·评热病论》）。

（2）六淫杂感。

由于居住潮湿、涉水冒雨、气候剧变、寒热交替等原因，风寒湿邪乘虚侵袭人体，流注经络，留滞肌肉，搏结于关节，使气血痹阻而成本病。若感受风湿热邪，或风寒湿邪郁而化热，流注经络，留滞肌肉搏结于关节，致使局部红肿灼热而成热痹。病程日久复感风寒湿热等外邪，邪胜正虚，则病可由表入里，内舍脏腑，从而形成脏腑痹。

（3）痰浊瘀血。

痰浊和瘀血都是机体在致病因素作用下的病理产物，又可作为新的致病因素作用于机体，使机体发生新的病理变化。或因患本病前平素脾胃虚弱，运化失职，聚湿生痰，或气虚无力运血或肝郁气滞，气滞血瘀，痰瘀痹阻，致使肌肉、筋骨、关节失养。风寒湿热之邪乘虚侵袭，并与痰瘀相夹，内外相合，搏结于关节。或痹病日久，导致脏腑功能失调，致使气滞血瘀，痰浊阻络，停滞于骨骱，搏结于关节，出现关节肿大、强直、变形、骨质受损、肢体麻木或剧烈疼痛等症，形成正虚邪恋、迁延难愈的顽疾，并可渐次内舍脏腑，而出现脏腑虚损病变。

本病初起，外邪侵袭，多以邪实为主。病久邪留伤正，可出现气血不足，肝肾亏虚之候，并可因之造成气血津液运行无力，或痰阻或血瘀。而风寒湿热等邪气留于经络关节肌肉直接影响气血津液运行，也可导致痰瘀形成。痰瘀互结可使关节肿大、强直、变形、骨质受损，在临床上常见本虚标实现象。

总之，正气不足、六淫杂感、痰浊瘀血是痹病的三大致病因素，三者之间密切相关，错综复杂，致使本病缠绵难愈。

5. 辨证论治

（1）寒湿痹阻证（病程早期）。

证候：肢体关节冷痛、重着，痛有定处，僵硬屈伸不利，昼轻夜剧，遇寒痛剧，得热痛减，或痛处肿胀。舌质胖淡，舌苔白腻，脉弦紧，或脉缓，或沉紧。

治则：温经散寒，祛湿通络。

方药：乌头汤合麻黄加术汤（《金匮要略》）加减。

制川乌（或用熟附片）3g（先煎），麻黄6g，生黄芪20g，白芍10g，桂枝6g，杏仁10g，白术20g，全蝎10g，土鳖虫10g，炙甘草6g。

分析：本证多发于春秋季节更替之时及冬季，多由外感寒湿之邪痹阻关节肌肉而致，病程早期，以邪实为主，且病位较浅，多在肌表经络之间，经治疗易趋康复。《素问·痹论》曰："风寒湿三气杂至合而为痹也""荣卫之气……不与风寒湿气合，故不为痹"。因此本证因人体荣卫气血失调，寒湿之邪杂至而成。寒为阴邪，其性凝滞，主收引，气血受寒则凝而留聚，经络不通，"不通则痛"，故见肢体冷痛、僵硬、屈伸不利。《素问·举痛论》所言："经脉流行不止，环周不休，寒气入经而稽迟，泣而不行，客于脉外则血少，客于脉中则气不通，故卒然而痛""寒气客于脉外则脉寒，脉寒则缩蜷，缩蜷则绌急，绌急则外引小络，故卒然而痛"。遇寒或天气变化则凝滞加重，故遇寒则痛剧，遇热寒凝渐散，气血得以运行，故得热痛减。昼属阳，夜属阴，阴气相求故昼轻夜剧。湿邪亦属阴，其性重浊黏滞，易阻碍气机，故肢体重着，痛处不移。寒湿邪盛留于关节，故关节肿胀。舌脉均为寒湿之象。治以乌头汤合麻黄加术汤加减。方中以麻黄发汗宣痹，乌头祛寒解痛；白芍、甘草缓急舒筋，又可防麻黄、乌头温散太过；同时黄芪益气固卫，助麻黄；白蜜甘缓，能解乌头之毒。诸药配伍，能使寒湿之邪得微汗而解，病邪去而正气不伤。又合麻黄加术汤，麻黄得白术，虽然发汗而不致过汗；白术得麻黄，能并行表里之湿，故能取微汗而解；桂枝发汗解肌，温经通阳，横行手臂，能解除肢体之痛；"肺主一身之气，气化则湿亦化"，故用杏仁宣降肺气，以化湿邪。诸药合用，温经祛寒，除湿止痛。寒湿得微汗而解，表里之湿俱除。寒湿之邪，留于经络关节肌肉直接影响气血津液运行，亦可导致痰瘀形成，痰瘀互结可使关节肿大、僵硬、变形、屈伸不利等症较重，故加入土鳖虫、全蝎，化瘀逐痰、通络止痛。

加减：若表阳虚，汗出恶风重者去麻黄，重用桂枝 10g，生黄芪 30g，益气固表，调和营卫；若关节肿胀明显，加白芥子 10g（配桂枝）；疼痛较重者酌加水蛭 6g，五灵脂 15g，川乌 10g；若关节僵硬、屈伸不利者，酌加伸筋草 15g，透骨草 15g；上肢痛重酌加威灵仙 15g，片姜黄 15g；下肢痛重加独活 15g；寒湿偏盛者，酌加淫羊藿 10g，补骨脂 10g，鹿衔草 15g。

中成药：痹证 2 号或秦息痛合化瘀消痹胶囊（经验方，院内制剂）。

（2）湿热阻络证（多见于急性活动期）。

证候：关节红肿热痛，晨起僵硬，触之灼热，屈伸不利，可涉及 1 个或多个对称性关节或游走不定，发热，口苦口干，溲黄，舌质红，苔黄，脉滑数，或弦滑。

治法：清热祛湿，活血通络。

方药：四妙丸（《成方便读》）合防己黄芪汤（《金匮要略》）加减。

苍术 15g，黄柏 15g，川牛膝 15g，生薏苡仁 20g，防己 20g，威灵仙 20g，桑枝 20g，萆薢 15g，秦艽 10g，忍冬藤 20g，连翘 15g，生黄芪 20g，鸡血藤 20g，土鳖虫 15g，地龙 20g，全蝎 15g。

分析：本证多因素体阳气偏盛，内有蕴热，正如《素问·痹论》曰："其热者，阳气多，阴气少，病气胜，阳遭阴，故为痹热。"感受风寒湿热之邪，或有风寒湿痹，经久不愈，邪流经络，蕴化为热所致。热为阳邪，阳盛则热，故见发热，烦闷不安，溲黄舌红之象。湿为阴邪，重着黏腻，湿胜则肿，湿热交阻于经络、关节肌肉等处，故见关节肌肉肿胀灼热之象，且有沉重感。气机阻滞不通，不通则痛，故关节疼痛，骨节屈伸不利。湿热交阻于内，故口渴而不欲饮。舌苔黄腻，脉濡数或滑数，均为湿热所致。由于湿热交结，胶固难解，可影响气血津液运行，亦可导致痰瘀形成，其病常呈缠绵之势。方中苍术、黄柏、薏苡仁、防己，清热祛湿为君药；威灵仙、草薢、秦艽祛风除湿、通络止痛、除虚热，忍冬藤、连翘清热解毒、通经活络，共为臣药；生黄芪、鸡血藤补益气血，土鳖虫、地龙、全蝎通络止痛、化瘀逐痰，共为佐药。桑枝祛风通络，通利关节，善走上肢引药上行，川牛膝活血祛瘀通经，补肝肾、强筋骨，善走下肢，引药下行，二药均为使药。诸药合用，湿祛热清，经络宣通，则湿热痹阻自除。

加减：若关节肿痛甚者，酌加木瓜、五灵脂、白芥子（配地龙）、水蛭、豨莶草等；热盛者，酌加生石膏、寒水石、土茯苓、虎杖等；热灼伤阴者，酌加白芍、生地、元参等；肌肉萎缩者，加白鲜皮30g。

中成药：痹证1号（经验方，院内制剂）合化瘀消痹囊（经验方，院内制剂），四妙丸或湿热痹胶囊合化瘀消痹囊。

（3）寒热错杂证（多见于活动期）。

证候：关节疼痛肿胀，晨起僵硬，关节变形，屈伸不利，局部触之发热，但自觉畏寒，或触之不热，但自觉发热，全身低热或热象不显。口燥咽干，面色萎黄或颧红，舌红，舌苔黄，或白，或黄白相兼，或少苔，脉弦数或细数。

治法：寒热并治，活血通络。

方药：桂枝芍药知母汤（《金匮要略》）加减。

桂枝15g，白芍15g，知母15g，熟附片10g，狗脊20g，防风10g，白术20g，骨碎补20g，桑寄生20g，豨莶草20g，秦艽10g，生黄芪30g，鸡血藤20g，土鳖虫15g，地龙20g，全蝎15g。

分析：本证的发生，取决于人体的阴阳偏盛与病邪之属性，同时也可由其他痹证演变而来。成因有四：其一，如素体阴气偏盛，故平日即有面色㿠白、畏寒肢冷喜暖等里寒之象，当肌肤、经脉外感湿热之邪时，外邪痹阻经脉，留滞肌肉关节，又出现局部关节红肿热痛等热痹症状，形成寒热错杂证；其二，如素体阳气偏盛，内有蕴热，素有面赤、口苦、烦躁、便秘等实热之象，当外受寒湿之邪，外邪凝滞经络，痹阻关节肌肉，又有肌肉关节疼痛、肿胀、僵硬、屈伸不利、局部畏寒、喜暖等寒痹表现，形成寒热错杂证；其三，由于外感风寒湿邪之风寒湿痹失治或治疗不当，日久不愈，蕴于肌肤筋骨，郁而化热伤阴，又现热痹症状，但风寒湿邪仍留而未尽，形成寒热错杂证；其四，热痹初期未能治愈渐伤阳气，兼见寒象，亦可出现寒热错杂证。方中桂枝温经通阳，横行手臂，制附片温经回阳、开痹止痛，白术、防风祛风湿，止痹痛，共为君药。白芍、知母清热养阴，柔筋止痛，秦艽祛风湿、清虚热，共为臣药，与君药相配寒热并治。黄芪、鸡血藤二药相配，补益气血，活血通络，骨碎补、桑寄生、豨莶草补肝肾，强筋骨，祛风湿，共为佐药。土鳖虫、地龙、全蝎化瘀逐痰、散结止痛，尤以全蝎用于治疗尪痹四肢关节肿痛、麻木、变形为妙药，共为使药。诸药合用，寒热并治，活血通络，则寒湿祛、湿热除、络脉通，而病自愈。

加减：若湿浊甚者，酌加萆薢、土茯苓、蚕砂、防己；关节肿痛甚者，酌加五灵脂、木瓜、虎杖、白芥子（配地龙）等；阴虚内热者，酌加生地、元参、枸杞子、丹皮等；口燥咽干较重者，酌加麦冬、五味子、山药、石斛等。

中成药：痹证3号（经验方，院内制剂）合化瘀消痹胶囊。

（4）肝肾两虚、痰瘀痹阻证（慢性活动期—稳定期—晚期）。

证候：关节疼痛，昼轻夜剧，局部肿大，僵硬畸形，肌肉瘦削，屈伸不利，畏寒喜暖，手足不温，腰膝痿软，伴面色萎黄无华，心慌气短，指甲淡白。或关节肿胀明显，局部皮色暗紫，皮下结节，斑点累累（血管炎较重），关节疼痛固定不移，或刺痛，面色黧黑，或肢体顽麻、肢端变白、变紫、变红（雷诺氏现象）。舌淡或红或紫黯或有瘀斑，苔薄，脉细弱或细数或脉弦涩。

治法：补益肝肾，调补气血，化瘀逐痰。

方药：独活寄生汤（《备急千金要方》）加减。

独活 15g，寄生 20g，秦艽 10g，防风 10g，细辛 3g，当归 10g，赤芍 15g，川芎 15g，熟地黄 15g，杜仲 20g，川牛膝 15g，党参 20g，茯苓 15g，肉桂 10g，甘草 10g，水蛭 13g，土鳖虫 10g，全蝎 15g，地龙 15g。

分析：肝肾之虚是人体自然衰老过程中的必然趋势。肾主骨藏精，为作强之官，肝主筋藏血，为罢极之本，肝肾同源，精血互生。若肝肾阳虚，其气衰弱，筋骨失于温煦，精血不足，则畏寒喜暖，手足不温，酸僵麻木。入夜阳气渐微，阴气自盛，"不通则痛"，故疼痛昼轻夜剧。"腰为肾之府，膝为筋之府"，则见腰膝酸软无力，屈伸不利。足少阴经循足跟，肾虚经脉失养，故足跟痛。舌体胖色淡，脉沉弦或沉细皆为阳虚之象。肾藏真阴寓于元阳，为先天之本，肝藏血体阴而用阳，若肝肾阴虚，精血不足，筋骨关节失养，则见筋脉拘急，关节热痛；阴虚生内热，则五心烦热，舌红脉数。如素体正虚或病久邪留伤正，古籍中有"久病必虚，久病必瘀"之说。可出现气血不足，肝脾肾虚之候。并因之造成气血津液运行无力。水湿内停，聚湿生痰，痰湿内阻，气虚无力运血，血流不畅，滞而成瘀，痰浊与瘀血互结，留聚于经络、关节、肌肉。痰瘀阻滞肌肉关节则见局部肿胀、刺痛；痰瘀流于肌肤则见痰核硬结或瘀斑；痰瘀深入骨骱、痹阻筋骨而致关节僵硬变形，难以屈伸；痰瘀阻滞经脉、肌肤，使其失于气血荣养故见肢体、肌肤顽麻不仁；肢端变白、变紫、变红（雷诺现象）亦为痰瘀痹阻络脉之象。面色黧黑，舌质紫黯或有瘀斑脉弦涩为血瘀现象。

独活寄生汤原方中熟地黄、桑寄生、牛膝补肝肾、强筋骨；当归、赤芍、川芎和营养血，所谓"治风先治血，血行风自灭"也；参、苓、草益气健脾，又所谓"祛邪先补正，正旺则邪自除"也。然病因肝肾先虚，其邪必乘虚深入，故以独活、细辛之入肾经，能搜伏风使之外出；肉桂能入肝肾血分而祛寒；秦艽、防风祛风邪而周行肌表，且风又能胜湿耳。诸药合之，是为标本兼顾、扶正祛邪之剂。对风寒湿之邪着于筋骨的痹病，为常用有效的方剂。由于病痼日久，痰瘀互结，非草木之品所能奏效，参以血肉有情之物和虫蚁之品，能外达肌肤，内走脏腑，搜剔逐痰之功效。故在原方基础加入水蛭、全蝎、地龙。其中水蛭活血化瘀，散结消肿，属有情之品，祛邪而不伤正；全蝎为治疗尪痹四肢肿痛、麻木、关节畸形之要药；地鳖虫破血逐瘀、消症散结，力量较峻猛；地龙清热利湿、通经活络、消肿止痛。

加减：关节肿大较甚，皮下硬结不消者，加白芥子（配合地龙）、皂角；疼痛甚者，酌加虎杖、忍冬藤、鸡血藤、青风藤、五灵脂、片姜黄、苏木、木瓜等；四肢酸困，痿软无力，痛如骨内，四肢拘挛，关节不利，僵直畸形甚者，酌加老鹳草、五加皮、豨莶草、伸筋草、透骨草、骨碎补、狗脊等；肌肉萎缩者，除补气血药外加白鲜皮（湿痹死肌之意就是 RA 的肌肉萎缩，废而不用之意，一般用量 30g）；阴虚内热者，酌加枸杞子、生地、元参、丹皮等；阳虚寒盛者，可酌加附片、淫羊藿、仙茅、补骨脂等。

中成药：痹证 5 号（经验方，院内制剂）或骨质糖浆（院内制剂）合化瘀消痹胶囊或秦息痛片。

6. 临床体会

（1）类风湿关节炎属中医风湿病"尪痹"范畴。其内因为气血虚弱、肝肾两虚、脾虚不通，外因多为感受风寒湿热之邪，虽肝肾亏损为本，但血瘀痰阻贯穿在整个病变过程中。

瘀血和痰浊都是机体在致病因素作用下产生的病理产物，又可为新的致病因素作用于机体，使机体发生新的病理变化。对于尪痹不同时期，有其不同的病理影响。在未病之前，机体由于某些因素在机体内已产生了痰瘀，滞留局部，气血凝滞，肌肉、筋骨、关节失养，机体抗御外邪功能越趋低下，风寒湿热之邪更易乘虚侵袭，并与痰瘀相夹，内外相援，故治痹方中，多兼用治痰之药。喻嘉言认为："此是浊痰四注，以浊痰不除，则三痹漫无宁宇也。"（《医门

法律·中风门》）

另一种情况，在痹病未病之前体内并无痰瘀内停，但外感六淫成痹日久后，导致脏腑经络功能失调，从而产生痰瘀；痰瘀再与六淫之邪交阻相夹，成为新的致病因素作用于机体，致使进一步阻闭经络，停滞于骨骺，出现关节肿大，僵硬变形，骨质受损，肢体麻木，或剧烈疼痛等症，以致虚实夹杂，病程缠绵，病情顽固，并可渐次内舍脏腑，出现脏腑虚损病变。正如清朝林佩琴《类证治裁·痹证》在论述痹证久不愈时更明确地指出："必有湿痰败血瘀滞经络。"

以上可知，正气虚衰、六淫杂感、痰浊瘀血是尪痹的三大致病因素，三者之间密切相关，错综复杂，致使尪痹缠绵难愈。

（2）治疗方面。

尪痹的基本病变是经络、肌肤、血脉、筋骨甚则脏腑气血痹阻，失于濡养。病位一般初起在机体皮肉经络，久病则深入筋骨，甚则客舍脏腑。可出现脏腑功能失调，再加痰浊瘀血夹杂其中，而痰瘀既可先伏于体内，又可因痹而致瘀聚痰，如此更使痹病缠绵，因此在治疗上仅一般祛风湿药物难以奏效，必须运用活血化瘀和虫类药物深入骨骺，搜剔逐痰，宣通络脉，方能使沉疴顽疾得以缓解。清代叶天士在《临症指南医案》中指出，痹久不愈者，有"久痛入络"之说，倡用活血化瘀及虫类药物，以搜剔逐痰宣通络脉。清代顾松园在《顾氏医镜》中，针对热痹风寒湿痹在临床上的诸多症状，提出了通经活血、疏散邪滞、降火清热豁痰的治疗原则。此外，王清任的《医林改错》和唐容川的《血症论》均对痹病中的瘀血致病说和活血化瘀的治疗法则做了深入的阐发。

现代研究发现，瘀血为病理学中的局部血液循环障碍，以及结缔组织增生和变性，痰浊为代谢产物，代谢产物的蓄积，导致气血瘀滞而疼痛肿胀，而血液流变学的改变和微循环的障碍主要表现在血液流动缓慢及瘀滞，血液的渗出及微血管的缩窄，甚至闭塞，与祖国医学"血脉瘀阻，不通则痛"，"瘀血不去，新血不生"的机理相符。活血化瘀药物能扩张血管，改善微循环，增加血流量，降低毛细血管通透性，抑制炎症的渗出物的吸收和局限化，有利于消炎，制止肉芽的形成，从而达到"祛瘀生新""通则不痛"之目的。虫类药物能搜剔逐瘀，能增加消肿止痛之功。

据上所述，我们多年来，在辨证的基础上运用活血化瘀及虫类药物治疗 RA，是在祖国医学理论的指导下，并与现代医学相结合的经验总结。

7. 调护

（1）细心耐心作患者的思想工作，减轻患者的精神负担。说明本病具有病程长久，病情反复发作的特征，及时坚持治疗是控制病情的关键，故患者应增强战胜疾病的信心，保持心情愉快，避免精神紧张及过度疲劳。

（2）防范外邪侵袭，注意衣着适当和适应居住环境。

（3）患者的饮食应有节制，应在医生指导下选择应用药补和食补。

（4）注意功能锻炼，避免关节僵直、变形，防止肌肉萎缩，从而恢复关节功能。

第二节　强直性脊柱炎

1. 概述

强直性脊柱炎（ankylosing sporidylitis，AS）是一种以中轴关节和肌腱韧带骨附着点的慢性炎症为主的全身性疾病，以炎性腰痛、肌腱端炎和不对称性外周大关节炎为特点。主要累及骶髂关节和脊柱，最终发展为纤维性和骨性强直。

近几年通过与国际抗风湿病联盟合作调查，确定我国强直性脊柱炎的患病率为 0.3% 左右。在我国 14 亿多人口中有 400 多万人患有强直性脊柱炎，其中 60% 左右髋关节受累，致使髋关节功能障碍，久之使髋关节骨性强直，造成终身残疾。既往报道男女患病比例为10∶1，近年有报道女性发病比例增加，男性与女性之比为5∶1，这可能与女性病人起病更加隐匿，症状较轻，脊柱竹节样变较少，过去多被忽略而现在能被早期发现有关。该病起病隐袭，有一定遗传倾向，其发病与HLA－B27呈强相关，本病还与泌尿生殖系统及肠道感染等有关。

AS属于中医"痹病"范畴，古人称之为"龟背风""竹节风""肾痹"。20世纪80年代焦树德教授以腰、脊、骶、髋关节或臀部疼痛明显，继则脊柱、颈部僵痛，或麻木乏力，纳少，低热，气候变化或劳累后加重，晚期病人可见脊柱僵硬，腰脊弯曲，不能伸直的病证，甚则"尻以代踵，脊以代头"，称之为肾督亏虚、寒湿内侵所致的尪痹。后来焦老认为晚期病人的病证酷似《黄帝内经》中《素问·生气通天论》中所述的"大偻"。"大"者，一指脊柱乃人体最大的支柱，二指病情深重之意；而"偻"者，即曲背也。"背"者，一是指颈以下，腰以上部位，二是指背部、腰部、骶部的总称。"曲"则包含有尚直不直而屈曲，或当屈而不曲，反僵直的双重含义。脊柱的正常生理曲度使其更好地起到支撑身体的作用。而强直性脊柱炎患者的脊柱正常生理曲度消失而呈僵直或过度屈曲状态。偻者尪也，但大偻与尪痹既有密切关系又有所区别，而且大偻仍可隶属于"痹病"的范畴来研究。所以"大偻"作为强直性脊柱炎的中医病名是最恰当的。

2. 临床表现

1）起病形式与首发症状

强直性脊柱炎一般起病比较隐匿，早期可无任何临床症状，有些病人在早期可表现出轻度乏力、长期或间断低热等。部分病人初期表现为非对称性下肢大关节肿痛。外伤、受凉或受潮以及消化道、泌尿道或呼吸道感染是其常见的诱发原因，本病有明显的家族聚集倾向。首发症状常见的有腰背痛、间歇性或两侧交替性臀深处痛、髋膝关节疼痛等症状。

2）关节病变表现

（1）骶髂关节炎。约90%强直性脊柱炎患者最先表现为骶髂关节炎，以后可上行发展至腰椎、胸椎和颈椎，表现为反复发作的腰痛，腰骶部僵硬感，间歇性或两侧交替出现腰痛和两侧臀部疼痛，可放射至大腿，直接按压或伸展骶髂关节可引起疼痛。有些病人无骶髂关节炎症状，仅X线检查发现有异常改变。

（2）腰椎病变。腰椎受累时，多表现为下背痛和腰部疼痛或活动受限。腰部前屈、后伸、侧弯和转动受限。体检可发现腰椎棘突压痛，腰椎旁肌肉痉挛；后期可有腰肌萎缩。

（3）胸椎病变。胸椎受累时，表现为背痛、前胸和侧胸痛，最后可致驼背畸形。如肋椎关节、胸骨柄体关节、胸锁关节及肋软骨间关节受累时，则呈束带状胸痛，胸廓扩张受限，吸气、打喷嚏或咳嗽时胸痛加重。

（4）颈椎病变。少数病人首先表现为颈椎炎，先有颈椎部疼痛，沿颈部向头臂部放射。颈部肌肉开始时痉挛，以后萎缩，病变进展可发展为颈胸椎后凸畸形。头部活动受限，常固定于前屈位，不能上仰、侧弯或转动。严重时仅能看到自己足尖前方的小块地面，不能抬头平视。

（5）外周关节症状。受累的外周关节以髋、膝、踝等下肢的关节较为常见，上肢大关节如肩、肘、腕等也可累及，指、趾等四肢小关节受累则比较少见。髋关节受累临床表现为髋部隐痛或剧痛，有的患者表现为臀部疼痛或腹股沟疼痛，继续发展则会出现髋关节活动受限、关节屈曲挛缩、局部肌肉萎缩，直至发生关节强直，髋关节受累者预后较差。

3）关节外表现

（1）全身症状。发热可见于AS早期或疾病活动期，多表现为不规则的低热，体温在37~38℃。AS患者可出现慢性单纯性贫血，程度较轻，一般无须特殊治疗。

（2）眼损害。AS眼受损以急性前葡萄膜炎和急性虹膜炎多见，也可发生急性结膜炎。临床表现为不同程度的眼球疼痛、充血、畏光、流泪，或伴有视力下降等。

（3）心血管受累表现。AS 心血管受累特点是侵犯主动脉和主动脉瓣，可引起上行性主动脉炎、主动脉瓣膜下纤维化、主动脉瓣关闭不全等。累及心脏传导系统，可引起房室传导阻滞。

（4）呼吸系统受累表现。AS 呼吸系统受累一般多发生于病程 20 年以上者，主要表现有胸廓活动度明显变小，双肺上部尤其是肺尖纤维化、囊性变，甚至空洞形成。

（5）泌尿系统受累表现。AS 肾脏受累大致包括 IgA 肾病、肾脏淀粉样变和非甾体类药物引起的肾间质改变。临床上可表现为血尿、蛋白尿和管型尿，严重者还可出现高血压和肾功能不全。

4）体征

体格检查有助于 AS 的早期诊断，主要检查有：

（1）骶髂关节炎的检查：包括骶髂关节定位试验、"4"字试验、骶髂关节压迫试验、髂峰推压试验、骨盆侧压试验、悬腿推膝试验等方法。

（2）肌腱附着点炎的检查：AS 患者可出现坐骨结节、大转子、脊柱骨突、肋胸关节、柄胸关节，以及髂峰、足跟、胫骨粗隆和耻骨联合等部位的压痛。

（3）脊柱和胸廓活动度的检查：包括指地距、枕墙距、Schober 试验、胸廓活动度和脊柱活动度。

2. 实验室检查

（1）HLA－B27。80%～90%的 AS 患者 HLA－B27 阳性。

（2）类风湿因子（RF）。AS 患者 RF 阳性率同正常人群，为 1%～5%。

（3）血沉（ESR）。75%的 AS 患者血沉有增高，其与病情的活动有一定的相关性。

（4）C 反应蛋白（CRP）。75%的 AS 患者可见 CRP 升高，同血沉一样，CRP 的高低也与病情程度密切相关。

（5）免疫球蛋白（Ig）。AS 患者可见 IgA 轻到中度增高，有学者认为它的增高与病情活动性有关。AS 患者可有 IgG、IgM 增高，IgG、IgM 增高可能与 AS 伴发外周关节受累有关。

（6）补体。AS 患者可见 C_4 含量升高，有学者认为 C_4 升高多见于伴外周关节受累者。

（7）其他检查。急性活动期病例可见轻度正细胞性色素性贫血，轻、中度单核细胞及血小板计数升高。如发现尿蛋白升高，应警惕继发淀粉样变或药物不良反应。AS 患者如 ALP、AKP 升高提示有骨侵蚀，继发 IgA 肾病和肾淀粉样变时，肾功能可能出现异常。

3. 影像学检查

1）X 线检查

X 线检查为公认的诊断标准之一。

（1）骶髂关节。病变一般从骶髂关节的下 2/3 处开始，多成双侧对称性。早期表现主要有关节面模糊，关节面下轻度骨质疏松，关节间隙大多正常，软骨下可有局限性毛糙和小囊变，这种改变主要发生于关节的髂骨侧。病变至中期，关节软骨已破坏，表现为关节间隙宽窄不一，并可有部分融合；关节面侵蚀破坏、囊变，呈毛刷状或锯齿状，可有骨质硬化。晚期，则关节间隙狭窄、消失；由粗糙条状骨小梁通过关节间隙，产生骨性融合；软骨下硬化带消失，可伴有明显的骨质疏松。

（2）脊柱。一般认为脊柱病变常从脊柱的下部开始，呈上行性发展，并最终累及全脊柱。在早期，椎体上下缘可见局限性骨质侵蚀、破坏，破坏区可局限于椎体前角，也可较广泛，但常伴有不同程度的骨质硬化。随着病变的发展，椎体前缘凹面消失，于晚期形成"方形"椎。早期可有脊椎轻度骨质疏松，并随病情的进展而逐渐显著。关节突间小关节表现为关节面模糊、毛糙、侵蚀破坏及软骨下硬化。在病变的晚期，可见广泛的椎旁软组织钙化；前韧带、后纵韧带、黄韧带、棘上、棘间和肋椎韧带均可出现钙化，表现为椎体上、下角鸟嘴状突起，随后逐渐于椎间隙的一侧形成骨桥；椎间盘纤维环的外层可见钙化，少数患者可出现椎间盘钙化；最后形成典型的"竹节状"脊柱。椎小关节囊和关节周围韧带骨化呈2条平行的"铁轨"状阴影，棘上韧带骨化则表现为一条正中垂直致密影，脊柱强直后，椎体可见明显的骨质疏松，并常伴有脊柱后凸畸形。

（3）髋关节。主要的表现为关节面虫蚀状破坏、关节面下骨质囊状改变、关节间隙均匀一致性狭窄或部分强直、关节周围骨质疏松。

（4）耻骨和耻骨联合。在耻骨下缘肌肉附着部位，由于腱鞘骨膜炎的发生，而显示骨质赘生，耻骨缘可被侵蚀。表现为关节面糜烂并伴有周围骨质硬化。

（5）骨炎。本病可在坐骨结节、耻骨和坐骨、股骨大粗隆、跟骨结节等肌腱附着处发生骨膜增生，表现为羽毛状或"胡须"样改变，常伴有局部骨质增生、硬化及囊状侵蚀破坏，一般自肌腱或韧带附着处的骨块开始并逐渐密度增高，直至伸延到韧带和肌腱。

2）其他影像学检查及优势

CT扫描可清楚地显示骶髂关节的解剖部位和骨内分布范围及骨皮质的完整性、邻近组织的侵犯情况。MRI优越性表现在可观察软骨异常改变，检查骨髓水肿及早期显示骨侵蚀，其最大优势可以显示关节软骨和关节面下骨髓脂肪的信号改变，对于早期诊断有肯定价值。附着点炎是AS的特征性表现，早期跟腱炎症可以通过高频实时超声检测出来，显示为附着点、骨膜、韧带、肌腱、腱鞘周围软组织和关节囊的水肿，由于炎症和水肿、骨破坏或附着点处形成的新骨而导致回声减低。

3. 病因病机

（1）先天不足。先天禀赋不足，阴阳失调，肾气亏虚，外邪乘虚而入，"邪入阴则痹"。若兼房室不节，命相火妄，水亏于下，火炎于上，阴火消烁，真阴愈亏；内伤七情，病久阴血暗耗，阴损及阳，时感外邪，寒湿深浸肝肾，筋骨失养。

（2）肾督亏虚。肾主骨生髓。肾气不足，寒湿内生，兼受寒湿之邪乘虚内侵，内外合邪，使气血运行不畅，"不通则痛"。因脊柱乃一身之骨主，骨的生长发育又全赖骨髓的滋养，而骨髓乃肾中精气所化生，故肾中精气不足，骨髓空虚，则骨质疏松，酸软无力。督脉"循背而行于身后，为阳脉之总督，督之为病，脊强而厥"，督脉"贯脊属肾"，其为病"脊强反折"，肾虚则寒湿深侵，肾气不足，督脉失养，脊骨受损而致本病。

（3）感受外邪。风寒湿热之邪，乘虚由腠理而入，经输不利，营卫失和，气血阻滞脉络，经脉痹阻，不通则为病。肾督阳虚寒自内生，血流涩滞；风寒湿热之邪客于脉中，气血运行失畅，渐致痰瘀互结；内伤七情，或气机紊乱，气滞血瘀，或七情过用，调摄失宜伤及五脏，气血生化乏源，气虚血亏，滞涩难行；或外伤堕坠，恶血留内，血道不得宣通，瘀积不散，均可导致瘀血痰阻证的产生。

总之，本病多以先天禀赋不足，素体阳虚或后天调摄失宜，房事不节，惊恐或郁或病后失调等遂致肝肾亏损，阴精不足，督脉失荣为内因，风寒湿热之邪以寒湿偏盛乘虚而入为外因，互为因果关系。其病机为风寒湿热之邪乘虚深侵肾督，深入骨骱、脊柱，筋脉失养，骨质受损，使筋挛骨弱而邪留不去，或外伤恶血瘀滞不散，渐致痰浊瘀血相互胶结而成，使脊柱强直畸形。

其性质为本虚标实、肾督亏虚为本，风寒湿热为标，多为寒湿之邪深侵肾督，督脉受病，又可累及多个脏器。

4. 辨证论治

大偻（AS）病程漫长，反复发作，迁延难愈，久则入血入络而多见血瘀痰阻的临床表现。其发病内因与肾督阳气亏虚相关，其外因又与风寒湿热之客邪痹阻相连，还与内伤七情，调摄失宜，外伤堕坠相系。上述因素均可导致血瘀痰阻证的产生，故而在治疗强直性脊柱炎时不管是肾虚督寒证、湿热伤肾证、邪郁化热证、肝肾两虚证、筋骨失荣证等而活血化瘀、化痰通络的治疗原则应贯穿始终。具体临床辨证论治如下：

（1）肾虚督寒证。

证候：腰骶脊背疼痛，转侧俯仰不利，背冷畏寒，腰膝乏力，晨起腰脊僵痛，得温痛减，舌淡红，苔薄白，脉沉细、弦或迟。

治法：补肾强督，温经散寒，活血化瘀。

方药：补肾温督化瘀汤加减。

制附片15g（先煎），熟地20g，淫羊藿15g，狗脊15g，杜仲15g，细辛3g，肉桂6g，黄芪20g，鸡血藤20g，青风藤15g，片姜黄15g，独活15g，木瓜20g，土鳖虫10g，蜈蚣2条，炙甘草6g。

分析：肾虚督寒证是大偻的主要证型。肾主骨生髓藏精，"督脉贯脊属肾，挟脊抵腰中"，督脉为阳脉之总督，督脉为病"脊强而厥"，督脉为病"脊强反折"。肾气不足，寒湿内生，兼受寒湿之邪乘虚内侵，内外合邪，使气血运行不畅，"不通则痛"。肾虚骨髓空虚则骨质疏松、酸软无力，肾虚则寒湿深侵，深入骨骱，痰瘀痹阻，肾气不足，督脉失养，脊骨受损而出现上述症状。

方中附子走而不守，性烈力雄，有补火回阳、通经散结之功，善治一切沉寒痼冷之症，为祛除阴寒首选之要药。熟地补血滋阴而养肝益肾，配合附子而阴阳双补。附子得地黄补血滋阴则辛烈走窜之性减缓，地黄得附子走窜则补而不腻，两者相得益彰，共为君药。淫羊藿补肾助阳祛寒湿。狗脊、杜仲补肝肾，强筋骨，祛风湿。《神农本草经》云："狗脊主腰背强……杜仲主腰背痛……"二药配合补肾益督之功用。细辛散寒止痛，既能外散风寒，又能内祛阴寒，入肾经能搜伏风使之外出，肉桂益火消阴，温补肾阳，散寒止痛，能入肝经血分而驱寒，二药协助附子以扶阳温肾，共为臣药。生黄芪、鸡血藤益气补血，活血通络以扶正祛邪，土鳖虫活血化瘀，消症散结，蜈蚣祛风解痉，通络止痛，是治疗强直性脊柱炎之脊柱胀痛、僵直的要药，青风藤祛风除湿，通经活络，并能行痰，独活祛风除湿，通痹止痛善治下半身，共为佐药。片姜黄活血止痛，主治肩背疼痛，木瓜舒筋活络以治筋脉拘急，亦善治下半身痹痛，炙甘草解毒和中，调和诸药，共为使药。诸药合用，补肾温督，祛除寒湿，活血化瘀。

加减：上肢关节疼痛去肉桂加桂枝 10g；下肢关节肿痛重者，酌加怀牛膝 15g，蚕砂 15g，萆薢 15g 等；肩背痛甚僵硬者，加威灵仙 15g；颈项强痛者，酌加葛根 10g，羌活 10g；腰脊痛甚者，酌加骨碎补 15g，桑寄生 15g，川断 15g，千年健 10g，老鹳草 15g 等；寒湿较盛者，酌加制川乌 10g，补骨脂 10g，巴戟天 10g，鹿衔草 15g 等；痰瘀互结重者，酌加白芥子 15g，胆南星 15g，水蛭 6g；气滞血瘀重者，酌加泽兰 15g，五灵脂 15g，川芎 10g，苏木 15g，益母草 15g，透骨草 15g 等；脊柱僵直变形、筋脉拘挛重者，酌加僵蚕 15g，伸筋草 15g，松节 15g，祁蛇 10g 等。

中成药：痹证 2 号（经验方，院内制剂）合化瘀消痹胶囊（经验方，院内制剂）。

（2）湿热伤肾证。

证候：背脊钝痛，痛连颈项，胁肋、腰、尻、髋部酸着重滞或蒸热疼痛，甚或掣痛欲裂，痛发骨内，脊柱强直、畸形，活动严重障碍，肌肤触之热感，肢体喜放被外，但不久怕冷，或伴有膝、踝、足关节肿痛灼热，低热或五心烦热，形体消瘦，口干，大便干，小便黄，舌质红，舌苔黄厚而腻，脉象滑数或弦滑数。

治法：清热祛湿，补肾壮督，化瘀通络。

方药：清热补肾化瘀汤（经验方）加减。

苍术 15g，炒黄柏 15g，川牛膝 15g，薏苡仁 20g，知母 15g，秦艽 10g，虎杖 20g，忍冬藤 20g，连翘 15g，片姜黄 20g，狗脊 20g，杜仲 15g，鸡血藤 20g，土鳖虫 10g，蜈蚣 2 条，地龙 20g，生黄芪 20g，豨莶草 15g。

分析：湿热之邪乘虚入侵，蕴结而伤肾督，或本系寒湿入侵，从阳化热所致。湿热之邪客于脉中，气血运行失畅，渐致痰瘀互结，深入骨骱、筋骨，督脉失养而致本证。常见于大偻活动期。

方中苍术苦温燥湿，黄柏苦寒清热，二药合用，具有清热燥湿，使湿祛热清，诸症自除，为君药。薏苡仁渗湿利痹缓和拘挛，《神农本草经》"主筋急拘挛，不可屈伸"，忍冬藤、连翘、虎杖、知母，清热解毒，泻火散瘀，通络止痛，秦艽祛风湿，清虚热，"风药中润剂"，豨莶草清热祛湿，又强筋骨，共为臣药。狗脊、杜仲补肝肾，强筋骨，主治腰背强痛，生黄芪、鸡血藤益气养血，活血通络，地龙清热利湿，舒筋活络，消肿止痛，土鳖虫活血化瘀，蜈蚣祛风解痉，祛痰通络而止痛，为治疗脊柱胀痛、僵直的要药，共为佐药。片姜黄活血止痛，走上主治肩背疼痛，川牛膝活血祛瘀，善走下肢，二药均为使药。诸药合用，清热祛湿，舒筋通络，化瘀祛痰，补肾壮督。

加减：腰痛明显者，酌加千年健 10g，鹿衔草 15g，五加皮 10g，骨碎补 15g 等；颈项背痛甚者，酌加羌活 10g，葛根 10g；腰以下痛重者，酌加独活 15g，木瓜 15g；僵直变形重者，酌加白僵蚕 10g，鹿角胶 10g，透骨草 15g，伸筋草 15g 等；湿热重者，酌加草薢 15g，土茯苓 20g，络石藤 15g；伴双膝关节肿痛、灼热有积液者，酌加白芥子 15g，配大黄 15g，皂角刺 15g，蚕砂 15g，防己 15g，半夏 15g 等。

中成药：痹证 1 号（经验方，院内制剂）合化瘀消痹胶囊（经验方，院内制剂）。

（3）肝肾两虚、筋骨失荣证。

证候：腰背疼痛，腰骶及项背强直畸形，活动功能障碍，胸廓不张，低热形赢，腰膝酸软，头晕目糊，耳鸣耳聋，畏寒肢冷，阳痿遗精，面色苍白，舌淡红少苔或薄白，脉沉细数尺脉弱，甚则"尻以代踵，脊以代头"。

治法：滋补肝肾，壮骨荣筋，活血通络。

方药：补肝益肾化瘀汤（经验方）加减。

熟地 20g，制附片 10g（先煎），淫羊藿 15g，肉苁蓉 15g，狗脊 20g，杜仲 15g，桑寄生 20g，菟丝子 15g，川断 15g，骨碎补

15g，生黄芪 20g，鸡血藤 20g，蜈蚣 2 条，土鳖虫 10g，独活 15g，片姜黄 15g。

分析：大偻病程长，反复发作，病变逐渐发展迁延难愈，气血耗伤严重，损伤脏腑，特别是肝肾功能损伤严重。肾主骨藏精，肝主筋藏血，"肝肾同源"，肾虚肝亦虚，"腰者，肾之府"，"膝者，筋之府"，精血亏损，筋骨失养。阳损及阴，阴虚火旺。气血凝滞，久致痰瘀胶结则痹病难愈，正虚邪恋。以扶正为主兼以祛邪。

方中熟地补血滋阴而养肝益肾，附子有补火回阳，通经散结，配合熟地而阴阳双补，两者相得益彰共为君药。淫羊藿、肉苁蓉补肾助阳，散风祛寒湿，川断、骨碎补补肝肾，强筋骨，疗折伤，狗脊、杜仲、桑寄生、菟丝子补肝肾，强筋骨，祛风湿，主治腰背强痛，腰膝酸软，阳痿遗精等症，共为臣药。生黄芪、鸡血藤，补益气血，活血通络，土鳖虫活血化瘀，消症散结，蜈蚣祛风解痉，通络止痛，为治疗脊柱胀痛，僵直的要药，共为佐药。独活祛风除湿，通络止痛善治下半身，片姜黄活血止痛，主治肩背疼痛，共为使药。诸药合用，阴阳双补，肝肾同补，化瘀祛痰，扶正祛邪。

加减：腰脊痛甚者，酌加千年健 10g，老鹳草 15g，五加皮 15g，巴戟天 10g，补骨脂 10 g 等；脊柱僵直、弯曲变形者，酌加白僵蚕 10g，白花蛇 10g，鹿角胶 10g，伸筋草 15g，透骨草 15g，鹿衔草 15g 等；湿浊较重，关节肿胀明显者，酌加白芥子 15g，薏苡仁 20g，蚕砂 15g，木瓜 15g，海桐皮 15g，白术 20g，茯苓 20g 等；若阳痿遗精者，酌加枸杞子 15g，山萸肉 10g，山药 20g 等；若低热形羸者，酌加炒知母 10g，炒黄柏 10g，黄精 15g，龟板胶 10g 等。

中成药：痹证 5 号（经验方，院内制剂）合化瘀消痹胶囊（经验方，院内制剂）。

5. 临床体会

（1）强直性脊柱炎中医学无论从病因病机还是从临床表现，都可以看出"瘀血阻络""痰瘀交阻"的特点，故在治疗上不管是肾虚督寒证、湿热伤肾证、邪郁化热证，还是肝肾两虚、筋骨失荣证，活血通络、化瘀逐痰的治疗原则应贯穿始终。

（2）中医学理论认为肾虚督寒证是素体肾气不足，累及督脉。督脉与足太阳经在风门交会，辅助太阳经起卫外的作用。督脉通，卫阳振，腠理致密，邪不能犯。当肾气不足，风寒湿邪乘虚而入，郁而不化，影响督脉，致气血凝滞，经脉痹阻，故发腰脊疼痛。除太阳经的症状外，有项背挛急，为冷为痛等督脉受累的特征。正如《黄帝内经》所述"督脉为病，脊强反折"，此为强直性脊柱炎的早期阶段，以肾虚为本，寒盛为标，属本虚标实之证。寒湿入肾，累及于督，故治以补肾强督、祛寒化湿、化瘀通络。

（3）湿热伤肾或邪郁化热证亦为本虚标实之证，湿热之邪乘虚入里伤肾，或标邪郁久化热或服温肾助阳药后，阳气骤旺，邪气从阳化热之证。故宜投入补肾壮督、清热化湿之法。当以扶正祛邪，以祛邪为主，待邪去又以扶正为主，兼以祛邪。

（4）强直性脊柱炎的病程长，病变逐渐发展，气血耗伤严重，脏腑功能受到明显影响，特别是肝肾功能损伤严重。督脉属肾，为阳脉之海，肾主骨，肾虚则精少、髓空，骨失荣养，肾督亏虚，阳损及阴，气血凝滞而骨痹难除。肝肾同源，肾虚肝亦虚，肝肾不足，阴虚火旺，久致痰瘀胶结则尪羸不化，正虚邪恋，当以扶正为主，兼以祛邪。

6. 调护

（1）应鼓励患者增强战胜疾病的信心，保持心情舒畅，适当休息，避免过劳。

（2）注意营养，注意个人和环境卫生。

（3）加强功能锻炼非常重要，利于保持脊柱正常生理曲度。

（4）让患者保持正确的卧床姿态，以睡硬板床为宜，枕头要低薄。如果颈椎受累，应去枕平卧，姿势以仰卧最佳。

第三节 骨关节炎

1. 概述

骨关节炎（osteoarthritis，OA）又称为增生性关节炎、肥大性关节炎、退行性关节病或骨关节病，临床以关节疼痛、僵硬、肿大、畸形和活动受限为主要表现，其基本病理改变为多种致病因素引起的进行性关节软骨变性、破坏及丧失，关节边缘骨赘形成。本病好发于负重大、活动多的关节，如膝、手、髋、脊柱等。

OA 是一种最常见的关节疾病。流行病学调查显示，女性发病高于男性，尤其是绝经后妇女更多见，年龄越高发病率越高。60岁以上的人口中 50% 的人群在 X 线上有 OA 表现，其中 35% ~ 50% 有临床表现，该病的最终致残率可高达 53%。病因及发病机理至今未明，一般认为与遗传、年龄、肥胖、职业、衰老、创伤、炎症、代谢障碍及雌性激素水平下降等多因素相关。目前认为，OA 是多种因素相互作用，引起关节软骨纤维化、劈裂、溃疡、脱失而致的全关节疾病，包括软骨下骨硬化或囊性变，关节边缘骨赘形成，滑膜增生，关节囊挛缩、肌肉萎缩无力等。根据病因可分为原发性 OA 和继发性 OA。前者是指原因不明的 OA，与遗传和体质因素有一定关系，多见于中老年人；后者是指继发于关节外伤、先天性或遗传性疾病、内分泌及代谢病、炎性关节病、地方性关节病、其他骨关节病等。

中医对本病早有认识，历代医家的临床经验和有关文献论述相当丰富，属于中医"痹证""痹病"的范畴，一般认为属于五体痹（筋、脉、骨、肌、皮痹）中的"骨痹"范畴。凡由于正气虚弱，六淫之邪侵扰人体筋骨关节，痹阻经脉气血，出现肢体沉重、关节剧痛，甚至发生肢体拘挛蜷曲，或僵直畸形者，谓之骨痹。

有关骨痹的论述，始见于《黄帝内经》。《素问·痹论》中说：

"风寒湿三气杂至，合而为痹也……以冬遇此者，为骨痹……痹在于骨则重……骨痹不已，复感于邪，内舍于肾。"《素问·长刺节论》曰："病在骨，骨重不可举，骨髓酸痛，寒气至，名曰骨痹。"《金匮要略》中虽无骨痹病名，但在《金匮要略·中风历节病脉证并治》中所论述的"盛人脉涩小，短气，自汗出，历节疼，不可屈伸……"与骨痹亦颇相似。"病历节不可屈伸，疼痛，乌头汤主之。"（《金匮要略·中风历节病脉证并治》）本条所论为寒湿留滞于关节，经脉痹阻不通，气血运行不畅，故关节剧烈疼痛，不能屈伸，治以乌头汤温经散寒，除湿解痛。宋代《圣济总录》指出"肾脂不长，则髓涸而气不行，骨乃痹而其证内寒也"，指出肾虚内寒为其主要病因。《圣济总录》载有骨痹方6首，主要从肾虚及寒湿论治。《张氏医通》认为："骨痹者，即寒痹、痛痹也，其症痛苦攻心，四肢挛急，关节浮肿。"较详细地描述了本病的症状。林佩琴的《类证治裁》则强调了以补肾为主的治疗方法。近年来，随着中医对风湿病研究的不断深入，骨痹的论治亦被逐渐重视。

2. 临床表现

本病起病缓慢，早期症状为关节酸痛、僵硬及活动不便，晨起或久坐后起立尤为明显，经活动后即消失，但活动过多又觉不适，有时活动可有粗糙的关节摩擦音。本病常累及负重关节和多动关节，如膝、髋、腰椎、颈椎、手指远端指间关节、跖趾关节等，不同部位 OA 有其各自的特点。

（1）手关节。

好发于远端指间关节，近端指间关节也常累及。关节伸侧可出现骨性膨大，常见临床表现为手指关节轻度肿胀、疼痛和晨僵。晚期可出现关节肿大、畸形和活动受限，常误诊为类风湿关节炎。第一腕掌关节受累时，其基底部的骨质增生可出现方形手。

（2）膝关节。

累及膝关节最常见，发病率最高。早期主要症状是活动时膝关节痛，或晨僵感，关节活动时有骨摩擦音，上下台阶困难。晚期严重时可出现膝内翻或膝外翻畸形，平路行走困难。有些患者可出现关节积液，或腘窝囊肿。

（3）髋关节。

男性髋关节受累多于女性，单侧多于双侧。早期疼痛呈间断性的隐痛、钝痛，一般为臀部及大腿根部的疼痛，多在关节开始活动时出现，活动后疼痛可自行消失，长时间活动关节时疼痛又出现。随病情发展可呈持续性疼痛。髋关节活动受限可出现在髋关节内、外旋转和外展活动时，可引起行走步态的异常。

（4）腰椎。

多表现为间歇性腰背酸痛，晨起时明显，稍活动后反而减轻，劳累后及夜间腰痛加重，甚至不敢翻身。腰椎生理前凸变小或消失，腰椎活动可受限，一般无强直。当骨赘压迫神经根时，可出现患侧肢体的放射性疼痛，或出现坐骨神经痛、肢体麻木。

3. 病因病机

本病病因病机可概括为正虚和邪实两方面。正虚是发病的内在基础，邪实则为发病的主要因素。正虚主要为肝肾亏虚，筋骨失养。邪实包括风寒湿邪侵袭、湿热蕴结及痰浊瘀血。正虚则风寒湿邪乘虚侵袭，关节经络痹阻不通，引起关节疼痛、肿胀。肥人关节疼痛又与痰浊流注、湿热内蕴相关。外伤，或久劳积损，或外邪痹阻，瘀血形成，留滞关节，痹阻经络也是 OA 的病因病机之一。

（1）外感风寒湿邪。

"风寒湿三气杂至，合而为痹也……以冬遇此者，为骨痹。"（《素问·痹论》）由于年老体弱，气血不足，卫外不固，腠理不密，易感外邪。或饮酒当风，或露宿乘凉，或水湿浸渍，或淋雨远行，或嗜食肥甘厚味等，风寒湿邪乘虚而入，客于肢体、关节，导致关节经络气血运行不畅，可引起颈项僵痛、肢体麻木、腰膝疼痛等。外邪之中以寒湿为主。由于寒主收引，容易造成筋脉挛急、关节疼痛、屈伸不利。湿邪重浊黏腻，容易造成肢体酸胀沉重感。寒湿易兼夹风邪，风为百病之长，可以引寒湿之邪入侵，风寒湿闭阻经络，气不能贯通，血不能畅行，导致肢体关节邪瘀痹阻之证，发为本病。

（2）湿热蕴结。

由于暑湿、热毒更易直中肌肤，伤及筋骨，腐蚀关节，造成骨关节肿胀、灼热、疼痛，甚或骨关节变形、废用而发为本病。或因患者素体阳盛，内有蕴热，感邪诱发，或寒邪郁久从阳化热。正如《金匮翼》中所说："脏腑经络先有蓄热，而遇风寒湿气客之。热为寒郁，气不得伸，久则寒亦化热，则群痹熻然而闷也。"热与湿合，湿热互结可以发为骨痹。湿热蕴结日久，或化生毒邪，腐蚀筋骨关节，可致关节废用残疾，正如《杂病源流犀烛》指出："脏腑积热，湿热内生，蕴结为毒。"

（3）肝肾亏虚。

肾藏精，主骨生髓，髓生骨中。肾精充足，则骨髓充满，骨骼强健。肝藏血主筋，肝血足则筋脉强劲，束骨而利关节。"肝肾同源""精血互生"，若因先天禀赋不足，或年高体衰，可造成肝肾虚衰，筋骨失养。人过半百，肝肾渐亏，精血不足，肾虚不能主骨，肝虚无以养筋，致使筋骨失养，是本病发生的内在基础。如因邪气乘虚而入，闭阻经络，气血运行不畅，津液郁滞，导致关节肿大，关节受损，活动受限，逐渐变形，筋挛骨痛，肢节废用而发为骨痹。

（4）痰浊瘀血。

饮食不节，损伤脾胃，脾虚则内生痰湿，或因外感湿邪，聚湿生痰，痰湿流注关节、经络，气血不得通畅，瘀血内生，痰瘀搏结，渐使关节肿胀，屈伸不利而发为骨痹。

由于瞬时暴力，包括扭伤、挫伤、撞击、跌仆等，或者长期慢性劳损、姿势不良、特定状态的持续肌肉紧张等。当这些外力作用关节筋骨以后可以引起受力局部发生气血逆乱，严重的可导致筋骨损伤，血液不循常道而溢于脉外，形成瘀血凝滞，经络痹阻，必然引起关节结构的损伤，失去滋养，久而久之，则出现关节退行性病变，发为骨痹。

4. 辨证论治

（1）寒湿阻络证。

证候：脊柱或四肢关节冷痛，固定不移，疼痛剧烈，畏风寒，或阴雨天加重，肢体酸胀沉重，或关节肿胀，屈伸不利，昼轻夜剧，舌质淡红，苔薄白，或白腻，脉弦紧。

治法：祛寒除湿，活血通络。

方药：乌头汤（《金匮要略》）加减。

制川乌3g（或用10g熟附片，先煎），麻黄10g，白芍10g，生黄芪30g，桂枝10g，威灵仙15g，鹿衔草15 g，白术15g，炙甘草5g，细辛3g，独活10g，全蝎6g，土鳖虫10g。

分析：此证多见于骨痹初期，病邪以寒湿为主。本证多因营卫不和，气血失调，风寒湿邪杂至痹阻而成骨痹。寒为阴邪，《素问·痹论》："痛者寒气多也，有寒故痛也。""其寒者，阳气少，阴气多，与病相益故寒也。"寒性凝滞收引，经脉气血为邪所闭，故疼痛固定剧烈，筋腱拘挛则屈伸不利。湿性黏滞，故肢体酸胀沉重。寒湿同为阴邪，同气相求，故昼轻夜重，阴雨天加重。卫阳不固，风寒入侵，故畏风寒。舌、脉均为寒湿阻络证候。

方中附片大辛大热，祛寒除湿，温阳散寒，作用强峻，配麻黄发散风寒以助温阳散寒止痛，为君药。白术健脾益气、燥湿利水。《神农本草经》记载白术尚有治风寒湿痹和止汗的功能。《名医别录》"除皮间风水结肿"，可知白术既治里湿又治表湿，且与麻黄配伍能起到监制作用，使麻黄发汗不易太过。桂枝以祛在表的风邪，横行手臂，助附片温经助阳以除在经之寒湿。威灵仙祛风除湿，通络止痛，《本草图解》"搜逐诸风，宣通五脏，消痰水，破坚积"，通行十二经脉。鹿衔草祛风除湿，舒筋活络，补益肝肾。细辛配独活能入肾经，搜肾经伏风使之外出，发散阴经风寒，散利筋骨风湿，且能止痛，共为臣药。全蝎、土鳖虫，祛风通络，化瘀散结，舒筋止痛，以除痰瘀互结之候，白芍养血，黄芪益气，使气血充足调畅，为"祛邪先扶正"，共为佐药。甘草调和诸药，解毒和中为使药。合方共奏温经散寒，通络止痛之功。

加减：若关节肿胀有积液者，加白芥子15g，配桂枝温通经脉、散结消肿；上肢痛甚者，加片姜黄15g；下肢痛甚者，加独活、川牛膝、木瓜各15g；关节疼痛者、屈伸不利者，加伸筋草、千年健、透骨草各15g；颈项强痛者，加羌活、葛根各10g，疏风解肌以缓解肌肉痉挛；腰背痛者，加蜈蚣2条，地龙、僵蚕各10g，以通利经络、化痰散结、祛风解痉。

中成药：痹证2号（经验方，院内制剂）、寒湿痹冲剂等，可配合化瘀消痹胶囊（经验方，院内制剂）。

（2）湿热蕴结证。

证候：关节灼热疼痛，关节红肿，屈伸不利，或有关节腔积液、下肢浮肿，口苦黏腻，舌质红，苔黄腻，脉滑数。

治法：清热祛湿，活血通络。

方药：四妙丸（《成方便读》）加味。

苍术15g，炒黄柏10g，川牛膝10g，薏苡仁20g，忍冬藤30g，连翘15g，桑枝10g，豨莶草10g，地龙20g，虎杖15g，秦艽10g，萆薢20g，威灵仙15g，防己10g，生黄芪20g，鸡血藤20g。

分析：外感暑湿热毒或内有蕴热，或风寒湿邪郁而化热。湿热毒邪灼伤筋脉关节，故关节灼热疼痛，肿胀，屈伸不利；湿热弥漫，故身热不扬；湿热熏蒸故汗出烦心，口苦黏腻；湿热流注故或有关节腔积液，腰膝酸困，下肢浮肿，小便黄赤。舌脉均为湿热之象。

方中苍术苦温燥湿，黄柏苦寒清热，二药合用具有清热燥湿之效，使湿祛热清为君药。薏苡仁渗湿除痹，豨莶草清热祛湿，强筋壮骨，秦艽风药中润剂，祛风湿，清虚热，萆薢善走下焦，利湿浊，祛风湿，防己祛风胜湿，利水消肿，通络止痛，威灵仙祛风除湿，通络消痰，软坚散结，善走肩臂，共为臣药。虎杖、忍冬藤、连翘清热解毒，消肿散结，通络止痛，地龙清热解痉，通络利水，黄芪、鸡血藤益气补血，以扶正祛邪，共为佐药。桑枝祛风通络，通利关节，善走上肢，引药上行，川牛膝活血祛瘀，善走下肢，引药下行，二者共为使药。诸药合用，祛湿清热，经络宣通，湿热痹自除。

加减：若关节肿胀有积液，加白芥子、地龙、红花各 10g，水蛭 6g，以清热利湿、化瘀逐痰、散结消肿；下肢浮肿，加车前草、赤小豆、豨莶草、千年健、络石藤、海风藤各 15g，泽泻 10g，土茯苓 20g，以强筋壮骨、通络止痛、舒利关节。

中成药：痹证 1 号（经验方，院内制剂）、湿热痹胶囊、四妙丸等，可配合化瘀消痹胶囊（经验方，院内制剂）。

（3）肝肾亏虚证。

证候：关节僵硬，拘紧疼痛，腰膝酸软或骨蒸潮热，自汗或盗汗，舌尖红苔白少津，脉沉细或细数。

治法：补益肝肾，活血通络。

方药：独活寄生汤（《备急千金要方》）加减。

独活 15g，桑寄生 10g，杜仲 15g，怀牛膝 15g，秦艽 10g，防风 10g，细辛 3g，当归 10g，熟地 20g，白芍 10g，党参 15g，茯苓 15g，炙甘草 6g，川芎 10g，肉桂 6g，鸡血藤 20g。

分析：先天禀赋不足或年老天癸将绝，腰为肾之府，肾连督脉。《素问·骨空论》曰："督脉……贯脊属肾……挟脊抵腰中。"督脉之阳有赖于肾阳之温煦，督脉之经有赖于肾阴之濡养。由于肾气亏虚，肾精不足，则督脉空疏，故"督脉为病，脊强而反折"，由于肾虚不能灌溉腰府督脉，故颈项腰背拘紧而痛。腰股之间亦为经筋会集之处，又肝肾同源，肾虚则肝阴肝血亦亏，肝主筋，筋脉失养不能束骨而利关节，"膝为筋之府"，故膝关节拘紧而作痛、腰膝酸软。肝肾阴虚，阴虚生内热，故或可出现骨蒸潮热，自汗盗汗等症。

方中以独活辛温发散，善搜少阴经风邪，且能祛湿，治疗痹痛为君药。桑寄生、杜仲、牛膝益肝肾，强筋骨，共为臣药。秦艽、防风祛风湿，止痹痛，细辛发散阴经风寒，搜利筋骨风湿，且能止痛，以当归、鸡血藤、地黄、芍药养血和血，人参、茯苓、甘草补气健脾，扶助正气，共为佐药。更以川芎、桂心温通血脉，行气活血并助祛风为使药。诸药协同使用外邪得散，气血得和，肝肾得补，扶正祛邪，标本同治。

加减：若有骨蒸潮热、自汗盗汗、腰髋灼痛者，加生地、枸杞子、女贞子、知母、炒黄柏各15g；四肢关节肿痛、拘紧较重者，加全蝎、水蛭各10g，以散结通络，解痉止痛；脊柱关节僵硬拘紧疼痛者，加蜈蚣2条，僵蚕、骨碎补、狗脊各15g，以化瘀散结、止痛解痉，增强补益肝肾、强筋壮骨之力。

中成药：痹证5号（经验方，院内制剂）、骨质糖浆（院内制剂），可配合化瘀消痹胶囊（经验方，院内制剂）。

（4）痰瘀互结证。

证候：关节疼痛迁延日久，痛如锥刺，固定不移，关节僵硬或变形，屈伸或转动不利，关节肿胀或有积液，肢体顽麻，舌质紫暗或有瘀斑，舌苔白腻，脉象沉细或涩。

治法：活血行瘀，化痰通络。

方药：身痛逐瘀汤（《医林改错》）合二陈汤（《太平惠民和剂局方》）加减。

桃仁15g，红花10g，川芎15g，当归10g，没药15g，五灵脂15g，地龙20g，制香附10g，羌活10g，秦艽10g，川牛膝10g，半夏9g，陈皮15g，茯苓15g，甘草6g。

分析：骨痹迁延日久，气血损耗，气虚则血行迟缓，瘀血乃生；脾虚不运，湿聚生痰，痰瘀互结，凝聚于关节，故关节肿大，或关节腔有积液，难以屈伸，动则痛剧。日久病深，内伤于肾，肾虚则骨髓空虚，故骨质疏松、关节腐蚀骨骺弛缓，故关节变形。更由于气血亏虚，痰瘀痹阻经隧，气血难以布达四末而出现四肢麻木，血虚生风，而出现双手震颤或抽动。由于气血大亏脉多沉细而弱，或因血瘀而涩，舌脉象为痰瘀痹阻之象。

方中桃仁、红花、川芎、当归活血化瘀；二陈汤以燥湿化痰；没药、五灵脂、地龙、制香附祛瘀通络，理气活血；秦艽、羌活则祛风湿、通经络、利关节，止痹痛，羌活又善治上半身筋骨关节病变；牛膝可活血通络，引血下行，使瘀血去，新血生，并能补益肝肾，强筋健骨，甘草调和诸药而守中宫。全方共奏活血行气、祛瘀通络、通痹止痛之功。

加减：两方合用治骨痹日久不愈，痰瘀互结，疼痛不已者，可酌加威灵仙、透骨草、白芥子各15g，土鳖虫、全蝎各10g，水蛭6g等，以加强活血化瘀、祛痰通络之功。

中成药：化瘀消痹胶囊（经验方，院内制剂）、瘀血痹片，可配合痹证5号（经验方，院内制剂）。

5. 临床体会

综上所述，骨关节炎由于先天不足或年高衰老而肾精亏虚，肝血不足，脾气虚弱等致使筋骨失养，筋骨不坚，不能束骨而利关节。或外力所伤，或长期劳损，致使瘀血内阻。或外邪乘虚侵袭，经络痹阻。或肥人风湿与痰饮互结，流注经络，造成肢体沉重、关节剧痛，甚至发生肢体拘挛蜷缩、僵硬畸形而为骨痹。临床常见风、寒、湿、热、痰、瘀同时并存，仅有主次而已。邪实正虚往往交杂兼并为患，难以截然分开。治疗本病首要着重调整机能，以增强抗病能力，本着"肾主骨，生髓，髓充则骨健，治肾亦即治骨"的理论。所以采用补肝肾、强筋骨以治本，祛风散寒除湿，通经络，清利湿热，祛痰化瘀以治其标。

6. 调护

（1）休息与保护关节功能。

要避免会引起生理性负荷过重，或创伤的体力活动。尽可能减少各种负重活动，如爬楼梯、爬山，长时间行走或站立等，要纠正不良的姿势和体位。当发生严重的髋、膝、踝等关节和跟骨病变时应扶拐杖或持手杖行走。针灸、拔火罐以及任何形式的局部热疗和理疗结合运动锻炼都有对症治疗的效果。

（2）注意精神心理护理。

患者应减轻精神负担，消除恐惧感，家属积极配合。

（3）饮食护理。

一般进高蛋白、高热量、易消化的食物，少食辛辣刺激、生冷及油腻食物。宜多食牛奶、鸡蛋、蔬菜等。

（4）合理补钙。

总之，患病要到专科医院找专科医生，给予及时合理治疗。

第四节　骨质疏松症

1. 概述

骨质疏松症（osteoporosis，OP）是由多种因素所致的骨量低下，骨微结构破坏，导致骨脆性增加，容易发生骨折为主要特征的一种全身性骨病。骨质疏松症可分为原发性及继发性两大类：原发性OP，病因不明，分为绝经后骨质疏松症（Ⅰ型）、老年骨质疏松症（Ⅱ型）和特发性骨质疏松症（包括青少年型）3类。绝经后骨质疏松症一般发生在妇女绝经后5~10年内；老年骨质疏松症一般指老年人70岁后发生的OP；特发性骨质疏松症主要发生在青少年，病因尚不明。继发性OP，病因较多，由任何影响骨代谢的疾病和（或）药物导致的OP。如多种慢性病（肾衰竭、钙吸收不良综合征）和各种药物（长期应用高盐饮食及抗癫痫药、含铝的抗酸剂，长期应用糖皮质激素等）所致的骨质疏松症。

中医古医籍中无"骨质疏松症"这一病名，根据其病因病机和临床表现，它与中医医籍记载的疾病"骨枯""骨极""骨痹""骨痿""骨蚀"等极为相似，其中定性、定位较明确的当属"骨痿"。

本病常见症为腰脊不能伸举（驼背），下肢痿弱。《素问·痿论》曰："肾气热，则腰脊不举，骨枯而髓减，发为骨痿。"又说："有远行劳倦，逢大热而渴，渴则阳气内伐，内伐则热舍于肾。肾者水脏也，今水不胜火，则骨枯而髓虚，故足不任身，发为骨痿。"故《下经》曰："骨痿者，生于大热也。"骨痿是因水不胜火，以致骨枯髓虚，而成痿。《金匮要略·中风历节病脉证并治》记载："味酸则伤筋，筋伤则缓，名曰泄；咸则伤骨，骨伤则痿，名曰枯。"仲景以过食酸咸之味损伤肝肾之语，提示骨痿的病因病机和病位与肝肾相关。《张氏医通》又提出骨痿的治疗方药："骨痿不能起于床者，用金刚丸治疗。"

从以上先贤的阐述可以看出，骨痿的临床表现有腰脊不举（驼背），足不任身（肢体无力）。病机为骨髓失充，病位在肾，是因肾阴虚生内热（肾气热）而导致，提示治疗宜从肾着手。现代中医研究骨质疏松症（骨痿），几乎都是从肾入手，并取得了一定的成就。古典医籍文献中未把骨痿从痿病中分出，与西医把骨质疏松症也列入风湿病范畴的思路是一致的。

2. 病因病机

骨质疏松症病因病机主要在于肝、脾、肾亏虚，气虚血瘀，湿邪凝聚，或湿热内蕴，骨失所养，经脉运行不畅所致。

（1）肝肾亏虚。

先天禀赋不足或后天失养，加之年老体衰，脏腑脆弱，肾阳亏虚，寒邪凝滞，经脉痹阻。肾虚日久不能主骨生髓，骨失髓养。肝藏血，肾藏精，肝肾阴虚，精血不能濡养筋骨。肝肾亏虚是导致本病的主要因素。

（2）脾失健运。

后天调养失调，脾运失职，化源匮乏，无以生髓养骨。

（3）气虚血瘀。

肾气不足，脾气虚弱，气虚则无力推动血液的运行，瘀血痹阻，阻滞脉络，骨失所养，发为骨痿。

（4）湿邪凝聚。

久居湿地，湿邪凝聚或湿热内蕴，浸淫肢体筋脉，气血阻滞，筋骨失养，日久而致骨痿。

由此可见，骨痿总属本虚标实，本虚为主，并非纯属于虚，不可忽视湿邪和瘀血的一面，但是在正虚的基础上产生的，有着不可分割的关联性。

3. 诊断与鉴别诊断

1）诊断要点

诊断骨痿应根据病人的性别、年龄、形体及临床症状等进行综合考虑，有下列情况者要首先考虑本病：

（1）年龄多为中老年人，女性多于男性。

（2）相当一部分患者有骨折病史。

（3）若因其他疾病并发骨痿者，多可找到原发病。

（4）女性"七七"之年后常有下肢抽筋、骨痛者。

（5）骨痛、抽筋、身长缩短、驼背明显者。

西医骨质疏松症诊断应以骨密度低下为依据，须鉴别是原发性骨质疏松症，还是继发性骨质疏松症。可参考年龄、病史、骨折和实验室检查等综合因素。

2）鉴别诊断

本病宜与以下疾病作鉴别：

（1）痿证。其表现为肢体痿软不用，肌肉萎缩，无骨骼改变的症状和体征，无明显的骨痛，无抽筋。

（2）痉病。是因神明受扰、筋脉拘急挛缩而引起的急性危重症，临床表现为颈项强急，四肢抽搐，甚则口噤戴眼，角弓反张等。

（3）转筋。是筋脉牵掣引起的手足拘急，不得屈伸，甚则牵引腹部拘急疼痛的一种病证。若是暴吐暴泄后的转筋谓之霍乱转筋，属重症危症，需及时抢救。

（4）痹证。主要表现为四肢关节疼痛，或关节有明显的红肿热痛，或表现为全身性、广泛的肌肉疼痛，有时亦出现腰背疼痛。

4. 辨证论治

本病病变在肝、脾、肾，性质属虚证，病理以肾虚、精血不足为主。但不是纯属虚证也兼有血瘀、湿邪凝聚、湿热内蕴。临床分型以肝肾两虚证为主，兼有阴虚火旺、气虚血瘀、脾肾阳虚等证。治疗以滋补肝肾、温阳健脾为主。

证候：起病缓慢，腰背部疼痛或驼背，或骨折，或骨痛，足跟痛。或腰膝酸软，不能久立。或肢体麻木，筋脉拘急，或筋惕肉瞤，头晕目眩，耳鸣，目干畏光，视物不清。舌质红，白苔或少苔，脉弦细或细数。

分析："肾者，主蛰封藏之本，精之处也，其华在发，其充在骨……"就是肾主骨，藏精，精生髓。肾虚则骨枯、髓减，骨失所养变脆易骨折。腰为肾之府，则腰背疼痛，"腰脊不举"（驼背、身长缩短），"足不能任身"（腰膝酸软，不能久立）。"肝者，罢（疲）极之本，魂之居也，其华在爪，其充在筋，以生血气……"也就是肝藏血，主筋，爪为筋之余。肝肾同源，肝肾两虚，精血不能上充于脑或阴虚阳亢，则出现头晕目眩、耳鸣、目干畏光、视物不清等症。

治法：滋补肝肾，温阳健脾。

方药：无比薯蓣丸（《备急千金要方》）加减。

山药 20g，熟地 20g，山萸肉 15g，茯苓 20g，泽泻 10g，杜仲 15g，怀牛膝 15g，五味子 15g，菟丝子 15g，肉苁蓉 15g，巴戟天 10g，赤石脂 10g，骨碎补 15g，补骨脂 15g，枸杞子 20g，千年健 10g。

方解：方中山药、熟地、山萸肉，滋补肝肾兼补脾胃为君药。杜仲、五味子、菟丝子、枸杞子增强滋补肝肾，肉苁蓉、巴戟天、赤石脂、骨碎补、补骨脂温补肾阳、添精补髓，千年健补肝肾、强筋骨，主治腰酸脚软，拘挛麻木，共为臣药。茯苓健脾和中、宁心安神，协助山药有健脾益肾的功能，泽泻利尿，渗湿，泄热，利水而不伤阴，在此方中以防熟地的滋腻和温补肾阳药物的太过，共为佐药。牛膝既有补肝肾、强筋骨的作用，又有引药下行的作用，为使药。诸药合用，全方共奏滋补肝肾、温阳健脾之功。加减如下：

（1）兼阴虚火旺证。证候兼见急躁易怒，五心烦热，失眠多梦，面部烘热而汗出，潮热盗汗，头晕目眩，口干舌燥，舌红或绛，少苔或无苔，脉弦细或细数。

分析：若因肝失调达，情志不遂，气郁化火，火盛伤阴，阴虚火旺，出现阴虚火旺诸证。主方酌加知母15g，黄柏15g，栀子6g，郁金15g，石决明20g，钩藤6g，菊花15g，生龙骨15g，生牡蛎15g，以滋阴降火、平肝明目。

（2）兼肾虚寒凝证。可兼见腰背冷痛，畏寒喜暖，遇寒加重，舌淡苔白或白腻，脉弱细或沉细。

分析：腰为肾之府，督脉行于脊中，肾阳不足，失其温煦，寒邪凝滞，经脉痹阻而出现上述症状。主方酌加肉桂10g，熟附片10g，细辛3g，仙茅10g，淫羊藿10g，以温补肾阳祛寒活络，去赤石脂（因与肉桂相畏）。

（3）兼脾胃虚弱证。可兼见食少便溏，面白无华，下肢无力，四肢不温。舌淡苔薄白，脉细。

分析：脾气虚弱，脾运失健，生化无源。"脾者，仓廪之本，荣之居也。其华在唇四白，其充在肌……"脾为后天之本，脾主四肢，故出现上述症状。在主方基础上酌加党参15g，炙黄芪30g，白术15g，炙甘草6g，升麻6g，柴胡10g，重用山药和茯苓，健脾和胃，升举清阳。

（4）兼气虚血瘀证。可兼见四肢痿软，麻木不仁，口唇青紫，四肢青筋暴露，有压痛点，舌淡有瘀斑或瘀点，脉涩或沉细。

分析：气虚无力推动血行，"气为血之帅，血为气之母"，血液的运行靠气的推动。因此，气虚可致血的运行受阻而变生瘀血，瘀血内停，阻滞脉络，故出现上述症状。主方酌加党参30g，炙黄芪30g，以补益元气；酌加鸡血藤30g，当归10g，川芎15g，土鳖虫10g，红花10g，透骨草15g，活血养血，通经活络。

（5）兼湿热证。可兼见腰背酸痛，肢体沉重，喜凉怕热，身重面黄，胸脘痞闷，舌质红，苔黄腻，脉滑数或濡数。

分析：由于久居湿地，湿热蕴于四肢，浸淫筋脉，气血阻滞，故出现上述症状。正如《脾胃论》所说"此湿热成痿，令人骨乏无力"。主方酌加苍术 15g，生薏苡仁 20g，炒黄柏 15g，川牛膝 15g，萆薢 15g，木瓜 15g 等清热祛湿之品。

5. 预后

轻度或中度骨质疏松症，如果注意调护，重视防治，不发生椎体塌陷及压缩性骨折或其他部位骨折，一般预后良好；如发生骨折则给患者造成的痛苦最大，有的严重限制患者的活动，或长期卧床不起，甚至缩短寿命，预后不良。

6. 临床体会

骨质疏松症（骨痿），不仅是一个医疗问题，也是一个严重的社会问题，西医对本病的病因尚不明了，已确定为各种因素综合作用的结果。其发生和发展很大程度上取决于遗传因素、后天环境因素的影响（20% ~ 30%），骨吸收增加，肠钙吸收障碍，降钙素分泌减少，骨形成降低，并对破骨细胞的抑制减弱，造成骨量丢失。女性从绝经期开始出现骨量丢失，与雌性激素衰竭有关。雌激素用于骨质疏松症在西方已广泛应用，并且尼尔雌醇作为抗骨质疏松药物普遍应用于临床，动物实验证明有肯定疗效。

许多学者根据中医理论对骨痿实质、肾虚与骨质疏松症的关系开展临床或实验研究，均认为肾虚在骨质疏松症的发病中起主导作用。近年来，中医药在防治骨质疏松症方面开始重视在补肾的基础上健脾养胃补益气血。实验证明，健脾方药与补肾方药在防治老年骨质疏松症中具有协同作用，二者合用效果显著。如独活寄生汤、无比薯蓣丸等。

又有许多学者，近年来注意到肝虚、肝郁与骨质疏松症有密切关系。因为肝藏血，肾藏精，肝肾同源，精血互生。有的学者研究发现绝经前后的许多妇女有明显的肝虚、肝郁症状。因"女子以肝为本"。

血瘀与骨质疏松症的发生关系密切，这是近年来国内外医学界对骨质疏松症病因病机研究的又一热点。人到中年以后脏腑逐渐亏虚，精血虚少，天癸竭，气血运行缓慢留滞为瘀血。血瘀是老年阶段多种疾病发生的一个重要因素。有的学者认为西医学中关于骨质疏松症发病机理学说（如雌激素、钙代谢失调、微损伤、衰老、细胞因素等学说），经过科学实验发现与中医学血瘀学说导致骨质疏松症的病机相吻合。从中医学角度看，血瘀在骨质疏松症的发生发展中起关键作用。治疗多在补肾、健脾或补益气血或补肝舒肝等基础上兼用活血化瘀法。

关于辨证分型的研究，目前无统一的分型，查阅文献，归纳发现分型相对集中，依次是肾虚（肾阴虚、肾阳虚、阴阳两虚）、脾虚、脾肾两虚、气血亏虚、肝肾阴虚、气滞血瘀等证型，多采用辨病与辨证相结合进行治疗。

综上所述，认为本病病位在肝、脾、肾，性质属虚证，病理以肾虚，精血不足为主。但是不单纯属虚证也兼夹有血瘀、湿浊和湿热等证。因此，临床上我们多以补益肝肾、温阳健脾为主，临证加减，治疗骨痿取得良好效果。

7. 调护

（1）合理的膳食营养，适当增加含有蛋白质、钙、磷、维生素C及许多微量元素的食物。

（2）日光浴防治法，适当晒太阳是一种免费的有效措施，每日户外日晒不少于30min，仅暴露头、颈、前臂、下肢即可。

（3）注意锻炼要适度，走路注意安全，避免脆性骨折。

（4）积极医治慢性疾病，慎用或少用或不用可导致骨质疏松的药物。

（5）保持良好的心态，消除烦躁情绪，家人的关爱非常重要。

第五节　原发性干燥综合证

1. 概述

干燥综合征（sjogren's syndrome，SS）又称自身免疫性外分泌腺体病，它是一种全身性慢性炎症性自身免疫疾病，侵犯外分泌腺体，尤以淋巴细胞和浆细胞浸润泪腺和大小唾液腺引起这些腺体的分泌减少为其特点，形成干燥性角膜、结膜炎和口腔干燥症，也可累及其他器官，造成多种多样的临床表现。本病可单独存在，称为原发性干燥综合征，也可以继发于其他自身免疫疾病，称为继发性干燥综合征。此病可全球性发病，90%患者为女性，发病年龄高峰为40～50岁。发病情况国内外报道不一，国内发病率0.29%～0.77%。本病病程长，预后一般良好，可伴随假性淋巴瘤、淋巴样恶性肿瘤、自身免疫性肝炎及自身免疫性胆管炎。SS患病率居结缔组织病首位。

干燥综合征在中医古典医籍中无相似的病名记载，但其复杂的临床表现在许多古典医籍中有类似描述。无论其原发者或继发者，因其往往伴发许多脏腑病变，故很难明确其属于某一病证。中华中医药学会风湿病分会根据大多数人的看法宜归属"燥痹"范畴。燥痹，是由燥邪（外燥、内燥）损伤气血津液而致阴津耗损、气血亏虚，使肢体筋脉失养，瘀血痹阻，痰凝结聚，脉络不通，导致肢体疼痛，甚则肌肤枯涩，脏腑损害的病证。"燥痹"之病名是国医大师路志正提出的。历代古籍中虽无燥痹病名，但与本病相关的论述，可散见于各医著中。《素问·阴阳应象大论》有"燥胜则干"的记载。金代刘完素在《素问玄机原病式》中有"诸涩枯涸，干劲皴揭，皆属于燥"的论述，进一步提示了燥痹的病机关键。在治疗方面，《素问·至真要大论》提出"燥者濡之"的治疗总则。明代张景岳提出："燥盛则伤阴，因之治疗当以养营补阴为主。然如秋令太过，金气盛而风从之伤人肌表者，又当投轻扬温散之剂，此燥由阴生之故。"（《景岳全书·杂证谟》）正如他又进一步阐释道："盖燥盛则阴虚，阴虚则血少。所以或为牵引，或为拘急，或为皮肤风消，或为脏腑干结，此燥从阳化，营气不足而伤乎内者也，治当以养营补阴为主。若燥秋令太过，金气胜而风从之，则肺先受病，此伤风之属也。盖风寒外束，气应皮毛，故或为身热无汗，或为咳嗽喘满，或鼻塞声哑，或咽喉干燥。此燥以阴生，卫气受邪而伤乎表者也。治当以轻扬温散之剂，暖肺去寒为主。"（《景岳全书·杂证谟》）

2. 临床表现

1）局部表现

（1）口干燥症：因涎腺病变导致唾液的分泌减少而引起以下症状：70%～80%的患者有口干，重者讲话时频繁饮水，进食固体食物需用水送下。50%以上患者有猖獗性龋齿，即多个难以控制的龋齿，表现为牙齿变黑，片状脱落，最终只留残根。40%患者可出现腮腺和（或）颌下腺一过性或慢性、复发性一侧或双侧肿大，发作时可有疼痛及压痛。舌受累时可表现为舌痛，舌面干、裂，舌乳头萎缩而光滑。

（2）眼干燥症：即干燥性角结膜炎，因泪腺分泌的黏蛋白减少导致眼干涩、异物感、泪少、怕光、眼疲劳、视力下降，严重者痛哭无泪。

（3）其他外分泌腺分泌减少，可引起相应部位的干燥表现，如鼻、咽、喉、气管、支气管、消化道、阴道和皮肤的干燥。

2）系统表现

除口眼干燥等局部表现外，患者还可出现全身症状如乏力、发热，约有70%的患者出现系统损害。

（1）皮肤：①过敏性紫癜样皮疹，为高蛋白血症引起的非血小板减少性紫癜，多为下肢的米粒大小的出血性皮疹，自行消退后留有色素沉着，见于1/3的患者。②结节红斑，仅见于少数患者。③

雷诺氏现象，多不严重，一般不引起指端溃疡和组织萎缩。

（2）关节肌肉：多数患者有关节疼痛，仅小部分表现有关节肿胀，但多不严重，且呈一过性，一般无关节结构的破坏。仅少数出现肌痛、肌无力表现，但肌酶谱正常。

（3）消化系统：胃肠道可以因其黏膜层的外分泌腺体病变而出现萎缩性胃炎、胃酸减少、消化不良等非特异性症状。约20%患者有肝脏损害，特别是部分患者合并自身免疫性肝炎或原发性胆汁性肝硬化。慢性胰腺炎亦非罕见。

（4）肾脏：国内报道有30%～50%患者有肾损害，主要累及远端肾小管，表现为因I型肾小管酸中毒而引起的低血钾性肌肉麻痹，严重者出现肾钙化、肾结石及软骨病。临床表现为四肢肌肉无力，严重者翻身困难甚至呼吸运动受限，静脉补钾后上述症状可迅速缓解。肾性尿崩，远端肾小管受损，对抗利尿激素的反应性降低，不能正常吸收水分，表现为多尿，尿量大于3000ml/d。肾性软骨病，代谢性酸中毒时骨钙离子入血，引起骨质疏松，骨皮质密度下降，表现为全身酸痛及病理性骨折。泌尿系统结石，钙离子在尿液内浓度高，易形成结石。亚临床肾小管酸中毒，临床无肾小管酸中毒的表现，而氯化铵实验异常。

（5）神经系统：多为血管炎或小血管阻塞，造成相应部位的神经损害和相应的临床表现，其周围神经病变较中枢神经病变多见，发生率5%。

（6）肺：大部分患者无呼吸道症状。轻度受累者出现干咳，重者出现气短。肺部的主要病理为间质性病变，部分出现弥漫性肺间质纤维化。少数人可因此导致呼吸功能衰竭而死亡。

（7）血液系统：本病可出现白细胞减少或（和）血小板减少，血小板低下严重者可伴出血现象。本病淋巴肿瘤的发生率约为健康人群的44倍。

3. **辅助检查**

（1）血常规检查：轻度正细胞正色素性贫血常见，1/3患者血细胞和血小板减少，轻度嗜酸细胞增多。

（2）血沉：90%患者血沉增快。

（3）血清免疫学检查：ANA 阳性（50%），抗 SSA 抗体阳性（70%），抗 SSB 抗体阳性（40%），抗 ds－DNA 抗体阳性和抗 RNP 抗体阳性可出现，其中 SSA、SSB 为特异性抗体，SSB 抗体特异性最高，重组 Ro－52 抗原阳性，特异性较高。70%~80%患者 RF 为阳性，并且滴度较高。90%的患者有高球蛋白血症，为多克隆，以 IgG 最明显。如多克隆高球蛋白血症转为低球蛋白血症，或巨球蛋白血症往往提示恶性淋巴瘤的发生。25%的 SS 患者血清冷球蛋白阳性。补体多数正常，偶尔少数降低（一般发生在有血管炎的患者）。

4. 病因病机

干燥综合征起病于"燥""燥胜则干""诸涩枯涸，干劲皴揭，皆属于燥"。

（1）先天不足。本病多有先天禀赋不足，阴阳失调。或素体阴虚，津液亏少，或素体阳虚，不能化水，津液不得上承，均可导致阴津亏虚，清窍失养而发为本病。女子体阴而用阳，40 岁以上女子天癸渐竭，精血亏虚，阴液更加不足，多因阴虚内热而伤津耗液，导致口眼清窍失养，经脉气血痹阻而多发本病。

（2）后天因素。或为情志所伤，劳倦过度，或为久病失养，精血内夺，或为年高之人天癸将竭，或为误治失治，或过服辛温升散之剂，或亡血失精等，皆可导致阴津不足，正气耗损而发本病。

（3）六淫外邪。六淫中，风、暑、燥、火四邪为阳邪，阳热亢盛，则消灼津液。风寒伤人也能化热，风热伤人能化燥，热则耗液，燥则伤津。本病初起在经在表，络脉痹阻则关节肌肉疼痛，体表燥热则口眼干燥，病久入里则必损及脏腑。

本病的基本病机为素体虚弱，阴津亏虚。其病位在口、眼、鼻、咽等清窍，亦可累及全身，损及脏腑。本病性质总属本虚标实，肺、脾、肝、肾阴虚为主，火、热、燥、气为标。

5. 辨证论治

（1）燥邪犯肺证。

证候：口鼻干燥，干咳无痰，或痰少黏稠，难以咳出，常伴发热、咽痛、头痛、关节痛、周身不适、皮毛干燥、大便干结等。舌质红，苔薄黄而干，脉细数。

治法：清热润燥，宣肺布津。

方药：清燥救肺汤（《医门法律》）加减。

桑叶10g，生石膏30g，沙参20g，胡麻仁20g，阿胶10g，麦冬20g，杏仁10g，枇杷叶10g，生甘草6g，牛蒡子10g，桔梗10g，忍冬藤30g，连翘20g，秦艽10g，葛根10g，柴胡10g。

分析：本证又称燥气伤肺证，可见于单纯干燥综合征患者，病多发于春夏初秋季节，多由外感燥邪或感受风热之邪化燥伤阴所致。燥热伤肺，肺主一身之气，气阴两伤。咽喉为肺的门户，肺主皮毛，开窍于鼻，津伤鼻窍失调，皮毛无主则干燥，口鼻干燥，肺虚失其清肃润降，故干咳无痰，或痰少黏稠，难以咳出。外感燥邪或风热之邪，故咽痛、头痛。痹阻经络则关节疼痛、周身不爽。肺与大肠相表里，肺燥伤阴，不能肃降，津液亏乏不能润肠，故大便干结。舌脉均为燥热之症。方中桑叶轻宣肺燥，石膏清肺胃燥热以生津，以治致病之因，共为君药。麦冬、阿胶、胡麻仁滋阴润肺以治肺燥，同为臣药。杏仁、枇杷叶肃降肺气，润肠通便，牛蒡子、桔梗疏散风热，祛痰利咽，沙参清肺养阴，养胃生津，加入忍冬藤、连翘、秦艽、葛根、柴胡疏风清热、解毒散结、通络止痛药物以治头痛、咽痛、关节痛，均为佐药。甘草协调诸药为使药。诸药合用，清热润燥，宣肺布津，解毒散结，通络止痛。

加减：若口干多饮，酌加知母10g，寒水石15g，山药20g，天花粉15g等；痰黏咯吐不爽，酌加川贝母10g，前胡10g，海蛤粉10g等；大便干燥，酌加栝楼仁15g，胖大海15g等。

（2）阴虚内燥证。

证候：两目干涩，口燥咽干，皮肤干燥，五心烦热，头晕耳鸣，腰膝酸软，牙齿燥脆、色枯，少汗或无汗，男子遗精，女子阴道干涩，或月经不调，舌质红，少苔，脉弦细数。

治法：养阴润燥。

方药：麦味地黄丸(《医级》)合百合固金汤(《医方解集》)加减。

麦冬 10g，五味子 10g，熟地 15g，山萸肉 15g，山药 15g，丹皮 10g，茯苓 20g，元参 15g，百合 15g，川贝 10g，桔梗 10g，沙参 15g，青果 10g，白芍 15g。

分析：本证以本虚为主。无论是先天不足或是后天失养，或久病阴伤化燥均能引起阴虚内燥，肾为先天之本，内寄元阴元阳，温煦五脏之阳，滋养五脏之阴，若元阴不足，津亏液燥，精不生髓，脑海失营，骨骼失充，筋脉失养，冲任失调。五脏失养，燥伤肺阴，因肺主皮毛，开窍于鼻，津伤则鼻窍失养，皮毛无主则鼻干、皮毛干枯。燥甚伤阴，可致心阴不足，或五志化火，消烁心阴，或肝肾阴虚而及于心，使心阴不足，心君失养。舌为心之苗，津不上承则口干舌燥。脾阴不足，则不能为胃行其津液，脾主四肢，阴虚内热，热郁于四末则五心烦热。燥伤肝阴，阴虚化燥，肝阴被劫，或肾阴亏虚，木失滋养，内风时起则头晕、耳鸣。或肾精不足，脑海空疏，也可致头晕耳鸣。肝开窍于目，肝阴不足，津不上承，则两目干涩。肝藏血与冲脉相连，为月经所生之源，今燥伤肝阴，故女子月经不调、阴道干涩。男子阴精不足，阴损及阳，肾气不足，则固摄失职，或阴虚火旺，相火妄动，则遗精。舌脉均为阴虚内燥之症。方中麦味地黄丸是以六味地黄丸加麦冬、五味子，六味地黄丸是补阴的主要方剂，滋补肝肾为主，又能补脾阴是三阴并补之方。方中以熟地滋肾填精为君药。臣以山萸肉养肝、涩精，山药补脾固精，合君药即是"三补"；又用泽泻清泻肾火，并防熟地之滋腻，丹皮清泻肝火，并能制山萸肉之温，茯苓淡渗脾湿，助山药之健运，共为佐使药，这是"三泻"；佐助以麦冬、五味子，增强滋补肺肾之阴。加百合固金丸，以增强清肺养阴，生津润燥，利咽开音，养心安神，滋补肝肾的功效。其中百合清肺润燥，宁心安神，生地清热凉血，滋阴生津，沙参清肺养阴，养胃生津。元参滋养肾阴，桔梗、青果祛痰利咽开音，川贝母清肺化痰，兼有润肺，两方合用滋补肝肾，清肺养阴，宁心安神，生津润燥。

加减：若口燥咽干甚者，酌加芦根15g，乌梅15g；若双目干涩，视物模糊甚者，酌加菊花15g，石斛15g；阴虚内热，骨蒸潮热甚者，酌加地骨皮15g，白薇10g，鳖甲15g，知母12g；腰膝酸软，肢体麻木，筋脉拘急甚者，酌加枸杞子20g，木瓜20g，桑寄生20g，千年健10g，老鹳草15g，鸡血藤15g；女子阴道干涩，月经不调者，酌加旱莲草15g，首乌15g，女贞子15g，桑葚子10g，阿胶15g；男子遗精甚者，酌加肉苁蓉15g，菟丝子15g，潼蒺藜15g，冬虫夏草10g，淫羊藿10g。

中成药：麦味地黄丸、杞菊地黄丸、白芍总苷胶囊。

（3）气阴两虚证。

证候：两目干涩，口燥咽干，少气懒言，乏力无汗，皮肤干燥，大便秘结，舌红而瘦干，脉细数。

治法：益气养阴。

方药：麦味地黄丸（《医级》）合八珍汤（《正体类要》）加减。

麦冬15g，五味子15g，生地15g，熟地15g，山萸肉15g，山药15g，丹皮10g，茯苓10g，太子参30g，白术10g，当归10g，白芍15g，炙甘草6g，黄芪15g，黄精15g，制首乌10g，石斛10g，玉竹15g，元参15g。

分析：本证多由久病缠绵，阴虚内燥，伤及于气所致。气能生津，故气虚则津亏阴耗，气虚阴伤，机体失润，则出现上述症状。治以益气养阴，方用麦味地黄丸养阴润燥，八珍汤补益气血。方中生黄芪、太子参、白术、云苓、炙甘草益气健脾和中；熟地、白芍、当归、黄精、何首乌补血益精，养阴润燥；石斛、玉竹、元参滋阴润燥，养胃生津。诸药合用，益气养阴，生津润燥。

加减：若脾阴不足而致"脾约"证，见大便难，宜用麻仁丸。

中成药：麦味地黄丸、杞菊地黄丸、八珍颗粒。

（4）阴虚血瘀证。

证候：两目干涩，口燥咽干。面色晦暗，关节疼痛肿胀，皮肤紫癜或有红斑，唇红而紫暗。或牙齿燥脆，或口疮。舌质暗或有瘀斑点，脉弱而涩。

治法：益气养阴，活血化瘀。

方药：麦味地黄丸（《医级》）合桃红四物汤（《医宗金鉴》）加减。

麦冬15g，五味子15g，熟地15g，女贞子15g，山药15g，丹皮10g，茯苓10g，当归10g，白芍10g，鸡血藤30g，桃仁10g，红花10g，牛膝15g，豨莶草15g，秦艽10g，川芎10g，山萸肉10g，枸杞子10g，菊花15g。

分析：燥热内陷，侵入血分，热毒炽盛，伤津耗液煎熬成瘀。燥瘀相搏而致经脉闭塞或伏邪蕴于脏腑，阴津暗耗，血液衰少而致血行涩滞形成燥瘀互结之证。故方中以麦味地黄滋补肝肾脾肺之阴，生津润燥；女贞子补肾滋阴，养肝明目，枸杞子补肾益精配合菊花养肝明目；桃红四物汤补血养血活血化瘀；豨莶草、秦艽祛风湿、清虚热、补肝肾、止痹痛；川牛膝活血化瘀通络止痛，引药下行。诸药合用，养阴润燥、活血化瘀、通络止痛。

加减：若因素体阴虚内燥，燥邪伤津成痰，随气血运行流注，凝结机体的部位不同，其临床表现证候各异。燥痰痹阻经络，则腠理筋膜可扪及大小不等的结节；燥痰凝结于颈项咽喉，则口干咽燥，颈项患梅核或生瘰疬、瘿瘤等。故方中可酌加煅牡蛎30g，桔梗10g，元参20g，夏枯草20g，浙贝母10g，青果10g软坚散结、清热化痰，养阴润燥；关节畸形，皮肤瘀斑且粗糙者，可酌加水蛭6g，土鳖虫10g，增强活血化瘀。

中成药：麦味地黄丸合化瘀消痹胶囊（经验方，院内制剂）。

6. 临床体会

本病是因燥邪伤阴或津伤化燥，导致多系统、多脏器受损，由燥致痹，是外燥或内燥致痹。痹者，闭也，不通之意，故本病有脏腑气机失调，经气失其畅达，气血运行涩滞的病理改变。临床可见津液失濡、阴虚发热、燥瘀相搏或燥痰互结的特点。本病属本虚标实，虽有虚实夹杂的证候，但仍以虚为主。

燥痹既有阴伤津亏，又有痹阻不通之因，故单纯地采取"燥者濡之"之治，往往收效不十分理想。应根据其病位所在，病情的变化，体质的差异，四季之别等，详察细审予以论治。在养阴润燥的同时，佐以辛通之品，使滋阴不腻，养液而不滞，两者合之，相得益彰。

燥痹是人体津液亏损，造成局部或全身出现以干燥为主要特征。病情由表及里，由浅入深，可致多脏器受损，其临床辨证，首当辨其虚实表里。大抵感受外邪（燥热之邪）致病者，多属表属实，起病急，病程短。而先天禀赋不足，年老体弱，失治误治，久病及里者，耗伤肺、肾、肝、脾、胃之阴液，致阴虚津亏者，属里属虚，起病缓慢，病程较长。里虚证再复感外邪者，多属虚中夹实之证。临床详辨主次，分别论治。其中气血瘀阻证在燥痹可单独存在，但往往与其他各证兼夹出现。临床应细心辨析。

本病多预后较好，死亡率低。

7. 调护

（1）因病程长，病情易反复，要向患者宣传，应增强战胜疾病的信心，保持心情愉悦，适当休息，睡眠充足，避免精神紧张或过度疲劳。

（2）注意室内保持适宜的温度及湿度，避免外邪的侵袭。

（3）注意保证充足的营养，禁食辛辣、燥烈、油腻和生硬食品，以营养丰富、清淡、高维生素的半流质为宜，应多食新鲜蔬菜、水果及牛奶等。

第六节 成人斯蒂尔病

1. 概述

成人斯蒂尔病（adult onset Still's disease，AOSD）是一组病因和发病机制不明，临床以发热、淋巴结炎、一过性皮疹、关节炎（痛）和白细胞升高为主要表现的综合征，是一种少见的类风湿关节炎（RA）特殊类型。两性同样罹患，世界各地人群均可发病，好发年龄在 16～35 岁，临床表现与幼年类风湿关节炎的系统型类似。主要为高热、皮疹、关节病变，无特异性实验室指标，确诊主要根据临床症状，并应排除其他引起发热、皮疹及关节病变的疾病。

本病在中医学文献中无相似的病名，但就其临床特征而言，可参考"热痹""风湿热痹""湿痹"等疾病进行诊治。吴鞠通在《温病条辨·中焦篇》中说："湿聚热蒸，蕴于经络，寒战热炽，骨骱烦疼，舌色灰滞，面目萎黄，病名湿痹，宣痹汤主之。"叶天士也说"从来痹证，每以风寒湿三气杂感主治，召恙之不同，由乎暑喝外加之湿热，水谷内蕴之湿热，外来之邪，著于经络，内受之邪，著于脏腑，故辛解汗出，热痹不减，余以急清阳明而治小愈"。《临证指南医案》应用白虎加桂枝汤治疗热痹，实为有效方剂。顾松园认为，风寒湿痹，邪郁病久，风变为火，寒变为热，湿变为痰，提出"痰火"，亦可阻络致热痹。

2. 临床表现

大多数患者呈慢性病程，急性发作，常有多系统受累，具有高峰热，逐渐消失的斑丘疹，多关节痛和多关节炎，肌痛，并有血白细胞和中性粒细胞增多，但没有特征性血清学异常及致病因子。早期诊断较为困难，需要排除常见及稀有的发热及多关节炎并应长期随访。

（1）发热。是本病最常见、最早出现的症状，见于100%的患者，多数为弛张热或间歇热，体温波动于36~41℃，高热持续时间短，骤升骤降，常于午后或夜间1~2次发作，晨间降至正常。并且多数患者高热时伴皮疹、关节及肌肉疼痛。

（2）皮疹。是本病的另一主要表现，约见于85%以上的患者，本病皮疹的特点是常与发热伴行，常在傍晚开始发热时出现，次日晨热退后皮疹亦消失。典型皮疹为橘红色斑疹或斑丘疹。皮疹有时形态多变，可呈荨麻疹样皮疹。皮疹主要分布于躯干、四肢，也可见于面部。

（3）关节及肌肉病变。几乎100%的AOSD患者有关节疼痛，关节炎在90%以上。膝、腕关节最常累及，其次为踝、肩和肘关节，近端指间关节、掌指关节及远端指间关节也可受累。发病早期一般受累关节少，随着病程延长可增多呈多关节炎。不少患者受累关节可出现侵蚀破坏，故晚期有可能出现关节僵直、畸形。肌痛常见，约占80%以上，多数患者发热时出现不同程度肌肉酸痛，部分患者出现肌无力及肌酶轻度增高。

（4）咽喉肿痛。发生于90%的病人，发热时咽痛出现或加重。退热后缓解，但咽部的检查仅有轻微红肿，无渗出物，细菌培养阴性，抗生素无效。

（5）肝脾及淋巴结肿大。见于半数患者，为轻中度增大，有淋巴结坏死。激素治疗有效。

（6）其他表现。可有腹痛（少数似急腹症）、胸膜炎、心包积液、心肌炎和肺炎。较少见的有肾脏损害、中枢神经系统异常、周围神经系统损害。少数患者可出现急性呼吸衰竭、充血性心力衰竭、心包填塞、缩窄性心包炎、弥漫性血管内凝血、严重贫血及坏死性淋巴结病。

3. **实验室检查**

（1）血常规：白细胞明显增高，80%在（15~25）×10⁹/L，以中性粒细胞为主，90%患者中性粒细胞所占比例≥80%，血红蛋白轻中度减少，血小板增多。

（2）ESR：增多者几乎达100%。

（3）CRP：明显升高，尤其在疾病活动期可异常增高。

（4）肝酶：升高的患者达70%。

（5）血清铁蛋白（SF）：SF明显升高，尤其在疾病活动期可异常增高。SF不仅有助于本病诊断，而且对判断病情是否活动及评价治疗效果有一定意义。

（6）类风湿因子（RF）和抗核抗体（ANA）：阴性，仅少数患者可呈低滴度阳性。血补体水平正常或偏高。

（7）血液细菌培养：阴性。

4. 诊断及鉴别诊断

（1）诊断标准。推荐使用较多的为美国的Cush标准。

必备条件：①发热 >39℃；②关节痛或关节炎；③RF <1∶80；④ANA <1∶100。

另需具备下列任何2项：①血白细胞 ≥ $15 × 10^9/L$；②皮疹；③胸膜炎或心包炎；④肝大或脾大或淋巴结肿大。

（2）鉴别诊断。在诊断AOSD之前应注意排除恶性肿瘤、感染性疾病和其他结缔组织病。

5. 病因病机

AOSD起因多由外感风湿热邪，或感受风寒湿邪之后从热而化，或感受时行疫毒、暑湿之邪，致使卫表不和，渐及经络、关节、肌肤、脏腑而成本病。

（1）时邪侵袭。时行疫毒，或暑湿之邪，侵及人体，病及表卫，致表卫失和，则出现发热头痛症状。火热上炎则见咽痛。邪滞肌肤经络关节则有全身肢节肌肉疼痛等症。邪由卫入气，则见发热而热势鸱张。邪由气转营则发热之时伴见舌红绛、皮疹隐隐症状。

（2）郁久化热。外感风湿热邪，或感受风寒湿之后，郁积日久转而化热，致使风湿热邪侵及经络、肌肉、关节、筋脉，使血脉瘀阻，津液凝聚，而出现关节肿大热痛、局部焮肿、屈伸不利，及伴见皮疹斑块、结节、肌痛等症状。

（3）阴血不足，瘀血阻滞。外感时疫毒邪暑湿，以及感受风湿热邪日久，热伤阴津，必致阴血不足，可出现身疲乏力、口干、低热不退、五心烦热等症。邪气阻滞经络关节，日久也致血脉不利，瘀血阻滞。虽经治疗热势减退，也可留有关节肌肉疼痛、皮疹不消、胸部闷痛、心悸、气短等症状。

本病的基本病机是外感时疫、暑湿及风湿热邪，致表卫不和，气营两伤，经络关节痹阻，并内侵脏腑。病位或在表、在气、在营，也可在经络、关节、血脉，与心、肺、胃、肾、肝等脏腑也息息相关。

6. 辨证论治

本病的性质初期以邪实为主，而邪实多是风、湿、热、瘀。后期伤及正气，也可见气阴两伤，特别是阴血亏虚和瘀血阻滞的证候。

1）邪犯卫表证

证候：发热或伴恶寒、头痛，全身肌肉酸困而痛，咽痛，瘰疬肿痛。胸前颈背皮肤热起而红，热退而消，口干微渴，舌边尖红，苔薄白或薄黄，脉浮数。多见于发病之初。

治法：清热解表，宣卫透邪。

方药：银翘散（《温病条辨》）加减。

金银花24g，连翘24g，板蓝根15g，大青叶15g，竹叶10g，荆芥穗10g，牛蒡子10g，淡豆豉10g，薄荷6g（后下），芦根15g，桔梗10g，甘草6g。

分析：多见于发病之初，病在肺卫为实证。由于时行疫毒，或暑湿之邪，侵及人体表卫，致表卫失和则出现发热或微恶风寒、头痛症状。火热上炎则见咽痛，邪滞肌肤经络关节，使血脉瘀阻，津液凝聚而出现全身肢节肌肉疼痛、瘰疬肿痛。胸前颈背皮肤热起而红，热退而消，口干微渴，舌脉均为疫毒暑湿邪犯肺卫之症状。方中以金银花、连翘清热解毒，辛凉透表，共为君药。薄荷、荆芥、淡豆豉辛散表邪，透热外出，共为臣药，其中荆芥性味虽辛微温，但加入辛凉解表药中，可增强疏散透表之力。桔梗、牛蒡子、甘草宣肺祛痰，利咽散结，竹叶、芦根甘凉轻清，清热生津止渴，共为佐使药。方中清热解毒药与解表药同用，既解表热，又清热毒，合成辛凉解表，清热解毒的方剂。并在原方的基础上又加板蓝根、大青叶增强清热解毒、凉血利咽之功效。

加减：热毒症状明显者，酌加蒲公英 20g，重楼 15g，地丁15g，土茯苓 20g，白花蛇舌草 20g 等增强清热解毒；发热重者，酌加生石膏 30g，寒水石 20g，鸭跖草 15g，知母 15g 等增强清热泻火；头胀痛者，酌加桑叶 10g，菊花 15g，蔓荆子 10g，白芷 10g等；咽痛甚者，酌加玄参 15g，马勃 10g，薄荷 10g 等；口干咽燥者，酌加麦冬 15g，沙参 15g，天花粉 15g，石斛 15g，玉竹 15g，百合 15g 等；瘰疬肿痛不消者，酌加夏枯草 20g，赤芍 15g，煅牡蛎15g，浙贝母 20g 等消肿散结。

2）热炽气营证

证候：高热持续不退，口干渴较甚，咽喉肿痛，吞咽困难，汗出，烦躁不安，关节肌肉疼痛较剧，肢体多发红斑皮疹，溲黄便干，舌质红或绛，苔黄燥少津，脉洪数。多见于病程极期。

治法：泻火解毒，清营凉血。

方药：白虎汤（《伤寒论》）合清营汤（《温病条辨》）加减。

生石膏 60g（先煎），知母 15g，生地 30g，水牛角 15g，玄参15g，丹皮 10g，黄连 10g，赤芍 10g，丹参 15g，竹叶 10g，金银花24g，连翘 24g，防己 10g，麦冬 10g。

分析：本证为热毒炽盛，病在气营，多见于病程极期为实证。邪由卫入气，则见发热，而热势鸱张，邪由气转营则发热之时伴见皮疹隐隐，舌红绛，苔黄燥少津，脉洪数。方中生石膏、知母泻火解毒主治气分热盛；水牛角清解营分热毒；玄参、生地、麦冬以清热养阴；丹皮、赤芍、丹参清热凉血、活血散瘀以防血与热结，且引诸药入心而清热；黄连、竹叶心、连翘、金银花清热解毒，并透热于外，使邪热转出气分而解；防己能祛风湿而止痛主治关节肌肉疼痛。两方合用达气营两清的目的。

加减：口渴甚者，酌加天花粉 15g，石斛 15g；咽痛明显者，酌加马勃 15g，黄芩 10g，板蓝根 20g；大便硬结者，酌加大黄 10g，芒硝 10g；关节痛甚者，酌加豨莶草 15g，威灵仙 15g，伸筋草 15g，虎杖 20g，鹿蹄草 10g，五加皮 10g 等；烦躁不安者，酌加莲子心 10g，栀子 10g，琥珀 15g 等，同时可加重知母、淡竹叶的用量。

3）风湿热痹证

证候：关节灼热肿痛屈伸不利，伴发热、微恶风寒、汗出、口渴、烦闷不安，或身热不扬或日晡潮热，口渴不欲饮，恶心纳呆，四肢沉重酸胀或肌肉疼痛，舌质红，苔黄腻，脉弦数或滑数。

治则：清热利湿，祛风通络，消肿止痛。

方药：白虎桂枝汤（《金匮要略》）合宣痹汤（《温病条辨》）加减。

生石膏 30g（先煎），知母 15g，生甘草 10g，桂枝 10g，防己 10g，生薏苡仁 20g，蚕砂 10g，连翘 20g，山栀子 10g，滑石 18g（包煎），赤小豆 20g，半夏 10g，杏仁 10g，忍冬藤 30g，豨莶草 20g，川牛膝 10g。

分析：外感风湿热邪，或感受风寒湿邪之后郁久化热，致使风湿热邪侵及经络、肌肉、关节、筋脉，使血脉瘀阻，津液凝聚而出现肌肉关节灼热肿痛，屈伸不利。邪从阳明热化故发热，热蒸外越故汗出，有风寒表证，营卫不和故微恶风寒。热灼胃中，故口渴烦躁不安。或身热不扬或日晡潮热，四肢沉重，口渴不欲饮，恶心纳呆，舌红，苔黄腻，脉滑数均为湿聚热蒸，湿热毒邪交结所致。病在脾胃为实证。方中生石膏、知母、生甘草清热生津、泻火解毒。有表寒乃加桂枝以解肌发表，取桂枝温通经络，调和营卫的作用。由于湿热郁于经络，湿聚热蒸，蕴于经络，流注肌肉关节故方中防己清热利湿、通络止痛，蚕砂、薏苡仁除湿行痹通利关节，山栀子、滑石、赤小豆，清利湿热，以增强防己清热祛湿的作用。半夏燥湿化浊，"肺主一身之气，气化则湿亦化"，故又用杏仁宣肺利气，以化湿邪，均为清热利湿、宣痹止痛的功效。忍冬藤、连翘、豨莶草、川牛膝解毒散结，清热祛湿，补益肝肾，化瘀通络，多数见于以关节炎为突出表现者。

加减：发热甚者，酌加寒水石20g，重楼15g，黄芩15g等清热泻火；关节肿痛甚者，酌加虎杖15g，姜黄15g，络石藤20g等通络止痛；皮疹明显者，酌加生地20g，丹皮15g，赤芍15g，水牛角10g，丹参15g，元参15g等清热凉血，化瘀消斑；口渴、烦躁不安者，酌加莲子心10g，竹叶10g，芦根10g，沙参15g，天花粉10g等养心安神。

4）阴虚血瘀证

证候：热势减缓，但低热持续不退，五心烦热，两颧潮红，盗汗，身疲乏力，皮疹隐隐未净，腹中隐痛夜间尤甚，关节酸痛而胀，口干溲赤，舌质嫩红或兼瘀斑，苔薄白或薄黄而干，脉细微数。多见于病程恢复期。

治法：养阴退热，活血化瘀。

方药：青蒿鳖甲汤（《温病条辨》）合桃红四物汤（《医宗金鉴》）加减。

青蒿15g，鳖甲15g，生地20g，知母15g，丹皮10g，桃仁10g，红花10g，赤芍15g，当归10g，川芎10g，地骨皮10g，玄参15g，麦冬15g，生甘草6g。

分析：感受时疫毒邪暑湿，以及感受风湿热邪，或湿热蕴结日久，以及失治、误治均可耗伤津液而致阴血不足，邪气阻滞经络关节，日久致血脉不利，病在肝、脾、胃为虚证，多见于病程恢复期。本证为温病后期，邪热深伏阴分，因此一面养阴，一面退热，使阴复则是以制火，邪去则热自退。青蒿鳖甲汤立法意旨，在于使深伏阴分之邪透出阳分而解，故以鳖甲直入阴分，咸寒滋阴以退虚热，青蒿芳香以透热邪外出，共为君药。生地、知母协助鳖甲以养阴退虚热，丹皮协助青蒿以透泄阴分之伏热，共为臣佐药。原书认为此方有先入后出的作用，即青蒿不能直入阴分，有鳖甲领之而入，鳖甲不能独出阳分，有青蒿领之外出，所以青蒿鳖甲兼有引经使药的作用。四物汤有补益肝肾、畅通气血的功效，桃仁、红花有活血祛瘀的作用，在上述方中熟地易生地、白芍易赤芍主要增强清热凉血、活血化瘀之功效。总之，两方合用达到养阴退热、活血化瘀的作用。生甘草泻火解毒，调和诸药为使药。加入元参、麦冬、地骨皮增强养阴清热、凉血解毒的作用。

加减：关节痛重，酌加忍冬藤 20g，豨莶草 15g，川牛膝 15g，络石藤 20g 等通络止痛。

7. 临床体会

本病的病因病机是外感时疫、暑湿及风湿热邪，致表卫不和，气营两伤，经络关节痹阻，并内侵脏腑。病在初期有恶风身热咽痛，热象偏重，发热为其主症。同时伴有斑疹出现，后期极易化燥伤阴，在病程中有卫、气、营 3 个阶段的改变；又临床上多数患者以关节肿痛或关节破坏，伴有发热为风湿热痹的表现为主，因此本病应从温病和风湿热痹论治。

本病的转归：病邪初起由表而渐里，正气亦由盛而转衰。当病在表时，用清卫而透解表邪法，适时则愈。若转入气分透进营分，则气营两燔，病势极盛，壮热不已，为实证，治用大剂量清营透热转气之品可解。但若治不及时，邪盛而正气耗衰，病及脏腑，则可损及心肺肾等重要脏器而变生坏证。但若热势得以控制，病情转轻，也应注意留热耗阴，阴血耗损情况，此时阴液虽虚，但邪热仍留阴分，故不能纯用滋阴，因滋阴则留邪，更不能纯用苦寒，因苦寒能化燥伤阴，这些都是对病情不利的。只能一面养阴，一面透热，使阴复则足以制火，邪去则其热自退。补益及时得当，正气匡复，病亦自然痊愈。

8. 调摄护理

（1）及时有效地控制发热等症状。

（2）慎起居，注意卧床休息。

（3）饮食应有营养，同时要注意，勿食辛辣肥甘之品以防助热生湿。

第七节　系统性红斑狼疮

1. 概述

系统性红斑狼疮（systemic lupus erythematosus，SLE）是一种典型的系统性自身免疫性疾病。其免疫学异常表现极为复杂多样，几乎覆盖了整个免疫系统功能的紊乱，所以被公认为自身免疫病的原型。SLE是一多因素（遗传、性激素、环境、感染、药物、免疫反应各环节）参与的特异性的自身免疫病，患者突出表现有多种自身抗体（其中最重要的是双链DNA抗体），并通过免疫复合物等途径，造成几乎全身每一系统、每一器官都可能受累（如皮肤、关节、浆膜、心脏、肾脏、中枢神经系统、血液系统等）。本病遍及全世界，患病率为0.004%～0.025%，黑人和亚洲人患病率高，多见于青年女性，男女比为1∶10左右，发病高峰在15～40岁育龄期，生育年龄男女比可达1∶30，老年人男女比为1∶2。

SLE在中医学文献中无相似的病名，但对其临床表现有类似描述。SLE因伴有较多的脏腑证候，很难明确地划属于某一病证。如有人根据其全身证候认为本病"近于中医所称温毒发斑之类"；有人从皮疹特征出发称之为"鬼脸疮""红蝴蝶""蝴蝶丹""阴阳毒"等；有人认为本病可累及周身，故称为"周痹"；有肾炎，肾功能损害出现水肿者属中医"水肿"；有肝脏损害属中医"黄疸""胁痛"范畴；有急性心内膜炎、心肌损伤出现心悸者属中医"心悸"；有胸腔积液者属中医"悬饮""支饮"等病证。

2. 临床表现

1）全身症状

活动期有发热、乏力、体重下降，缓解期消失。

2）皮肤黏膜表现

发生率80％以上，常为本病的首发症状。

（1）颊部红斑。为位于面颊部的水肿性红斑，发生率约50％，多为本病的首发症状。双侧面颊部红斑可发展至鼻梁，相连形成特征性蝴蝶斑，对本病有诊断意义，愈合后可留有色素沉着斑，但不留瘢痕。

（2）盘状红斑。发生率15％，多位于暴露区域（面部、颈部、耳、手臂、前胸及颈前V字区），呈红色圆形、环形或不规则形丘疹，痊愈后可留有色素沉着和瘢痕，瘢痕的中心常有萎缩。

（3）亚急性皮肤型SLE（SCLE）。为暴露部位的鳞屑性红斑或环状红斑，非固定性，时轻时重，痊愈后可留有色素沉着或毛细血管扩张，一般不留瘢痕。50％为SCLE患者伴有SLE。

（4）光过敏。指经紫外线照射（如日晒）后，暴露部位的皮肤出现红色斑疹、丘疹或大疱性皮疹，伴灼热，痒痛感。

（5）黏膜表现。多表现为口腔黏膜溃疡，也可有阴部溃疡，鼻中隔糜烂。

（6）脱发。见于多数的患者，表现为毛发无光泽、枯黄、易折断，广泛脱落。

（7）血管性皮肤病变。①甲周红斑：发生率10％～50％，为指甲基底部弯曲的血管扩张所致。②雷诺现象：约半数患者出现，常因寒冷、吸烟和情绪变化等因素诱发甲床、指（趾）苍白，进而变紫，然后逐渐变红，伴有疼痛，持续时间自数分钟至数小时不等，持续时间过长，可发生肢体坏疽。其原因为动脉缺血。③血管炎性皮肤病变：见于少数SLE患者，可为出血点，隆起紫癜，无瘙痒的荨麻疹、结节、大疱、溃疡及手掌、指端的红色压痛性坚硬斑片。指（趾）垫和掌面可见类似Osler结节和Janeway斑的皮肤血管炎。④网状青斑及白斑：见于少数患者，为上下肢皮肤表面特征性网状紫红色斑点，压之褪色，常于寒冷环境下出现，严重者可形成溃疡，愈合后形成伴有色素减退和毛细血管扩张和萎缩性瘢痕，即萎缩性白斑。

3）骨、关节和肌肉表现

大多数患者均有关节炎表现，为对称性大、小关节疼痛或肿胀（有时伴有关节积液），多为游走性，有压痛及晨僵，一般不引起关节畸形。X线检查多数无关节骨破坏，有时出现手掌部半脱位但无骨侵蚀的天鹅颈畸形的 Jaccoud 关节病。肌肉病变发生率70%，表现为轻中度肌痛、肌无力和肌压痛。多数肌酶谱正常，肌电图和肌活检多无特异性改变，此为狼疮肌病。也可由于长期使用类固醇或抗疟药造成继发性肌病，还可出现纤维性肌痛、骨病变、肌腱断裂及软组织钙化，为长期使用大剂量糖皮质激素所引起的并发症。骨坏死表现为受累关节疼痛、僵硬、活动受限，且进行性加重。骨质疏松表现为骨痛、易发生骨折。肌腱断裂表现为局部疼痛，活动困难。

4）肾脏表现

肾损害的发生率与病程成正比，有资料统计病程达4年时，肾损害发生率高达92%，主要为肾小球受累。其临床表现，早期可无任何表现，逐渐进展可有不同程度的水肿，继发性高血压及肾功能不全的表现。尿常规和肾功能检查，早期正常，逐渐进展可有蛋白尿、血尿、白细胞尿、管型尿，血肌酐可升高。在出现进展性肾病综合征或肾衰以前病人很难说出与肾脏相关的特殊症状。另外，狼疮性肾小球肾炎也可同时有肾间质及肾小管的损坏。

5）神经系统表现

往往与SLE活动性相关。可分为神经性（包括中枢性与颅周围神经两部分）与精神性2种症状。

（1）神经症状。癫痫最常见，其次有脑血管病，颅神经麻痹，周围神经病，横贯性脊髓炎，小脑性共济失调、震颤、舞踏症、头痛等。

（2）精神症状。表现为不同程度的思维障碍即精神病样反应（幻觉妄想等）及意识、情感、行为、定向力及计算力障碍，还可有情感障碍和神经症反应。

（3）辅助检查。腰穿检查：颅内压升高，脑脊液中细胞数、蛋白、抗 DNA 抗体、IgG 和免疫复合物水平升高，补体及葡萄糖水平下降；脑电图：狼疮脑病早期即可出现异常；头颅 CT 可显示脑内梗死和出血，MRI 可为神经精神狼疮的脑损伤提供更明确的证据。

6）心脏病变

发生率 50%，心脏各部位均可受累。

（1）心包炎。在心脏病变中最常见，表现为胸痛，心动过速。多数为少量心包积液，且一般为渗出性，白细胞增多，补体可降低，ANA 可阳性，心电图、胸片及超声心动图可有相应的改变。

（2）心肌炎。心动过速，心律不齐。心肌酶谱升高，心电图可有 ST - T 改变及心律失常，超声心动图对心肌炎的诊断较为敏感，可提示左室功能异常。

（3）心内膜病变。非细菌性疣状心内膜炎及各瓣膜的损害，但一般无临床症状和体征。

（4）传导系统病变。各种类型的心律失常。

（5）冠状动脉病变。可发生冠状动脉狭窄或阻塞，但少见。

7）呼吸系统表现

（1）胸腔积液、胸痛、胸闷、呼吸困难。积液多为渗出液，预后较好。

（2）肺间质病变。发生率亦较高，以亚临床表现为主。

（3）非感染性狼疮肺炎。分为急性狼疮肺炎和慢性狼疮肺炎。

急性狼疮肺炎：较少见，表现为发热、干咳、呼吸困难，双肺底可听到湿啰音，血气分析示低氧血症，胸片示双肺弥漫性片状阴影（除外感染所致），肺功能检查揭示严重限制性通气功能障碍和弥散功能降低，预后极差，死亡率 50%。

慢性狼疮肺炎：即慢性肺间质浸润性病变，以劳累后呼吸困难为特征，少有咳嗽及肺底啰音，胸片示弥漫性颗粒状、网状改变，肺功能检查提示限制性通气功能障碍，肺容量及弥散功能障碍，预后差。

（4）肺出血、急性呼吸窘迫综合征（ARDS）。狼疮肺炎可进展为肺出血、ARDS。肺出血率较低，死亡率90%以上，表现为突然发热、咳嗽、咯血、呼吸困难、低氧血症、红细胞比容下降，胸片示双肺浸润影。合并ARDS的患者病情重，死亡率高。

（5）肺动脉高压。类似于原发性肺动脉高压，活动时心悸、呼吸困难，胸痛及干咳，P$_2$亢进，胸片示肺动脉段膨隆、心脏扩大，心电图示右室肥大。应行肺血管造影，注意多发的肺栓子以及深部静脉血栓的存在。

8）消化系统表现

发病率约50%，常表现为不同程度的纳差、恶心、呕吐、腹痛、腹泻、假性肠梗阻、肝大及腹水征。少数患者可有急腹症表现，原因可能为胃肠穿孔、急性胰腺炎、肠坏死、腹膜炎及肠系膜血管炎。

9）系统性红斑狼疮与妊娠关系

年轻女性SLE患者，其生育能力正常，但容易发生流产、早产、死产和胎儿宫内发育迟缓。活动期SLE有肾损害及合并抗磷脂抗体阳性的患者发生异常妊娠的概率高，同时SLE患者妊娠期和产后易使病情复发或加重，尤其应注意肾病及子痫（先兆子痫）的发生。因此，应选择在病情缓解且停用免疫抑制剂1年后妊娠。并在妊娠期间应加强对SLE的治疗。

10）血液系统表现

发病率50%，常常是SLE的首发症状，表现为贫血、白细胞减少和血小板异常。

（1）贫血。发生率可高达90%以上。①溶血性贫血：网织红细胞增多，Coomb's试验阳性，骨髓象提示红细胞增生，糖皮质激素治疗效果好。②非溶血性贫血：多见于肾性贫血、缺铁性贫血、再生障碍性贫血、药物性贫血（如免疫抑制剂引起骨髓抑制）和慢性失血性贫血等，表现为贫血，网织红细胞减少，骨髓象异常和对糖皮质激素疗效差。

（2）白细胞减少。发生率仅次于贫血。

（3）血小板异常。血小板数量减少及黏附、聚集的功能异常，是 SLE 病情活动的一种临床表现。小于 $20 \times 10^9/L$ 时易出现皮肤黏膜及内脏出血。

（4）脾脏增大。常见。

（5）淋巴结增大。见于半数患者，质软，无压痛，无粘连。病理为坏死性淋巴结炎。

3. 实验室检查

1）血常规

红细胞、血红蛋白减少，白细胞减少，血小板减少已如前述。

2）炎性指标

ESR 及 C 反应蛋白升高。

3）免疫球蛋白

低蛋白血症、高球蛋白血症，IgG、IgM、IgA 升高。

4）ANA

ANA 几乎 100% 阳性，滴度较高，但特异性差，常见荧光染色类型为膜型。抗 ds－DNA 抗体及抗 Sm 抗体，阳性率分别为 75%、25%，对本病的诊断有高度特异性。还可有抗 SSA、抗 SSB 和抗 RNP 抗体阳性。早年传统的狼疮细胞现象出现在 50%~60% 的 SLE 患者中，有活动者阳性率高。

5）补体

活动期补体 C3、C4 和 CH50 下降。

4. 病因病机

SLE 起于先天禀赋不足，肝肾亏损，精血不足，加之情志内伤，劳倦过度，六淫侵袭，阳光暴晒，瘀血阻络，血脉不通，皮肤受损，渐及关节、筋骨、脏腑而成本病。

（1）先天不足。本病多有禀赋不足，阴阳失调，肾阴亏耗。女子体阴而用阳，阴常不足，而阳常有余，故多有阴虚内热，外邪乘虚而入，"邪入于阴则痹"，痹阻阴分，阴虚为本，血虚有火，病久阴血暗耗，阴损及阳。气阴两虚，时有外感引发，病深则阴阳两虚。

（2）六淫外感。六淫外邪侵袭，其中风、暑、火、燥为阳邪，阳热亢盛，消灼阴液，是其主要外因，外能伤肤损络，内能累及营血、脏腑。

（3）瘀血阻络。血热则瘀，血寒则凝，不论真阴不足，水亏火旺，还是外感六淫，郁而化热，血热交结，阻塞脉络，故本病瘀热为多，瘀寒为少。瘀热阻塞体表脉络，则双手瘀点满布，五心烦热，甚至肢痛难忍。瘀热阻塞上焦，水道不能通调，水得热郁而为积饮，心肺受损。瘀热阻塞中焦，脾胃受损，生血不足，精华流失，血虚有火，热逼血行，血不循经，溢于脉外则衄血紫斑，月经不调，或见血尿。瘀热闭塞下焦水道，肝肾受损，精华大量流失，则腰酸、浮肿、腹水、贫血、蛋白尿。瘀热上入巅脑，则可偏瘫、瘛疭。

本病基本病因病机是素体虚弱，真阴不足，热毒内盛痹阻脉络、内侵脏腑。病位在经络血脉，以三焦为主，与心脾肾密切相关。可及于肝、肺、脑、皮肤、肌肉关节遍及全身多个部位和脏腑。病性是本虚标实，心脾肾虚、阴虚、血虚为本，郁热、火旺、瘀滞、积饮为标。在表在上者较为轻浅，在里在下者较为深重，若表里上下多脏同病，当为重症；如再由下而上弥漫三焦，五脏六腑俱损，上入巅脑最为危重。

5. 辨证论治

1）阴虚内热证

证候：长期低热，手足心热，面色潮红而有暗紫斑片，口干咽痛，口渴喜冷饮，目赤齿衄，关节肿痛，烦躁不寐，舌质红，少苔或苔薄黄，脉细数。相当于SLE慢性活动期。

治法：养阴清热。

方药：玉女煎（《景岳全书》）合增液汤（《温病条辨》）

加减。

生地30g，生石膏30g，麦冬15g，元参15g，黄芩15g，生薏苡仁30g，虎杖30g，知母15g，忍冬藤30g，连翘15g，川牛膝15g，赤芍15g，石斛15g，鳖甲20g，青蒿15g，秦艽15g。

分析：本病多发于青年女性，女子体阴而用阳，又久病耗伤阴液，阴虚生内热，郁热外蒸，故可长期低热。阴虚火旺，虚火上浮，伤及阴营，损伤脉络，故面色潮红而有暗紫斑片。阴虚胃热，热伤阴津，虚火上炎，故口干咽痛，口渴喜冷饮。热盛迫血妄行，溢于脉外，则目赤齿衄。若瘀热痹阻肢体，则关节肿痛。舌、脉象均为阴虚内热之象。方中生地、元参、麦冬、赤芍清热凉血、滋阴生津、活血散瘀为君药。石膏、知母清热泻火，以清胃火而生津液，石斛滋阴养胃生津，苦甘能化阴，共为臣药。黄芩、忍冬藤、连翘清热解毒，消肿散结，秦艽祛风湿，与生薏苡仁、虎杖除湿利痹，活血通络，共治关节肿痛，共为佐药。青蒿、秦艽（风药中润剂）退虚热，鳖甲滋肝肾之阴，引青蒿、秦艽直入，而青蒿、秦艽又引鳖甲透热外出共治阴虚发热，川牛膝活血散瘀，性善走下，引血下行，引火下行又引诸药下行，共为使药。诸药合用，养阴清热，凉血散瘀，化斑止血，消肿止痛。

加减：关节痛重者，酌加防己15g，豨莶草15g，片姜黄15g；脱发者，酌加制首乌15g，熟地20g，旱莲草20g等；低热重者，酌加地骨皮15g，银柴胡10g，白薇10g等；口干咽痛重者，酌加芦根15g，天花粉15g，板蓝根20g等。

2）气营热盛证

证候：高热不恶寒或微恶寒。满面红赤，红斑红疹，咽干，口渴喜冷饮，尿赤而少，关节疼痛，舌红苔黄，脉滑数或洪数。相当于SLE急性发作期。

治法：清热泻火。

方药：清瘟败毒饮（《疫疹一得》）加减。

生石膏30g，寒水石30g，滑石18g，生地30g，元参15g，忍冬藤 30g，连翘 30g，知母 15g，黄芩 15g，薏苡仁 30g，丹皮 15g，赤芍 10g，水牛角 10g，黄连 15g，虎杖 15g，竹叶 10g。

分析：因毒热之邪郁于阳明气分，气分热盛充斥于外故高热不恶寒，热伤津液则咽干，渴喜冷饮，尿赤而少。毒热之邪内迫营血发于肌肤，损伤脉络故见满面红赤，红斑皮疹。瘀热痹阻经络故见关节肿痛。舌脉均为气营热盛之象。方中石膏、知母、寒水石清热泻火直入胃经，退其气分壮热为君药。忍冬藤、连翘、黄芩、黄连清热解毒，生薏苡仁、滑石、竹叶淡渗利尿，使热邪从下排出而治小便短赤，协助君药清热泻火为臣药。生地、元参、水牛角、赤芍、丹皮养阴清热，解毒凉血，活血散瘀，共为佐药。虎杖与生薏苡仁、忍冬藤配合，清热解毒，祛湿利痹，化瘀通络，消肿止痛以治关节肿痛，共为使药。诸药合用，清热泻火，凉血解毒，养阴生津，化瘀通络，消肿止痛。

加减：关节痛者，酌加桑枝 15g，川牛膝 15g，豨莶草 15g，防己 15g 等清热祛湿、通络止痛；衄血、尿血者，酌加藕节炭 15g，白茅根 15g，茜草 15g 等清热凉血止血；如有头痛呕吐寒战，舌苔转黄厚，有热毒之象者，酌加黄柏 15g，大黄 10g，公英 20g，土茯苓 20g，白花蛇舌草 20g，板蓝根 20g 等清热解毒；高烧不退，可疑神志不清者，采取中西医结合积极抢救。

3）热郁积饮证

证候：胸闷胸痛，心悸怔忡，时有微热，咽干口渴，烦热不安，红斑丘疹，舌红苔厚腻，脉滑数，或濡数，或偶有结代。相当于 SLE 引起心脏损害，表现为心包炎、心肌炎、心瓣膜炎及胸膜炎等。

治法：清热蠲饮。

方药：葶苈大枣泻肺汤（《金匮要略》）合泻白散（《小儿药证直诀》）加减。

炙葶苈子 20g，桑白皮 20g，郁金 15g，知母 15g，地骨皮 15g，生地 30g，党参 15g，黄芩 15g，生薏苡仁 20g，猪苓 15g，茯苓

15g, 杏仁 15g, 枳壳 10g, 甘草 10g, 大枣 6 枚。

分析：积饮本为阴邪，但因本证为热郁上焦，心肺受阻，气血瘀滞，升降失司，水为火郁，积饮内停，治疗上重在清热蠲饮，故以化瘀通痹，而不能用宣痹通阳法治积饮，且不能忘记养阴清热治疗之本。方中葶苈子苦寒能开宣肺气，具有泄水逐饮之功，桑白皮清泄肺热，止咳平喘，共为君药。地骨皮、知母协助君药泄肺火而滋肾清虚热，黄芩泻肺火而解毒，共为臣药。生地清热凉血，养阴生津，郁金凉血清心，行气解郁，祛瘀止痛，生薏苡仁、猪苓、茯苓淡渗利湿，宁心安神，杏仁、枳壳宣肺平喘，行气宽中，共为佐药。党参、大枣、甘草益气健脾，养胃和中，缓和药性，共为使药。诸药合用，清泄肺热，泄水逐痰，凉血清心，祛瘀止痛。

加减：积饮身体壮实者，可用制甘遂末 0.6g 吞服，以攻逐水饮，得泻即可，不宜多用；发热者，加生石膏 30g 以加强清热之力；畏冷或白痰多者，加桂枝 10g，白芥子 15g 等以通调水道，反佐化饮；心悸、脉结代者，酌加玉竹 15g，五味子 15g，丹参 20g，远志 10g，龙齿 20g 等以养心宁神；咳嗽者，酌加川贝母 10g，炙百部 15g，桔梗 10g 等以清肺止咳；气急胸闷者，酌加炙苏子 15g，栝楼皮 15g，清半夏 15g，川朴 15g 等以宽胸顺气。

4）瘀热痹阻证

证候：手足瘀点累累，斑疹斑块暗红，两手白紫相继，两腿青斑如网，脱发，口糜，口疮，鼻衄，肌衄，关节肿痛，月经紊乱，小便短赤，有蛋白、血尿，但无水肿，低热或自觉烘热，烦躁多怒，舌红苔薄或舌光红或边有瘀斑，脉细弦或涩细。本证相当于 SLE 慢性活动期中手足血管炎、关节炎为主，并出现狼疮性肾炎、蛋白尿。

治法：清热凉血，活血散瘀。

方药：犀角地黄汤（《备急千金要方》）加减。

水牛角 30g, 生地 30g, 赤芍 15g, 丹皮 15g, 玄参 15g, 知母 15g, 黄芩 15g, 红藤 30g, 丹参 20g, 川牛膝 15g, 麦冬 15g, 花粉

20g, 忍冬藤 30g, 连翘 15g, 虎杖 20g, 白花蛇舌草 20g, 秦艽 10g, 郁金 15g。

分析: 本证相当于 SLE 慢性活动期中以手足血管炎、关节炎为主, 并出现狼疮肾炎、蛋白尿。本证是阴虚内热, 瘀热痹阻, 脉络受损所致。瘀热阻塞体表脉络, 则手足瘀点满布, 五心烦热, 甚至肢痛难忍。瘀热阻塞上焦, 心肺受损, 热扰心营, 心火旺盛, 耗血动血。瘀热阻塞中焦, 脾胃受损, 生血不足, 精华流失, 血虚有火, 热迫血行, 血不循经, 溢于脉外则出血、紫斑、月经不调, 或见血尿。关节炎是湿热阻络、痰瘀交阻所致。方中水牛角清心火而解热毒, 心火得清, 则诸经之火自平, 生地凉血而滋阴液, 协助水牛角清心火而解热毒, 并增强止血作用, 芍药和营泄热, 丹皮凉血散瘀, 协助水牛角、生地加强解毒化斑作用, 元参清热凉血, 养阴生津与上药配合应用以增强凉血解毒的作用, 而又清热养阴, 共为君药。知母、黄芩清热泻火, 上清肺火, 中清胃火, 配合君药治血热妄行, 红藤、忍冬藤、连翘、白花蛇舌草清热解毒, 配合君药凉血解毒, 配合活血通络药而治关节肿痛, 郁金凉血清心, 祛瘀止痛, 行气解郁, 丹参活血祛瘀, 凉血解毒, 养血安神, 引诸药入心以清心火, 共为臣药。麦冬、花粉清心润肺, 养胃生津, 配合知母治热病伤津, 虎杖活血通络而止痛, 秦艽祛风湿, 退虚热, 二药配合红藤、忍冬藤可治关节红肿热痛, 又秦艽配合养阴药可退虚热, 共为佐药。川牛膝活血祛瘀, 性善走下, 引血下行治上部血热妄行, 引火下行治阴虚火旺, 引诸药下行而清利下焦为使药。诸药合用, 清热凉血, 活血散瘀, 养阴生津, 心火得清, 诸经之火自平, 活血通络、消肿止痛而治关节肿痛。

加减: 若肌衄鼻衄, 血小板减少者, 酌加服制首乌 15g, 龟板 15g, 鸡血藤 20g, 茜草 15g, 生藕节 15g, 生地榆 15g 等; 雷诺现象严重, 寒热错杂者, 酌加桂枝 10g, 地龙 15g, 白芥子 10g, 水蛭 6g, 红花 10g 等活血通络, 寒凉并用; 闭经者, 酌加当归 10g, 益母草 15g, 刘寄奴 15g 等活血通经; 脱发者, 酌加首乌 15g, 旱莲草

20g 等；关节肿痛较重者，酌加防己 15g，豨莶草 15g，木瓜 15g，薏苡仁 20g，海桐皮 20g 等以清热祛湿、活血通络；若有蛋白尿、血尿者，酌加白茅根 15g，黑大豆 15g，赤小豆 20g，落得打（积雪草）15g，接骨木（扦扦活）15g，紫葳（凌霄花）15g 等清热活血止血利水之品，有一定疗效。

5）脾肾两虚证

证候：面色不华，但时有潮红，两手指角亦无华色，神疲乏力，畏寒肢冷时而午后烘热，口干，小便短少，两腿浮肿如泥，进而腰股俱肿，腹大如鼓，舌胖，舌偏红或舌偏淡，苔薄白腻，脉弦细，或细数，或细弱。见于狼疮性肾炎、蛋白血症、肾性高血压、肾功能不全。

治法：滋肾填精，健脾利水。

方药：济生肾气丸（《济生方》）加减。

桂枝 10g，熟附片 10g，熟地 30g，山药 20g，山萸肉 15g，丹皮 10g，茯苓 15g，泽泻 12g，生地 30g，麦冬 12g，龟板 12g，生黄芪 20g，白术 12g，赤小豆 20g，黑大豆 15g，大腹皮 10g，川牛膝 12g，车前子 10g。

分析：本病后期为脾肾两虚有瘀寒表现。病久阴血暗耗，阴损及阳，病深则阴阳两虚。脾虚运化失职，气血之源虚乏，故出现面色不华，血虚有火，虚火上浮，但时而潮红。气血不足则两手指角无华色，神疲乏力，脾肾阳虚不能温暖肢体则畏寒肢冷，阴阳俱虚，浮阳外越时而午后烘热，脾虚不运津液不能上承则口干。肾主水，肾阳为调节水液的动力，肾阳不足，不能化气行水则小便不利而短少，肾阳不足不能温煦下焦则两腿浮肿如泥，进而腰股俱肿，腹大如鼓，舌脉均为脾肾阳虚之候。肾为先天之本，脾为后天之本，脾阳由肾阳温煦，因此，以温补肾阳为主，有"故善补阳者，必阴中求阳，则阳得阴助，而生化无穷；善补阴者，必于阳中求阴，则阴得阳生而泉源不竭"之说，故补阳中之中，多兼以补阴，同时补阳之药每多辛燥容易燥伤肾阴。又因本病阴虚内热为本，因此本病证的治疗必阴阳兼顾。即辛温补肾阳药物往往与甘润补肾阴的药物同用，才能阴阳相互为用。金匮肾气丸中附子、桂枝温阳补肾为主药；六味地黄丸滋补肝脾肾三阴为辅佐药；本方加车前子、川牛膝名济生肾气丸则利尿消肿之力更强，为使药；方中加入生地、麦冬、龟板养阴清热，生黄芪、白术、益气健脾，赤小豆、黑大豆、大腹皮增强利水消肿，行气消胀之功。诸药合用，滋肾填精，温阳健脾，利水消肿，行气消胀。

加减：血红蛋白、白细胞下降者，重用黄芪加女贞子15g，制首乌15g，鸡血藤20g，白芍10g，黄精15g等；腰膝酸痛者，酌加杜仲15g，川断15g，桑寄生15g，枸杞子20g，狗脊20g，五加皮10g，木瓜15g，老鹳草15g等；面部升火，潮红者，酌加知母10g，黄芩15g，黄柏15g等；有蛋白尿、血尿者，酌加接骨木15g，鹿衔草15g，芡实10g，血余炭15g，茜草15g，侧柏叶15g等；胃纳不振，大便溏薄者，酌加山药20g，芡实15g，鸡内金15g，山楂15g等；头晕头痛，血压升高者，酌加菊花15g，钩藤15g，白蒺藜15g，天麻10g等以平肝息风，高血压必须及时控制；恶心呕吐，二便俱少者，酌加生军10g，元明粉10g，木香10g，川朴10g等。已出现慢性肾功能衰竭，氮质血症及尿毒症，必须及时利尿通便，也可用桃仁承气汤灌肠，中西医结合积极抢救。

6）气阴两虚证

证候：全身乏力，纳呆，精神萎靡，心悸，气短，活动后加重，腰脊酸痛，脱发，口干，恶风怕冷，自汗盗汗，大便燥结，舌淡或舌红，苔薄白，脉细弱或细数。

治法：益气养阴。

方药：生脉散（《景岳全书》）合增液汤（《温病条辨》）加减。

沙参10g，麦冬20g，五味子10g，黄芪30g，当归12g，玄参20g，生地30g，何首乌20g，枸杞子15g，山萸肉12g，山药15g，白术12g。

分析：SLE 属于热病，多以阴虚内热为主，但久病不愈，迁延日久，易致气阴两虚证。气为人身之动力，"肺主气"，"诸气皆属于肺"，"气虚者，肺虚也"。故气短，活动后更易耗气，故活动后加重。"心主神明"，"心者，君主之官，神明出焉"。心气虚则精神萎靡，心悸。脾气虚，运化失司，生化乏源，气阴更亏，周身失去濡养故全身乏力，纳呆。肾藏精，其华在发，发为血之余，肝藏血，肝肾同源，精血互生，肾气不足，肝血亏虚精血不足，毛发失荣故毛发脱落，"腰为肾之府"，故腰背酸痛。阴津不足，则口干、大便燥结。气虚卫外不固，则恶风怕冷，失于固摄则自汗出。阴虚内热，虚热迫津外出，故盗汗。舌脉均为气阴两虚之象。故方中以生脉散（人参用沙参、麦冬、五味子）益气敛汗、养阴生津为君主药。增液汤（元参、麦冬、生地）增液润燥，SLE 后期阴虚内热，津液不足，大便秘结，其元参养阴生津，麦冬滋阴润燥，生地养阴清热，三药质润，均能通便，合用有滋阴清热润燥通便的作用，共为臣药。本方治证，原书比喻为"无水停舟"，说明本病津伤之严重和"存得一分津液，便有一分生机"的意义。加生黄芪、当归、何首乌、白术、枸杞子、山萸肉、山药益气健脾，补益肝肾，益精养血，共为佐使药。诸药合用，益气养阴，滋阴润燥，补气健脾，补益肝肾，益精养血。

加减：恶风怕冷、自汗盗汗重者，酌加煅牡蛎 20g，浮小麦 10g，麻黄根 10g 等；腰脊酸痛、脱发者，酌加桑寄生 15g，菟丝子 15g，狗脊 15g，熟地 20g，桑葚子 15g，女贞子 20g，旱莲草 15g 等。

7）肝郁血瘀证

证候：面部及手足红斑、色暗，胁肋胀痛或刺痛，胸膈痞满，腹胀，纳差，或胁下有症块，黄疸，或伴泛恶，嗳气，头晕失眠，女子月经不调甚至闭经，舌质紫暗有瘀斑或瘀点，苔白或黄，脉弦细或沉细而涩。

治法：疏肝解郁，活血化瘀。

方药：柴胡疏肝散（《景岳全书》）加减。

炒柴胡10g，枳壳10g，白芍12g，香附10g，当归10g，桃仁10g，生地30g，丹皮12g，延胡索15g，川楝子15g，丹参15g，郁金12g，红花10g，川芎10g，甘草10g，元参20g。

分析："女子以肝为本，久病多肝郁、肝虚。" "气为血之帅，血为气之母"，气行则血行，气滞则血瘀。若肝郁气滞，气滞则血瘀，"木克脾土"，肝旺则脾虚，肝胆相表里，肝郁则胆气不疏。诸症皆属于肝郁血瘀之象。治以疏肝解郁，活血化瘀。方中柴胡、郁金、香附疏肝解郁为君药。枳壳、川楝子、延胡索、白芍疏肝健脾，理气止痛，柔肝缓急为臣药。当归、川芎、桃仁、红花，活血化瘀，调经止痛，生地、丹皮、元参、丹参，清热凉血，活血散瘀以治红斑，养阴生津以缓解活血理气药的辛燥，共为佐药。甘草调和诸药，与白芍配合，缓急止痛为使药。诸药合用，肝郁得疏，血瘀得散，诸症缓解。

加减：胁下症积者，加大黄䗪虫丸；有黄疸者，酌加茵陈15g，半枝莲15g，垂盆草15g，制大黄10g等；腹胀泛恶者，酌加半夏15g，大腹皮15g，厚朴10g等；红斑隐现，或伴吐衄，肌肤发斑者，酌加茜草15g，白茅根15g，生地榆15g等。

8）脑虚瘀热证

证候：突出表现为轻度脑损害。症见头痛、头晕、耳鸣、听音不清、视力模糊，舌红苔薄，脉弦细或沉细，脑电图有轻度异常改变。

治法：健脑化瘀，息风祛痰。

方药：健脑化瘀汤（经验方）加减。

生地30g，枸杞子15g，麦冬12g，制首乌15g，知母15g，天麻9g，白蒺藜30g，蔓荆子12g，赤芍12g，川牛膝15g，泽兰叶12g，茯苓12g，半夏12g，陈皮10g，甘草6g。

分析：病久阴虚内热，血热交结，瘀热痹阻上入巅脑。故治以健脑化瘀，息风除痰。方中生地、枸杞子、麦冬、首乌、知母补益肝肾，滋补精血，养阴生津以健脑，共为君药。天麻、白蒺藜、蔓荆子、赤芍、泽兰叶平肝息风，活血化瘀，通络止痛，共为臣药。半夏、陈皮、茯苓、甘草为二陈汤，除痰降逆，共为佐药。甘草调和诸药，川牛膝性善走下，引血下行又引火下行，共为使药。

加减：头痛严重者，酌加全蝎 6g，蜈蚣 2 只，白蒺藜增至 60g；癫痫样抽搐者，酌加钩藤 15g，制南星 10g，石菖蒲 10g 等；神志不清，加安宫牛黄丸，中西医结合积极抢救。

6. 临床体会

SLE 慢性活动期，病人以阴虚内热为最常见，可贯穿在整个病程各个证候中。阴虚内热常与血热、瘀热相结，较易为外邪所诱发而急性发作。急性发作病例，以气营热盛证为主，待高热退下后，向阴虚内热转化。狼疮性肾炎的中晚期伴有低蛋白血症、肾性高血压、肾功能不全者，常由阴虚内热转为气阴两虚、脾肾两虚、阴阳两虚。

本病常见舌红绛为阴虚内热之症，患者往往长期服用激素，常见苔白腻、厚腻、只要胃纳、大便如常，不能以湿重辨证，可舍苔从症，不影响重用养阴清热治疗。

SLE 病人高热，常由感染诱发，如感染发热尚为热毒内盛，治疗以清热解毒为主，及时控制感染。如狼疮发热，热盛血热而非热毒。发热日久，却无中毒症状，治疗重在清热凉血，而不在解毒。如狼疮热，感染热分辨不清，则清热凉血与清热解毒可同时并用。

狼疮性血管炎，手足瘀点累累，是本病较常见的临床表现，严重者甚至血管闭塞，引起坏死、坏疽，阴虚内热为多，如有感染则热毒瘀毒，治疗上要控制血管炎症，抑制和消除免疫复合物，养阴清热为主，结合活血化瘀，能取得较好疗效，如只以活血化瘀为主是不够的。

狼疮性肾炎蛋白血尿早中期病人，如有感染则应凉血解毒。一般不出现浮肿，临床上以阴虚内热为多，治疗上也需以养阴清热为主，并以清热活血利水之品，以治蛋白血尿。如落得打、接骨木、黑大豆、茜草、白茅根等。

狼疮性肾炎，低蛋白血症，有重度水肿、腹水，甚至出现胸腔心包积液，病机为脾肾两虚，气血堵塞，水湿浸渍，但与其他疾病引起的水肿、腹水之脾肾阳虚不同。本证由阴虚内热演变而来，主要有肾性高血压，低热升火、口干、咽干、便秘、腹胀、脉弦等肝肾阴虚之症和热象，病情复杂，应当阴阳两虚证，病及肝脾肾等脏腑。晚期合并氮质血症、尿毒症，治疗上必须全面综合考虑：① 利尿消肿，每天尿量要有 2000ml 以上；② 补充高蛋白；③ 降压；④ 控制狼疮活动；⑤ 抑制尿蛋白。处方用药亦需全面考虑：益气温阳，健脾利尿；滋补肝肾，滋阴潜阳；清热活血利水，急则治标，缓则治本。

SLE 血细胞下降，有阴虚内热，有气阴两虚、气血两虚，在治疗 SLE 的同时予以补益气血。女贞子、山萸肉、首乌、熟地、白术、鸡血藤、白芍、生黄芪、大枣等均有升高红细胞、白细胞、血小板的作用。补骨脂虽有升白细胞的作用，但能增加紫外线吸收加重本病，不宜选用。

SLE 肝损伤比较少见，多伴转氨酶升高，现降酶药较多，可选用田基黄、刘寄奴、焦山栀、五味子等。

本病脑血管炎轻者可无临床表现，如出现头晕、头痛可有轻度脑电图改变，需及早治疗。治疗及时，病情可以控制。如发热、神志不清、精神病、抽搐者，则已危重，必须采取中西医结合积极抢救。

7. 调摄护理

（1）及时有效地控制感染，阻断引起不正常的免疫反应。

（2）避免服用诱发因素的药物。

（3）避免光照和紫外线照射。

（4）内热重的病人，宜食凉性食物，忌食牛、羊、狗、马、驴肉等热性食物。

（5）水果多选用生梨、西瓜、生藕等。菠菜能发疮和增加尿蛋白和管型，花菜能加重脱发，宜忌口。不宜饮酒、药酒。

（6）病情未控制时不宜妊娠。

第八节　多发性肌炎和皮肌炎

1. 概述

多发性肌炎（polymyositis，PM）和皮肌炎（dermatomyositis，DM）均为特发性炎性肌病，是一组以四肢近端肌肉受累为突出表现的异质性疾病。PM 主要见于成人，儿童罕见。DM 可见于成人和儿童。我国 PM/DM 的发病率尚不十分清楚，国外报告的发病率为（0.6~1）/1 万，女性多于男性，DM 比 PM 更多见。

PM 和 DM 之病名在中医古文献无记载，后经多数学者根据其不同阶段的临床表现，将其归属于中医风湿病中"肌痹"或"阴阳毒"范畴。认为单纯的肌炎以肌肉损害为主，初起以肌痛和雷诺现象为主者，可以"肌痹"论治。后期以肌无力、肌肉萎缩瘫痪为主要症状时，可按"痿证"或"虚劳"等辨证治疗。如伴有皮肤损害，通常为多处水肿性鲜红色或暗红色斑块，可以从中医的"阴阳毒"论治。肌痹属五体痹之一，这里只按肌痹论治。肌痹亦称为肉痹。《黄帝内经》对肌痹的病因、病位、病证以及发展趋势等都有较深刻的认识。肌痹的形成，外因责之风寒湿，如《素问·痹论》云："风寒湿三气杂至合而为痹也……以至阴遇此者为肌痹。肌痹不已，复感于邪，内舍于脾。"《素问·长刺节论》云："病在肌肤，肌肤尽痛，名曰肌痹。"《素问·痹论》曰："脾痹者，四肢解堕，发咳呕汁，上为大塞。"《中藏经·论肉痹》说："肉痹者，饮食不节，高粱肥美之所为也……肉痹之状，其发能食而不能充悦，四肢缓而不能收持是也。"所谓不能充悦，是脾气虚，精微不化，不能营养肌肉，肌肉不能丰满充实，它强调了内因在肌痹中的重要作用。清代张璐的《张氏医通》提出"痹在肌肉，神效黄芪汤"

治之。神效黄芪汤中有黄芪、人参、甘草、白芍、蔓荆子、橘皮。

2. 临床表现

1) 肌肉病变

多为隐匿慢性起病，进展缓慢，症状持续 3～6 个月或 6 个月以上，可自发缓解或加重。典型表现为对称性四肢近端肌无力，病程延长时可有不同程度的肌萎缩。最初常见受累肌肉为肢带肌、四肢近端及颈部肌肉。上肢近端肌肉受累时，可出现抬臂困难，梳头和穿衣等动作不能完成。下肢近端肌受累时，常表现为上、下台阶困难，蹲下或从坐位站起困难。约 50% 的患者有颈屈肌无力，平卧时抬头困难，头常呈后仰。眼轮匝肌和面肌受累罕见，这有助于与重症肌无力鉴别。

2) 皮肤病变

轻重不一，可发生在肌肉受累之前，同时或之后，有时先于肌无力前 1 年，且两者受累程度可不一致。但是皮肤病变往往是皮肌炎患者首先注意到的症状。

(1) 眶周皮疹。为 DM 的特征性皮疹，发生率较高，见于 60%～80% DM 病人。位于上眼睑或眶周的水肿性紫红色皮疹为其特征性表现。

(2) 暴露部位的皮疹。在 31%～36% 的 DM 的脸、颈前上胸部位（呈 V 形）、颈后背上端部位（呈披肩形状）、上臂伸面出现红色的皮疹，久后局部皮肤萎缩、毛细血管扩张，色素增加或减退。

(3) Gottron 征。约 70% 的 DM 出现此征，被认为是 DM 的另一特异性皮疹，出现在关节的伸面，特别是掌指关节、指间关节或肘关节伸侧的红色或紫红色斑丘疹，边缘不整或融合成片，常伴有皮肤萎缩、毛细血管扩张和色素沉着或减退，偶有皮肤破溃。此类皮损也可出现在膝关节伸面及内踝等处，表面常覆有鳞屑或有局部水肿。

(4) 甲周病变。甲根皱襞处可见毛细血管扩张性红斑或瘀点，甲皱及甲床有不规则增厚，局部出现色素沉着或色素脱失。

（5）技工手。在手指的掌面和侧面皮肤过多角化、裂纹及粗糙，类似于长期从事手工作业的技术工人手，故名"技工手"。

（6）其他。其他皮肤黏膜改变：皮肤血管炎和脂膜炎也是 DM 较常见的皮肤损害，另外还可能有手指的雷诺现象、手指溃疡及口腔黏膜红斑。部分患者还可出现肌肉硬结、皮下小结或皮下钙化等改变。

3）关节病变

见于 20%～30% 早期患者，可出现关节痛或关节炎，可能类似 RA 关节样表现，为轻度对称性滑膜炎，一般不发生畸形。

4）肺部病变

肺部受累是影响 PM/DM 预后的重要因素之一。最常见的肺部病变有间质性肺炎、肺间质纤维化、胸膜炎，可出现在病程中的任何时期。临床表现有胸闷、气短、咳嗽、咯痰、呼吸困难和发绀等。少数患者有少量的胸腔积液，大量胸腔积液少见。喉部肌肉无力可引起发音困难和声音嘶哑等。膈肌受累时可表现为呼吸表浅、呼吸困难或引起急性呼吸功能不全。影像学检查可发现间质性肺炎、肺间质纤维化，晚期主要呈轮状或蜂窝状阴影，肺体积缩小。约 1/3 患者肺功能检查有限制性通气功能障碍和弥散功能障碍，但多数无临床表现，重者导致右心室扩大。病理为肺泡壁及间质炎性细胞浸润、间质纤维化。

5）心脏病变

少数患者有心肌炎、充血性心衰和心包炎的表现，但 Holter 监测发现约半数患者心电图异常，如 ST - T 改变、各种类型的心律失常和传导阻滞等。

6）消化道病变

食管、咽部横纹肌受累，食管平滑肌蠕动异常及胃排空时间延长可导致吞咽困难、食管下咽困难和食物反流，钡餐食管造影可见梨状窝潴钡。腹泻是由于小肠吸收不良所致。胃肠溃疡、出血和血管炎导致肠坏死可见于儿童 DM。

7）肾脏病变

多数肾功能正常，少数有蛋白尿、血尿等肾损害表现。肾病理可有局灶增殖性肾小球肾炎表现。罕见的暴发型 PM 可表现为横纹肌溶解、肌红蛋白尿及肾功能衰竭。

8）恶性肿瘤

PM/DM 患者恶性肿瘤发生率高，为 10% ～30%。好发部位为肺、胃、乳腺和卵巢、前列腺，多为腺癌。DM 发生恶性肿瘤的概率明显高于 PM 患者，女性居先。

3. 辅助检查

1）一般实验室检查

（1）血常规。多数正常，少数有轻度贫血、白细胞及嗜酸粒细胞增多。

（2）尿常规。多数正常，少数有蛋白尿、血尿及管型尿，提示有肾脏损害。

（3）血沉。在 50% PM 患者中正常，超过 50mm/h 只占 20%，ESR 的水平与 PM/DM 疾病的活动程度并不平行。

（4）C 反应蛋白。可正常或升高。CRP 的水平与 PM/DM 的活动程度并不平行。

2）特征性检查

（1）肌酶谱。PM/DM 患者急性期血清肌酶显著升高，包括肌酸激酶（CK）、醛缩酶（ALD）和碳酸酐酶Ⅲ（carbonic anhydrase）、谷草转氨酶（GOT）、天冬氨酸转移酶（AST）、丙氨酸氨基转移酶（ALT）、乳酸脱氢酶（LDH_2 为主），这些酶的升高程度与病情一致。其中临床最常用的是 CK，它的改变对肌炎最为敏感，升高的程度与肌肉损伤的程度平行。PM/DM 血清 CK 值可高达正常上限的 50 倍，但很少超过正常上限的 100 倍。肌酶改变先于肌力和肌电图的改变，肌力常滞后于肌酶改变 3～10 周，而复发时肌酶往往先于肌力的改变。少数患者在肌力完全恢复正常后 CK 仍然升高，少数患者活动期 CK 水平可以正常，这种情况 DM 比 PM 更常见。

（2）血清肌红蛋白。急性肌炎患者血中肌红蛋白含量增加，血清肌红蛋白含量的高低可估测疾病的急性活动程度，加重时升高，缓解时下降。当发生急性广泛的肌肉损害时，患者可出现肌红蛋白尿，还可出现血尿、蛋白尿、管型尿，提示有肾损害。

（3）自身抗体。

a. 肌炎特异性自身抗体（MSAs）是近年发现的一组自身抗体。MSAs 主要包括抗氨基酰 tRNA 合成酶（aminoacyl - tRNA synthetase，ARS）抗体、抗扰信号识别颗粒（signal recognition particle，SRP）抗体和抗 Mi - 2 抗体 3 大类。目前发现的抗 ARS 抗体有针对组氨酸（Jo - 1）、苏氨酸、丙氨酸、氨基乙酰等氨酰基合成酶的抗体 10 余种。

Ⅰ. 抗氨酰 tRNA 合成酶抗体。其中以抗 Jo - 1 抗体检出率最高，也最具临床意义，抗 Jo - 1 抗体在 PM/DM 中阳性率为 10% ~ 30%。此抗体的出现常预示肺间质纤维化，非肌炎患者未见此抗体。抗氨酰 tRNA 合成酶抗体阳性患者基本临床表现具有所谓的"抗合成酶抗体综合征"，突出表现为肺间质性病变、非侵蚀性对称性关节炎、雷诺现象及发热。

Ⅱ. 抗扰信号识别颗粒抗体（SRP）。抗 SRP 抗体对 PM 更具有特异性，检出率仅 4%，阳性者肌炎临床表现更为突出，对糖皮质激素反应不佳，5 年存活率约 25%。抗 SRP 阳性患者的病理特点常较一致，表现为明显的肌纤维坏死。

Ⅲ. 抗 Mi - 2 抗体。在 PM/DM 患者中的阳性率为 4% ~ 20%，多见于 DM，与 DM 患者的皮疹有关，而 PM 中较少见，抗 Mi - 2 抗体被认为是 DM 的特异性抗体。

b. 肌炎相关性抗体。属于 PM/DM 非特异性抗体，60% ~ 80% 的患者可出现抗核抗体（ANA）。约 20% 的患者类风湿因子（RF）可呈低滴度阳性。部分患者血清中还可检测出针对肌红蛋白、肌球蛋白、肌钙蛋白或原肌球蛋白等抗原的非特异性抗体。抗 Scl – 70 抗体常出现在伴发系统性硬化病（SSc）的 DM 患者中。抗 SSA 抗体和抗 SSB 抗体见于伴发干燥综合征（SS）或系统性红斑狼疮（SLE）的患者中。抗 PM – Scl 抗体见于 10% 的肌炎患者，其中一半合并有硬皮病。另外，约 1/3 的患者可能出现抗 Ku 抗体。

3）肌电图

肌电图对 PM/DM 而言是一项敏感但非特异性的检查，90% 的 PM/DM 患者在肌电图显示为肌源性损伤的改变，可作为肌炎诊断及随诊其活动性之用。另有 10% ~ 15% 的患者肌电图检查可无明显异常，少数患者即使有广泛的肌无力，而肌电图检查也只提示有脊柱旁肌肉的异常。晚期患者可出现神经源性损害的表现，呈神经源性和肌源性损害混合相表现。

4）肌活检

本项检查应在所有临床疑有肌炎的患者中进行。PM 肌活检标本的普通苏木素 – 伊红（HE）染色常表现为肌纤维大小不一、变性、坏死和再生，以及炎性细胞的浸润，但其表现非特异性。DM 患者的肌肉病理特点为炎症分布位于血管周围或在束间隔及其周围，而不在肌束内。浸润的炎性细胞以 B 细胞和 $CD4^+T$ 细胞为主。与 PM 患者有明显的不同。肌活检病理是 PM/DM 诊断和鉴别诊断的重要依据。

5）磁共振成像（MRI）

这是一个用以诊断肌炎新的非创伤性的检查手段。

4. **诊断**

（1）诊断标准。

目前临床上对 PM/DM 的诊断仍然采用 1975 年 Bohan/Peter 建议的诊断标准：①对称性近端肌无力，伴或不伴吞咽困难和呼吸肌无力。②血清酶谱升高，特别是 CK 升高。③肌电图示肌源性损害：时限短、小型的多相运动电位，纤颤电位、正弦波，插入性激惹和异常的高频放电。④肌活检异常。⑤特征性的皮肤损害：眶周皮疹，Gottron 征，膝关节、肘关节、踝关节、面部、颈部和上半身出现的红斑性皮疹。

具备上述①②③④者可确诊 PM。

具备上述① ~ ④项中的 3 项可能为 PM。

只具备 2 项为疑诊 PM。

第⑤条，再加 3 项可确诊为 DM。

第⑤条，加上 2 项为拟诊 DM。

第⑤条，加上 1 项为可疑 DM。

（2）鉴别诊断。

如果有典型的皮疹和肌无力的表现，DM 一般不难诊断。PM 临床上最容易误诊，它需要与多种类型的肌病作鉴别，主要包括感染相关性肌病、IBM、甲状腺相关性肌病、代谢性肌病、药物性肌病、激素性肌病、肌营养不良症、嗜酸性粒细胞增多性肌炎以及肿瘤相关性肌病等。

5. 病因病机

（1）风热羁留肺卫。由于正气虚衰，风热外袭，肺卫受损，风热羁留，则出现营卫不调，肺络受阻。

（2）风寒湿邪入里伤于脾胃之经脉。患者发病以肌肉疼痛和四肢痿软为主。

（3）毒热内蕴。毒热直袭或风寒湿邪入里而化热成毒，使脾胃受阻。亦可热灼心营，热窜肌肤、血络而出现斑疹隐隐。

本病的病因病机，主要是正虚不能御邪，风热、风寒、风湿、毒热之邪侵犯肌表，损伤肺胃之络脉，进而影响脾肾。脾肾与机体免疫功能有密切关系，脾肾亏损则免疫功能失调，致使病变迭出。

6. 辨证论治

（1）风热客表伤肺证。

证候：发热恶寒，皮痛，肌痛，面部红赤，眼睑紫红，肢软无力，或胸闷咳嗽，或气短咽干，脉浮数无力，舌红苔白。

治法：清燥润肺，益气生津。

方药：清燥救肺汤（《医门法律》）加减。

桑叶15g，生石膏25g，党参15g，生甘草10g，胡麻仁15g，麦冬15g，枇杷叶15g，阿胶15g，杏仁15g。

分析：由于正气虚衰，"邪气所凑，其气必虚"，肺主卫外合皮毛，风热外袭，肺卫受损，风热逗留，营卫不调，故发热恶寒；风热袭肺，津液被灼，阴虚肺燥，肺失清肃润降，故咳嗽胸闷，或气短咽干；热毒充斥肌肤则肌肉皮肤疼痛；风热上浮故颜面红赤，眼睑紫红；肺络受阻，气机不畅则肢软无力；舌脉均为风热伤肺之象。方中桑叶轻宣肺燥，石膏清热泻火、养胃生津以治致病之因，共为君药。麦冬、阿胶、胡麻仁润肺滋液，同为臣药。杏仁、枇杷叶肃降肺气，党参益气生津，均为佐药。甘草调和诸药为使药。各药合用，有清燥润肺，益气生津的作用。

加减：发热不退者，酌加青蒿10g，柴胡10g，知母15g，寒水石20g等发散风热，清热泻火；皮疹明显者，酌加连翘20g，金银花20g，葛根10g，牛蒡子10g，薄荷10g，蝉衣10g，苦参15g，白藓皮30g，升麻6g等清热解毒，透发斑疹；气血不足者，酌加当归10g，黄芪20g，黄精15g等补益气血；肌痛重者，酌加秦艽10g，虎杖20g。

临床体会：本方多见于皮肌炎初期，或皮肤改变明显者。以风热表证为主，伴有热毒较盛兼有入里之势，可在辛凉解表的基础上佐以清热解毒，透发斑疹并要补益气血，扶助正气。

（2）脾虚湿热证。

证候：肌肉疼痛，四肢痿软无力，身热不扬，头痛如裹，眼睑紫红，身有红斑，食少纳呆，吞咽无力或腹胀便溏，脉滑数，舌红苔腻。

治法：健脾益气，祛湿清热。

方药：升阳益胃汤（《脾胃论》）加减。

柴胡15g，甘草10g，黄芪15g，白术15g，羌活15g，独活15g，升麻10g，黄连15g，半夏9g，陈皮15g，防风15g，茯苓

15g，白芍 15g，党参 15g，泽泻 9g，当归 10g。

分析：脾胃虚弱是肌痹发生的内在条件之一。脾胃为后天之本，气血生化之源，充养肌肉腠理，又为正常水液代谢的枢纽。脾胃虚则营卫弱，营卫弱则不能充养肌肉，而腠理疏松，外邪侵入易发肌痹。痹者闭塞不通，脉络受阻，"不通则痛"，故而发生肌肉疼痛等症状。病久气血更亏，又脾虚不运，水湿停留，蕴成痰浊，痰浊阻络，四肢沉重肿胀，痿软无力，甚者肌肉萎缩。湿性重浊黏腻，湿困脾阳，清阳不升，浊阴不降，则头痛如裹。遏阻气机则食欲不振，吞咽困难，腹胀便溏。湿郁化热，湿热内蕴，湿热相搏，邪热不能外散夹湿而动，故身热不扬。湿热上蒸，则眼睑紫红，湿热成毒熏阻肌肤，损伤脉络，身有红斑。舌脉均为湿热之象。方中党参、黄芪、白术、茯苓健脾益气，共为君药。半夏、陈皮、泽泻运脾化湿，黄连清热解毒，柴胡、独活、防风、升麻有鼓动脾胃的作用，对健脾益气药有升动作用，为健脾方中常用之良药，共为臣药。白芍、当归敛阴生津，养血柔肝，缓急止痛，与羌活、独活、防风配伍治风湿痹痛，以缓解肌肉关节疼痛，共为佐药。甘草有补中益气，缓急止痛，调和诸药为使药。诸药合用，健脾益气，祛湿清热。

加减：湿盛，酌加木瓜 15g，土茯苓 20g，萆薢 15g，薏苡仁 20g 消肿利湿；热盛，酌加葛根 15g，知母 15g，寒水石 20g，生石膏 20g，黄芩 15g，忍冬藤 20g，连翘 20g 等，以清热泻火，解毒散结；身有红斑，酌加生地 20g，赤芍 15g，丹皮 10g，茜草 10g，以清热凉血，解毒消斑。

临床体会：本方治疗皮肌炎以肌肉症状为主者，病在初中期为宜。本证关键在于脾虚生湿，湿浊阻络，则见肌肉疼痛，或湿郁生热，湿热熏阻肌肤而发斑疹，治疗以健脾益气为主，祛湿清热为辅。

（3）湿毒化热证。

证候：发热、微渴、颜面红赤、眼睑紫红、身有皮疹、肌肉疼痛、肢软无力，或胸闷腹胀，或溲赤便干，或皮肤作痛，脉濡数或滑数，舌赤苔黄腻。

治法：清热解毒，养阴透热。

方药：清营汤（《温病条辨》）加减。

水牛角15g，生地25g，元参15g，竹叶15g，金银花15g，连翘15g，黄连15g，丹参15g，麦冬15g。

分析：湿毒化热，毒热相搏，充斥肌肤则肌肉疼痛或皮肤作痛，身有皮疹。热伤营阴，而气分之邪尚未尽解，脾胃热蒸，耗伤津液，则身热微渴。湿热上蒸，则颜面红赤，眼睑紫红。若热毒炽盛，耗伤营阴，脉络受损，血因热迫，溢于肌肤则发红斑皮疹。进而伤阴耗血，筋脉肌腠失养，则肢软无力。湿热内蕴，脾胃气机不畅，则胸闷腹胀，溲赤便干，脉濡数或滑数，舌赤苔滑腻。方中主以水牛角清解营分热毒为君药。因热伤阴液，故臣以元参、生地、麦冬以清热养阴。因气分热邪未尽，故佐以黄连、竹叶心、连翘、金银花以清热解毒，并透热于外，使邪热转出气分而解。使以丹参协助主药以清热凉血，并能活血散瘀，以防血与热结，则消除斑疹，且引诸药入心而清热。各药合用，共成清营解毒、透热养阴之效。

加减：若胸闷腹胀较重，脉濡数或滑数，舌红苔黄腻，湿热尚存，应在上方基础上酌加藿香10g，薏苡仁20g，蔻仁15g，杏仁10g，滑石15g，白茅根15g，通草6g等行气化湿、淡渗利湿清热之药；若气分热盛，酌加生石膏20g，知母15g，寒水石20g，栀子10g，黄芩15g，黄柏15g等清热泻火之品；若病属晚期，血清肌酶类仍高者，应在此基础上酌加黄芪20g，党参15g，白术15g，茯苓15g，猪苓10g，防己15g，萆薢15g等补气健脾利湿之品。

临床体会：皮肌炎、肌炎在初、中期，以皮肤症状为主者，服之有效。本证为热伤营阴，而气分之邪未尽，治疗关键在清营分热毒的同时，要清解气分之热，透热以外，使邪热转出气分而解。

（4）肝肾阴虚证。

证候：病久不愈，邪留不去，症见身倦神疲，肢软无力，头晕腰酸，肌肉萎缩，皮肤不荣，手足麻木，午后发热，脉细无力，舌红少苔。

治法：滋补肝肾，柔筋通络。

方药：一贯煎（《柳州医话》）合桃红四物汤（《医宗金鉴》）加减。

北沙参15g，麦冬15g，当归15g，生地25g，熟地15g，枸杞子15g，川楝子15g，川芎15g，白芍25g，桃仁10g，红花10g。

分析：病久不愈，邪留不去。肝肾阴虚证，多见于晚期，病久入络或阳损及阴，或阴损及阳，肾为人身元阴元阳之本。又肝肾同源，精血互生，肝肾阴虚，精血不足，筋脉失养，脑海空虚，或阴虚阳亢故身倦神疲，肢软无力，头晕腰酸等症。故方中用生地、熟地滋养肝肾为君药。辅以沙参、麦冬、枸杞子滋阴养肝，以加强养阴作用，共为臣药。佐以当归养血和肝，白芍养血柔肝，川芎行气通络，桃仁、红花活血化瘀，通络止痛之品，对治疗肌肉萎缩疗效颇佳，共为佐药。使以川楝子，疏肝泄热，使肝气条畅则郁热可除，本药属苦燥，但在大量养阴药配伍中，就不显其苦燥劫阴之弊。诸药合用，滋补肝肾，养血柔筋，活血化瘀。

加减：本方以滋补肝肾、养血柔筋为主，若肌肉萎缩明显加白鲜皮30g，治疗湿痹死肌，加黄芪20g，鸡血藤20g益气养血，活血通络；手足拘挛、麻木者，酌加蜈蚣2只，僵蚕15g，钩藤6g，珍珠母15g，伸筋草15g，全蝎6g等舒肝解痉，通利筋脉。

临床体会：本方多用于晚期，病久入络或阳损及阴，或阴损及阳，肾为人身元阴元阳之本，又乙癸同源，故用一贯煎调补肝肾，养血柔筋，另加活血通络之品，对治疗肌肉萎缩疗效颇佳。

中成药：六味地黄丸。

7. 预后

多数早期经有效治疗的患者预后较好。激素与免疫抑制剂联合治疗5年后死亡率下降至15%～28%，病程超过7年者很少死于本病，对于合并急性间质性肺炎，治疗较晚已进展为肺纤维化，严重心肌损害或完全房室传导阻滞的患者，易导致严重的心肺功能不全，多数患者预后较差。合并恶性肿瘤及吞咽困难造成吸入性肺炎者预后也较差。儿童患者预后相对较好。

8. 调护

注意室内卫生，防止感染，增强营养，适当活动，局部按摩，病重者加强护理。

第九节　系统性硬化症

1. 概述

系统性硬化症（systemic sclerosis，SSc）是一种以皮肤变硬和增厚为主要特征的结缔组织病。女性多见，多数发病年龄在 30～50岁。儿童少见，女性高于男性（男∶女＝1∶7～12），美国的发病率约在 0.019%。而局部性硬皮病多见于儿童和中年人。

根据本病临床特征，本病属中医风湿病"皮痹"范畴。如果累及内脏器官，则属"心痹""肾痹""肺痹"等。

中医对本病早有认识，《黄帝内经》有"皮痹"的记载，《素问·痹论》中说："夫痹之为病，不痛何也……在于皮则寒……"指出了痹病可出现皮毛寒冷而不痛的症状。隋代巢元方的《诸病源候论》描述了类似本病的皮肤改变，云："风湿痹病之状，或皮肤顽厚……"关于皮痹的病因病机及转归，《黄帝内经》对此论述颇详，《素问·痹论》中说："痹或痛，或不痛，或不仁……其痛不仁者，病久入深，营卫之行涩，经络时疏，故不通；皮肤不营故不仁……"这里指出了外邪由浅入深，营卫、经络、皮肤痹阻不通，营卫运行不畅，皮肤失养。对于本病的转归和预后，《素问·痹论》又说："五脏皆有合，病久而不去者，内舍于其合也……皮痹不已，复感于邪，内舍于肺……痹入脏者死。"明确指出，本病病久，可深入脏腑及肺，甚至造成死亡。在治疗方面，《圣济总录·诸痹·皮痹》中提出"治肺中风寒湿……防风汤"，以去肺与皮腠的风寒湿为主。而《医学入门·卷之四·痹风》中对本病治疗论述甚详，李梴提出"初起强硬作痛者，宜疏风豁痰；沉重者，宜流湿行气；久病，须分气血虚实、痰瘀多少治之"的治疗原则，以及"补早反令经络郁"及"戒酒醋"等宜忌。同时在辨证治疗上也很精详，有气虚、血虚、挟瘀血、挟痰和肾脂枯涸等兼证，分别辨证进行遣方用药，对临床上治疗皮痹有很大的指导意义。

2. 临床表现

1）早期症状

患者起病前可有不规则发热、胃纳减退、体质量下降等。SSc最多见的早期表现是雷诺现象和隐袭性肢端和面部肿胀，手指皮肤逐渐增厚。约70%的患者首发症状为雷诺现象，雷诺现象可先于硬皮病的其他症状（手指肿胀、关节炎、内脏受累）1~2年或与其他症状同时发生。多关节炎同样也是突出的早期症状。

2）皮肤

几乎所有患者皮肤硬化都从手开始，手指、手背皮肤发亮、紧绷，手指褶皱消失，汗毛稀疏，继而面部和颈部受累。患者胸上部和肩部有紧绷的感觉。颈前可出现横向厚条纹，抬头时，可感到颈部皮肤紧绷感。面部皮肤受累可表现为面具样面容。口周出现放射性沟纹，口唇变薄，鼻端变尖。受累皮肤可有色素沉着或色素脱失。皮肤病变可局限在手指（趾）和面部，或向心性扩展，累及上臂、肩、前胸、背、腹和下肢。有的可在几个月内累及全身皮肤，有的在数年内逐渐进展，有些呈间歇性进展，通常皮肤受累范围和严重程度在3年内达高峰。

皮肤病变分为3个阶段，即水肿期、硬化期和萎缩期。

（1）水肿期。为早期表现，可有手指（趾）、手背（跖）、上臂、面部、躯干等部位皮肤非凹陷性水肿，触之有坚韧的感觉，也可表现为红斑和瘙痒。

（2）硬化期。硬化期皮肤呈蜡样光泽，紧贴于皮下组织，不易捏起。表现为上述部位皮肤增厚，变硬，发亮，皮肤绷紧而不易捏起，面部皮肤绷紧后无表情，如带假面具，鼻翼变薄，鼻尖变尖，末节手指缩短或形成溃疡。这是由于胶原沉积使真皮增厚，正常皮肤附属器官逐渐破坏，病人肢体的灵活性减弱。弥漫型系统性硬皮病的皮肤广泛硬化伴色素加深或减退，这种皮肤的纤维化可持续1~3年或更长，最后停止而进入萎缩期。

（3）萎缩期。表现为浅表真皮变薄变脆，表皮松弛，不易用手捏起，挛缩部位可出现痛性溃疡。

3）肌肉与骨骼病变

非特异性的骨骼肌肉症状如关节痛和肌痛是硬皮病最早的症状，10%患者出现明显的对称性小关节的滑膜炎症状，也可出现明显的关节炎，约29%可有侵蚀性关节病。晚期主要表现为肌肉萎缩和肌无力，主要由皮肤硬化和营养不良导致的萎缩造成。肌纤维化可出现轻微的肌酸激酶的升高。长期慢性指（趾）缺血，可发生指端骨溶解。X线表现关节间隙狭窄和关节面骨硬化。

4）呼吸系统病变

在硬皮病中肺脏受累普遍存在。病初最常见的症状为运动时气短，活动耐受量减小，后期出现干咳。随病程延长，肺部受累机会增多，且一旦累及，呈进行性发展，对治疗反应不佳。肺部病变主要有肺间质纤维化和肺动脉高压，两者常同时存在，但往往是其中一个占主导地位。

（1）肺间质纤维化：发生率较高，尤其是抗Scl-70抗体阳性者病情往往较重。表现为进行性呼吸困难、咳嗽、发绀。肺间质纤维化常以嗜酸性肺泡炎为先导。在肺泡炎期，高分辨率CT可显示肺部呈毛玻璃样改变，支气管肺泡灌洗可发现灌洗液中细胞增多。胸部X线片示肺间质纹理增粗，严重时呈网状结节样改变。在基底部最为显著。肺功能检查示限制性通气障碍，肺活量减小，肺顺应性降低，气体弥散量减低。体检可闻及细小爆裂音，特别是在肺底部。闭塞、纤维化及炎性改变是肺部受累的原因。

（2）肺动脉高压：发生率低，但预后差，常为 SSc 棘手问题，它是由于肺间质与支气管周围长期纤维化或肺间小动脉内膜增生的结果。临床表现为进行性呼吸困难，发绀、继发右心衰，多数合并肺动脉高压的患者无肺间质纤维化。在 CREST 综合征中，肺动脉高压常较为明显。肺动脉高压常缓慢进展，除非到后期严重的不可逆病变出现。一般临床不易察觉。

5）消化系统病变

消化道受累为 SSc 的常见表现，仅次于皮肤受累和雷诺现象。消化道的任何部位均可受累，其中食管受累最为常见。可出现食管蠕动功能障碍，贲门括约肌受损，约半数患者合并食管裂孔疝。胃及肠道病变可引起恶心、呕吐、腹胀、腹痛、腹泻或便秘等。小肠和大肠的病变也可能是无症状的。肝功能异常及肝脏肿大临床较常见。

6）心脏病变

表现千变万化，常常临床症状轻，多出现在弥漫型 SSc 患者，且是预后不良的指征。

（1）心肌损害。半数以上患者都可有心肌损害，表现为胸闷、心悸、心绞痛、心律失常。原因为心肌纤维变性、坏死，心肌雷诺氏现象引起血管痉挛导致局灶性斑片状心肌坏死。

（2）心包积液及心脏瓣膜病变。发生在少数患者，一般症状轻。也可以发生心脏传导阻滞及各种心律失常。临床心肌炎和心包填塞不多见。

7）肾脏病变

SSc 的肾病变以叶间动脉、弓形动脉及小动脉为最著，其中最主要的是小叶间动脉。血管内膜有成纤维细胞增殖、黏液样变、酸性黏多糖沉积及水肿，血管平滑肌细胞发生透明变性。血管外膜及周围间质均有纤维化，肾小球基底膜不规则增厚及劈裂。多数表现为少量蛋白尿，肾功能不全进展缓慢，预后较好。少数急性起病，呈进行性肾功能不全及恶性高血压，预后差。80%的肾危象发生于患病后 4~5 年内，出现蛋白尿及血尿，年龄大的男性患者，血肌酐高，抗 RNA 多聚酶Ⅲ抗体阳性是危险因素。

8）神经系统

多数为周围神经病变，也可有脊髓受累脑硬化及神经症状。

9）其他

最新调查发现 50% 硬皮病患者抑郁、性功能减退、男性阳痿、甲状腺功能低下等。

10）CREST 综合征的临床表现

CREST 为 SSc 的一种变型，属肢端硬皮病，包括皮下钙质沉积、雷诺现象、气管功能障碍、指（趾）端硬化、毛细血管扩张 5 种表现，同时此综合征还可有内脏受累的表现。

3. 辅助检查

（1）常规检查。

血红蛋白可减少，蛋白尿提示肾损害，ESR 增快，血清球蛋白增高，RF 可呈低滴度阳性。

（2）免疫学检查。

约 90% 患者 ANA 阳性，核型为斑点型、核仁型和抗着丝点型。抗核仁型抗体对 SSc 的诊断相对特异。抗着丝点抗体在 SSc 中的阳性率为 15%~20%，是局限性皮肤型 SSc 的亚型 CREST 综合征较特异的抗体，常与严重的雷诺现象、指端缺血、肺动脉高压相关。抗 Scl-70 抗体为 SSc 特异性抗体，但阳性率低（20%~30% 阳性），该抗体阳性与弥漫性皮肤硬化、肺纤维化、指（趾）关节畸形、远端骨质溶解相关。抗 PM-Scl 抗体阳性率为 1%，见于局限性皮肤型 SSc 和重叠综合征。抗 SSA 抗体和抗 SSB 抗体存在于 SSc 与干燥综合征重叠的患者。约 30% 的患者 RF 阳性。

（3）影像学检查。

双手 X 线片：早期可有骨质疏松，病情进展可有不规则的骨侵蚀，关节间隙变窄，少数病人关节指骨吸收。钡餐检查：可显示食管、胃肠道蠕动减弱或消失，下端狭窄，近侧增宽，小肠蠕动亦减少，近侧小肠扩张，结肠袋可呈球形改变。胸部 X 线片：早期示下肺纹理增厚，典型患者下 2/3 肺野有大量细小结节或网状阴影，严重时呈"蜂窝肺"。高分辨率 CT 是监测和随访间质性肺病的主要手段，只要可能应该检查。

5. 病因病机

（1）风热或寒湿阻络。卫气不固，外邪袭表，伤于肺卫，阻于脉络，营卫不和，脉络不通，则身痛、肢肿、皮硬、咳嗽、咳痰等。

（2）脾肾阳虚，寒凝血瘀。风寒外袭或寒从内生，寒则凝滞、收引，导致经脉气血不畅，脉络受阻，出现四末发凉，皮肤遇冷变白变紫，皮硬不仁，甚则肌肉及皮肤失养而肌瘦皮硬而薄，毛发脱落，色素沉着。

（3）痰浊阻络。肺气不宣，或脾肾阳虚，痰浊内生，阻于皮肤脉络，皮肤筋脉失养，则可发生本病。

（4）气滞血瘀。郁怒日久，或情志不舒，可导致气滞血瘀，血瘀阻络使气血不能养肤润皮熏毛，故皮肤失荣而变硬变薄，毛发脱落，张口困难，气郁不能运血达于四末则肢冷、身痛，甚则筋脉挛急。

总之，本病以风热、寒凝、血瘀、痰阻、脉络受阻为其标，以肺、心、脾、肾之阳虚、气虚为本，临床上以本虚标实为主要表现。

6. 辨证论治

（1）风热犯肺证。

证候：皮肤肿硬，发热恶寒，咳嗽痰多，张口不利，手足清冷，由苍白转为紫红，手指腊样变，关节疼痛。舌质淡红或微红，苔薄白或薄黄，脉浮或数。

治则：清热宣肺，佐以通络。

方药：银翘散（《温病条辨》）加减。

金银花 20g，连翘 15g，荆芥 10g，牛蒡子 10g，薄荷 6g，淡豆豉 10g，桔梗 10g，杏仁 15g，竹叶 10g，芦根 15g，生甘草 6g，桂枝 10g，白芍 10g，地龙 20g，王不留行 20g。

分析：由于卫气不固，腠理不密，风热犯肺，伤于肺卫，阻于脉络，营卫不和，脉络不通，则皮肤肿胀变硬等。方中金银花、连翘清热透表为君药。薄荷、荆芥、淡豆豉辛散表邪，透热外出为臣药。桔梗、牛蒡子、杏仁、甘草宣肺祛痰，利咽散结，竹叶、芦根甘凉轻清，清热生津以止渴，桂枝、白芍、地龙、王不留行加强调和营卫，通脉活络之功，共为佐药。生甘草又清热泻火，缓急止痛，调和诸药，为使药。诸药合用，清热宣肺，佐以通络，使营卫和、脉络通，则皮痹自愈。

加减：若手指腊肠样，伴雷诺现象，酌加土鳖虫 10g，水蛭 6g，僵蚕 15g，白芥子 15g，皂角刺 15g 等以化瘀祛痰，行通脉络，酌加鸡血藤 20g，红花 10g，丹参 20g 等活血养血。关节痛重，酌加豨莶草 20g，络石藤 20g，青风藤 20g，透骨草 20g，伸筋草 20g，川牛膝 15g，威灵仙 15g，老鹳草 20g 等，以祛风除湿，活络止痛。

（2）寒湿痹阻证。

证候：皮肤硬肿，皮肤不温，肢冷畏寒，遇寒加重，得温则减，皮肤腊样变，关节疼痛，舌淡苔薄白，脉紧。

治则：散寒除湿，温经通络。

方药：黄芪桂枝五物汤（《金匮要略》）合麻黄附子细辛汤（《金匮要略》）加减。

黄芪 30g，白芍 10g，桂枝 15g，炙麻黄 15g，炮附子 15g（先煎），细辛 3g，王不留行 15g，生姜 10g，大枣 5 枚，皂角刺 15g，土鳖虫 15g，僵蚕 15g，水蛭 10g，丹参 20g，鸡血藤 20g。

分析：由于风寒外袭或寒从内生，寒则凝滞、收引，则经脉气血不畅，脉络受阻，则四末发凉，皮肤遇冷变白变紫，皮硬不仁，甚则肌肉及皮肤失养而肌瘦皮硬而薄，毛发脱落，色素沉着等。方中黄芪补气，桂枝通阳，芍药除痹，生姜、大枣调和营卫，共成温阳行痹。加麻黄附子细辛汤更增强温通脉络之功。加入王不留行、皂角刺、土鳖虫、僵蚕、水蛭行通脉络。丹参、鸡血藤活血养血以缓解雷诺现象，并使皮肤变硬变薄得到改善。诸药合用，达到散寒除湿、温阳通脉之功效。

加减：若关节痛重酌加威灵仙 15g，片姜黄 15g，透骨草 20g，伸筋草 20g 等活络止痛。

（3）痰阻血瘀证。

痰阻血瘀是皮痹的继发病因，也是皮痹过程中重要的病机变化。

证候：皮肤坚硬，捏之不起，肤色暗滞，手指尖细，关节疼痛，屈伸不利，胸背紧束，吞咽困难，胸闷心悸，面无表情，舌质暗红，脉沉或涩。

治则：祛痰通络，活血化瘀。

方药：导痰汤（《济生方》）加减。

制半夏 15g，陈皮 15g，茯苓 15g，甘草 15g，胆南星 15g，枳实 15g，远志 15g，菖蒲 10g，丹参 15g，鸡血藤 20g。

分析：由于肺气不宣，湿邪留着于皮肤，或气虚阳虚推动无力，或寒凝气滞津液不化，或脾失健运，水湿壅盛等，均可聚湿成痰，痹阻皮肤而发为皮痹。人之皮肤与经络有着密切的关系。《素问·皮部论》说："皮者，脉之部也。"血脉经络满布于人之皮肤，外邪壅于皮肤，或痰浊，或寒凝等因素阻于皮肤，致使血行不畅，血液瘀滞于皮肤是皮痹常见的病理变化。《素问·五脏生成论》说："卧出而风吹之，血凝于肤者为痹。"方中二陈汤可燥湿化痰，理气和中。加胆南星、枳实以祛风痰，降逆气，名导痰汤，比二陈汤祛痰之力更强。加入远志、菖蒲、丹参、鸡血藤豁痰开窍，活血化瘀。诸药合用，祛痰通络、活血化瘀，以治皮痹。

加减：若痰浊血瘀甚者，酌加白芥子 10g，皂角刺 15g，王不留行 15g，土鳖虫 10g，水蛭 6g，僵蚕 15g，更能增加祛痰通络、活血化瘀之功。若屈伸不利，关节痛者，酌加片姜黄 20g，威灵仙

15g，伸筋草 20g，透骨草 20g 以舒利关节，活络止痛。兼见气血虚弱者，酌加黄芪 30g，白芍 10g，黄精 20g 以益气养血，荣肤养筋。

（4）脾肾阳虚，气血不足证。

证候：皮肤变硬、萎缩，肌肉消瘦，筋脉拘挛，关节冷痛，屈伸不利，毛发稀疏，腰背酸软，动则气促，纳差便溏，舌淡苔白，脉沉细无力。

治则：温肾健脾，化瘀祛痰，益气养血。

方药：阳和汤（《外科全生集》）合十全大补汤（《医学发明》）加减。

熟地 20g，白芥子 15g，鹿角胶 15g，肉桂 10g，炮姜 10g，炙麻黄 10g，炙甘草 10g，黄芪 20g，党参 15g，白术 15g，云苓 15g，当归 10g，川芎 10g，白芍 10g。

分析：先天禀赋不足，或后天失调，或脾阳虚弱，损及肾阳，或病久耗伤元气，均能导致阳气不足，阴寒内生，寒凝皮肤，四末不得温煦，亦发皮痹。皮肤得气血之营养则滋润柔和。脾胃为后天之本，气血生化之源，或脾胃虚弱，气血不足或久病不愈，暗耗气血，致使气血亏虚。气主煦之，血主濡之，若气血虚亏，不能温煦和濡养皮肤，皮肤则失去柔和而坚硬，或为不仁，甚则萎缩而毛脱。方中熟地生精补血。鹿角胶性味甘平，补肾阳生精血，协助熟地生精补血，并配合肉桂、炮姜温阳散寒而通血脉。麻黄、白芥子协助姜、桂以散寒凝而化痰滞，并与熟地、鹿角胶互相制约。甘草和中解毒调和诸药。黄芪、党参、白术、云苓、当归、川芎、白芍益气养血，荣肤充肌。诸药合用，温肾健脾，化瘀祛痰，益气养血以治皮痹。

加减：若皮肤坚硬，酌加土鳖虫 10g，水蛭 6g，地龙 20g，僵蚕 15g，蜈蚣 2 只，白花蛇 10g，皂角刺 15g，王不留行 15g 等以化瘀祛痰，软坚散结，软化皮肤，柔筋通脉。

中成药：化瘀消痹胶囊（经验方，院内制剂）、大黄䗪虫丸、十全大补丸、复方丹参片、积雪苷片（积雪草提取物）等。

7. 临床体会

雷诺现象是 SSc 最早发生的常见症，发生率达 95% 以上，往往出现于其他症状之前数月或数年。其发生原理在早期为局部小动脉的痉挛，以后则可因血管内皮细胞肿胀而使组织缺血而出现指端溃疡、疤痕、手指末节坏死或软组织及指骨因缺血而被吸收变短。西医针对雷诺现象治疗主要是扩张血管和改善微循环，同时要避免吸烟、寒冷、情绪激动等诱发血管收缩的因素。SSc 病理变化早期为真皮间质水肿，小血管周围轻度淋巴细胞浸润，皮下组织胶原纤维增生及纤维化胶原肿胀，弹性纤维破坏，血管壁水肿、增厚，管腔狭窄，甚至阻塞，此为水肿期。随后表皮附属器官萎缩，皮脂腺、汗腺减少，真皮深层和皮下组织钙盐沉着。内脏损害主要为间质及血管壁的胶原纤维增生、增厚及硬化，此为硬化期及萎缩期。首先运用血管活化剂，主要用于扩张血管，降低血黏度，改善微循环药物。第二运用结缔组织形成抑制剂，减轻皮下钙质沉积和抑制胶原合成。第三运用免疫抑制剂和调节剂对软化皮肤、防止和治疗重要脏器损害都有很好的疗效。

通过临床实践，中医辨证治疗 SSc 有以下几点体会：

（1）在辨证和辨病相结合的基础上，活血化瘀、祛痰通络法应贯穿整个治疗过程。

（2）初期为 SSc 水肿期，多伴有雷诺现象，属中医风湿病之"脉痹"，多以痰瘀痹阻所致。中医治疗辨证分型多为风热犯肺或寒湿阻络证，治疗多为驱邪外出，通脉活络，改善血流，以缓解雷诺现象，防止皮肤变硬变薄。

（3）SSc 中、晚期即硬化期、萎缩期，中医辨证分型为痰阻血瘀和脾肾阳虚，气血不足证。多正虚邪实，为气虚、血瘀、痰阻，应本着病久入络，非虫蛇之类不能达于病所之理，多采取扶助正气，活血化瘀，逐痰通络之法。

总之，治疗 SSc 标本兼治，灵活加减，知常达变，中西医结合，联合用药，可获奇效。

8. 调护

（1）经常服用木耳、银耳、蘑菇汤。

（2）防寒保暖，避免精神刺激。

（3）禁忌吸烟、饮酒。

（4）中晚期注意功能锻炼等。

第十节　混合性结缔组织病

1. 概述

混合性结缔组织病（mixed connective tissue disease，MCTD）是一种血清中有高滴度的斑点型抗核抗体（ANA）和高滴度可提取抗核糖核蛋白（抗 U1‑RNP）抗体，临床上有雷诺现象、双手肿胀、多关节痛或关节炎、肢端硬化、肌炎、食管运动功能障碍、肺动脉高压等特征的临床综合征。有些患者随疾病的进展可成为某种确定的弥漫性结缔组织病，如系统性硬化（SSc）、系统性红斑狼疮（SLE）、多发性肌炎/皮肌炎（PM/DM）、类风湿关节炎（RA）。

本病由 Sharp 等人于 1972 年首先报道了一组 25 例伴有系统性硬化、系统性红斑狼疮、多发性肌炎的多种结缔组织病的重叠综合征，同时伴有高滴度可提取抗核糖核蛋白（抗 U1‑RNP）抗体阳性，命名为 MCTD。40 多年来，此概念不断更新，并发现该病脏累及器广泛。MCTD 常用来描述患者表现为某种结缔组织病（CTD），但与确立的诊断标准不相符的临床状态。尽管 MCTD 是否作为一个独立的疾病仍有争议，但大多数学者认为从基因、血清学和临床方面的研究有足够的证据支持 MCTD 是一个独立的疾病。

MCTD 病因及发病机理至今尚不明确。研究资料表明是一种免疫功能紊乱的疾病，例如高滴度的抗 U1‑RNP 抗体，高球蛋白血症，抑制性 T 细胞缺陷，循环免疫复合物存在，组织中有淋巴细胞和浆细胞浸润等。MCTD 主要的病理改变是广泛的血管内膜和

（或）中层增殖性损害，导致大血管和许多脏器小血管狭窄，并伴有肺动脉高压和肺功能的异常。MCTD 的患病率不详，但可能高于 PM/DM 而低于 SLE。发病年龄在 4～80 岁，平均年龄 37 岁，女性多见，占 80%。

MCTD 在中医学文献中无相似的病名，与皮痹、肌痹、周痹、尪痹、脉痹、阴阳毒、历节病等有相似之处。有急性心内膜炎、心肌损害者属"心痹""心悸"；有肺功能异常、呼吸困难为"肺痹""喘证"；胸腔积液为"悬饮""支饮"；食道功能障碍临床出现吞咽困难、恶心、呕吐、腹泻者为脾胃损伤，归为"脾痹"；有肾炎、肾功能损害者可属"肾痹""水肿"；有肝脏损害者属"肝痹""黄疸""胁痛"；有雷诺现象为"脉痹"等。

2. 临床表现

患者可表现出组成本疾病的各种结缔组织病（SLE、SSc、PM/DM 或 RA）的临床症状，然而 MCTD 具有的多种临床表现并非同时出现，重叠的特征可以相继出现，不同的患者表现亦不尽相同。在该病早期与抗 U1-RNP 抗体相关的常见临床表现是双手肿胀、关节炎、雷诺现象、炎性肌病和指端硬化等。MCTD 患者几乎所有器官均可受累。

（1）早期症状。

大多数患者有疲劳、肌痛、关节痛和雷诺现象。若患者出现手或手指肿胀、高滴度斑点型 ANA 时，应密切随诊。

（2）发热。

约 1/3 的 MCTD 患者可不明原因的发热，可能是 MCTD 最显著的临床表现和首发症状。发热同时常伴有肌炎、无菌性脑膜炎、浆膜炎等。

（3）皮肤黏膜病变。

大多数 MCTD 患者在病程中出现皮肤黏膜病变，以雷诺现象最常见和最早出现，常伴有手指肿胀或全手肿胀，严重者可以出现指端坏死。有些患者表现为类似 SLE 样皮疹，尤其是面颊红斑和盘状红斑。还可见皮肤硬化、皮肤钙化、结节性红斑、毛细血管扩张、脱发等其他临床表现。黏膜损害包括颊黏膜溃疡、口干燥症、生殖器溃疡、皮下结节、青斑血管炎和鼻中隔穿孔等。

（4）关节病变。

几乎所有 MCTD 患者早期都会出现关节痛和关节僵硬，且较 SLE 更为常见和严重。60% 的患者最终发展为明显的关节炎，常见类似 RA 的关节畸形，放射学检查通常以缺乏严重的侵蚀性损害为特征，但有些患者可见关节边缘侵蚀和关节破坏。类似于银屑病的残毁型关节炎很罕见。

（5）肌肉病变。

肌痛是最常见的表现之一，但大多数患者没有明确的肌无力、肌电图异常或肌酶的改变。大多数患者的肌炎常在全身疾病活动的背景下急性发作，这些患者对短疗程大剂量糖皮质激素治疗反应良好。而轻症炎性肌病者常隐匿起病，对糖皮质激素治疗的反应较差。以肌炎为初始症状的患者罕见。

（6）心脏。

心脏的 3 层结构均可受累。最常见的改变是右心室肥厚、右心房扩大和心脏传导异常。20% 的患者心电图（ECG）不正常。心包炎是心脏受累最常见的临床表现，见于 10% ~ 30% 的患者，心包填塞少见。MCTD 患者心包炎的发病率可能更高。心包炎在最常见的累及心脏的多种病变中高达 40%。一项系统性回顾研究提示，心脏病变常见而且症状隐匿。MCTD 患者 20% 的直接死因是由于心脏病变。非侵入性心脏检查心电图和超声心动图有助于发现亚临床心脏病变，包括心脏传导异常、心包积液和二尖瓣脱垂。一些患者的心肌受累继发于肺动脉高压，对存在劳累性呼吸困难的患者，应注意筛查肺动脉高压。多普勒超声估测右心室收缩压有助于诊断亚临床型肺动脉高压，确诊需通过右心导管检查显示休息时平均舒张期肺动脉压 >25 mmHg。

（7）肺脏。

75％的患者有肺部受累，早期通常症状隐匿。肺部病变可包括胸腔积液、肺动脉高压、间质性肺病、肺血管炎、血栓栓塞疾病、肺泡出血、感染、阻塞性气道疾病。30％～50％的患者可发生间质性肺病，早期症状有干咳、呼吸困难、胸膜炎性胸痛。高分辨率CT（HRCT）是诊断间质性肺病最敏感的检查方法，HRCT的最常见早期征象是小叶间隔增厚、周边和下肺叶为主的磨玻璃样变。未经治疗的间质性肺病通常会进展，4年随访中25％的患者可发展为严重肺间质纤维化。患者肺功能持续恶化与严重的肺纤维化相关。肺纤维化是成年患者最常见的病变和死因。磨玻璃样变、小叶间隔增厚和胸膜下蜂窝样变是成年患者最常见的CT表现，也常为肺动脉高压的并发症。肺动脉高压是MCTD最严重的肺并发症，也是MCTD死亡的主要原因之一，患者亦可无症状直到致死。国内研究发现，肺动脉高压的发生率为29.7％，肺间质病变为34.1％。

（8）肾脏。

25％患者有肾脏损害。高滴度的抗U1 - RNP抗体对弥漫性肾小球肾炎的进展有相对保护作用。MCTD患者的肾损害通常为膜性肾小球肾炎，有时也可导致肾病综合征，但大多数患者症状隐匿。很少发生弥漫性肾小球肾炎和实质间质性病变，有些患者出现肾血管性高血压危象，与硬皮病肾脏病变类似。

（9）消化道。

60％～80％的患者可出现胃肠道受累，表现为消化道运动异常，食管上段和下段括约肌压力降低，食管远端2/3蠕动减弱，进食后发噎和吞咽困难。并可有腹腔出血、胆道出血、十二指肠出血、巨结肠、胰腺炎、腹腔积液、蛋白丢失性肠病、原发性胆汁性肝硬化、自身免疫性肝炎、吸收不良综合征等。腹痛可能是由于肠蠕动减退、浆膜炎、肠系膜血管炎、结肠穿孔或胰腺炎等所致。很少有患者出现蛋白丢失性肠病，常因低蛋白血症而出现全身水肿。

（10）神经系统。

根据Sharp关于MCTD的定义，中枢神经系统的损害并不是

MCTD 的显著临床特征。与 SSc 一样，最常见的受损是三叉神经病变。该病常见头痛，多为血管源性，有些头痛伴有发热和肌痛，类似于病毒感染综合征的后遗症。患者中有些出现脑膜刺激征，脑脊液检查显示无菌性脑膜炎。精神病和惊厥少见，其他神经系统受累包括癫痫样发作、器质性精神综合征、多发性周围神经病变、脑栓塞和脑出血等。

（11）血管。

几乎所有患者早期可出现雷诺现象。中小血管内膜轻度增生和中层肥厚是 MCTD 特征性的血管病变，也是本病肺动脉高压和肾血管危象的特征性病理改变。血管造影显示 MCTD 患者中等大小血管闭塞的发生率高，且大多数患者的甲襞毛细血管显微镜检查异常，血管襻表现为毛细血管扩张和缺失，与 SSc 患者的表现相似。73%患者可见"灌木丛型"（bushy pattern）的形态。45%患者抗内皮细胞抗体阳性，携带此抗体的患者易发生肺部病变和自发流产。抗U1－RNP 抗体可诱导内皮细胞释放致炎细胞因子，在血管病变中起致病作用。

（12）血液。

常见贫血和白细胞减少。75%的患者有贫血，60%的患者Coombs 试验阳性，但溶血性贫血少见。与 SLE 相似，75%的 MCTD患者有白细胞减少，主要影响淋巴细胞系，与疾病的活动有关。血小板减少、血栓性血小板减少性紫癜、红细胞发育不全相对少见。

（13）其他。

患者可有干燥综合征（SS）、慢性淋巴细胞性甲状腺炎、持久声音嘶哑。1/3 患者有发热、全身淋巴结肿大、肝脾肿大。

3. 辅助检查

几乎每一例 MCTD 患者血清中都有高滴度的斑点型 ANA。大多数 MCTD 患者的抗 U1－RNP 抗体在早期出现，并贯穿病程始终。如以血凝法检测，抗 ENA 抗体中 U1－RNP 抗体滴度常在 1∶1000，甚至可高达 1∶数百万。免疫印迹检测常有抗 U1－RNP（68000）抗体，抗体滴度可以波动，但和病情活动无关。丙种球蛋白可高达20～50g/L。血清补体大多正常或中等量减少。50% 的患者有类风湿因子（RF）阳性。伴有肌炎的患者肌酸激酶常增高。抗 Sm 抗体阴性，抗 ds－DNA 抗体和 LE 细胞少见，这些与 SLE 患者不同。疾病活动期出现免疫复合物。

4. **诊断和鉴别诊断**

在早期，难以将 MCTD 患者和其他 CTD 的患者区分，多数患者的主诉是容易疲劳，难以言述的肌痛、关节痛、雷诺现象及红斑等。此时诊断未分化结缔组织病是恰当的。高滴度的抗 U1－RNP 抗体提示有可能演变为 MCTD。此抗体甚至可被看作 MCTD 的血清学标志物。手指肿胀、前臂和手的腱周围的多发皮下结节、关节旁的钙化和肺动脉高压，常提示 MCTD。少数 MCTD 可以急性起病，无任何线索。但常表现为多肌炎、急性关节炎、无菌性脑膜炎、指（趾）坏疽、高热、急性腹痛和三叉神经病变等。

5. **病因病机**

本病病因病机比较复杂，先天禀赋不足，外感六淫之邪，自毛皮乘虚而入，客于肌肤经络之间，营卫不和，气血凝滞，瘀血痰阻，血脉不通，皮肤受损，渐及皮肉筋骨，则病变由表入里，损及脏腑而发本病。

（1）先天禀赋不足。先天禀赋不足之人，阴阳失调，偏于肾阴亏虚，则属阴虚内热。外邪乘虚而入，"邪入于阴则痹"。痹阻先在阴分，阴虚为本，血虚有火。病久阴血暗耗，阴损及阳，气阴两虚，时有外感诱发，病深则阴阳两虚。

（2）肾阳衰微。素体肾阳衰微，阴寒内凝，复感外邪而发。病程迁延日久者，痹阻络脉之邪可内舍于脏腑，使脏腑功能失调，元阳虚亏，真阴不足，气血虚衰，全身多部位和脏器损害，甚至危及生命。

（3）六淫外感。素体营血不足，卫外不固，腠理不密，风寒湿之邪乘虚外袭，凝结于肤腠，阻滞于经络，致使营卫失和，气血瘀滞，痰瘀痹阻，失于濡养；或外邪郁而化热，化热则伤阴，湿热交阻或暑热由皮肤而入，酿成热毒；燥气伤津，津亏血燥。总之，风、寒、暑、湿、燥、火，外能伤肤损络，内能损及营血脏腑。

（4）瘀血痰阻。由于病久气血运行不畅，而致血停为瘀，湿凝为痰。痰瘀互结，复感外邪，内外互结，阻闭经络、肌肤、关节、血脉，甚至脏腑。阻塞上焦，心肺损伤，气喘胸闷，胸痛心悸；阻于中焦，脾胃受损，运化失职，胃纳不佳，生血不足，血虚有火，热迫血行，血不循经，溢于脉外则衄血、紫斑皮疹或见血尿；阻于下焦，肝肾受损，精华流失，则腰酸浮肿，腹水贫血；上入巅脑则偏瘫癔症。痰瘀交阻或瘀热内生，凝聚皮表肌腠，气血痹着，失于濡养则手浮肿、指尖皮肤变硬，甚或溃疡和坏死；血脉痹阻，阳气不达四末，故肢端皮肤或白或青紫；阻于经络肌腠关节则肌肉关节酸痛无力。

6. 辨证论治

早期轻症以风热犯肺为主。慢性活动期以阴虚内热证为最常见，可贯穿在整个病变过程中。阴虚内热常与血热、瘀热相互交结，较易为外邪所诱发而急性发作。急性发作以气营热盛证为主，高热退后，向阴虚内热证转化。中晚期多以脾肾两虚、气血不足、痰浊瘀阻证为主。

1）风热犯肺证

证候：发热恶风，肢体肌肉酸痛、关节酸痛，咽痛咳嗽，眼睑浮肿，面部及全身皮肤肿胀或多样红斑皮疹，手指肿胀，肢端发白或青紫，舌淡红苔白，脉数。本证多见 MCTD 早期轻症。

治法：宣肺清胃，佐以通络。

方药：银翘散（《温病条辨》）合白虎加桂枝汤（《金匮要略》）加减。

金银花 20g，连翘 15g，生石膏 30g（先煎），薏苡仁 20g，黄芩 10g，知母 10g，荆芥 10g，杏仁 10g，桑枝 15g，蝉蜕 6g，大青叶 30g，地龙 15g，生甘草 5g，虎杖 15g，防风 10g，防己 10g，秦芄 10g, 川牛膝 12g, 桂枝 10g, 炒芥子 9g, 烫水蛭 3g。

加减: 若肌肉酸痛、关节酸痛较重, 酌加片姜黄 15g, 威灵仙 15g, 苍术 15g, 忍冬藤 20g, 络石藤 15g, 海桐皮 15g, 五灵脂 10g, 透骨草 15g 等, 清热祛湿, 通络止痛; 若汗出恶风较重, 酌加生黄芪 20g, 白芍 10g, 白术 15g, 防风 10g, 益气固表, 调和营卫以扶正祛邪。

临床体会: 本证多见于 MCTD 早期轻症, "邪之所凑, 其气必虚"。若无脾胃经脉空虚或肺卫不固, 营卫不调作基础, 外邪很难留恋肌腠。皮肤、肌肉组织相连, 气血相通。MCTD 是皮痹、肌痹、脉痹、周痹、尪痹等多种病证的存在, 因此风热犯肺、损伤肺卫的同时, 也易损伤阳明胃经等, 故治法以宣肺清胃, 佐以通络, 使风热之邪从外而解。同时, 关节炎、关节酸痛和肌肉酸痛多见, 可参照治疗类风湿关节炎的用药。应抓住时机, 及时治疗, 以防病情加重。故方中金银花、连翘清热透表为君药; 石膏、知母、黄芩、杏仁清热泻火, 养胃生津, 宣肺止咳, 大青叶清热解毒, 利咽消斑, 荆芥、防风、蝉蜕、秦艽疏散风邪, 透热外出共为臣药; 防己、薏苡仁、虎杖、地龙、桑枝除湿利痹, 祛湿清热, 通络止痛而治肌肉酸痛、关节酸痛为佐药; 甘草泻火解毒, 调和诸药, 川牛膝活血化瘀, 引火下行共为使药。方中桂枝温通经脉, 白芥子善治皮里膜外关节间痰结, 水蛭散瘀消癥, 能通血脉共治肢端脉痹。

2) 阴虚内热证

证候: 长期低热, 淋巴结肿大, 手足心热, 面色潮红, 斑疹鲜红, 齿衄咽痛, 便秘溲赤, 肢体肌肉关节酸痛, 眼睑呈紫蓝色, 掌趾瘀点, 指端青紫, 五指难展, 舌红苔薄, 脉细数。本证在 MCTD 慢性活动期最为常见。

治法: 养阴清热, 化瘀通络。

方药: 玉女煎 (《景岳全书》) 合增液汤 (《温病条辨》) 加减。

生地 30g, 生石膏 30g (先煎), 麦冬 15g, 玄参 15g, 黄芩

10g，薏苡仁 20g，知母 10g，忍冬藤 30g，虎杖 15g，川牛膝 10g，生甘草 5g，地龙 15g，桑枝 10g，鳖甲 30g（先煎），秦艽 10g，豨莶草 15g，络石藤 20g，生黄芪 20g。

加减：肌萎无力者，酌加白鲜皮 30g，鸡血藤 30g，党参 15g，白术 15g，茯苓 15g，升麻 6g，柴胡 10g，当归 10g 等，以补益中气，养血生肌；低热重者，酌加青蒿 15g，地骨皮 15g，白芍 10g，银柴胡 10g 等，以退虚热；口干较重者，酌加芦根 15g，石斛 15g，玉竹 15g，沙参 15g，百合 15g，葛根 10g，天花粉 15g 等，以生津止渴；咽喉肿痛重者，酌加金银花 20g，连翘 15g，板蓝根 20g，牛蒡子 10g，薄荷 6g，蝉蜕 6g 等，以清热解毒，利咽消肿；热伤血络，瘀点紫斑皮疹迭起，或齿衄、溲赤较重者，酌加仙鹤草 15g，丹皮 10g，茜草 15g，旱莲草 15g，白茅根 15g 等，以清热凉血止血；脱发显著者，酌加何首乌 15g，旱莲草 20g，熟地 15g，桑葚子 15g，枸杞子 15g，菟丝子 15g 等，以补肝益肾，养血生发；淋巴结肿大者，重用元参 20g，酌加煅牡蛎 20g，浙贝母 10g，夏枯草 20g，青皮 15g，昆布 10g，海藻 10g 等，以软坚散结。

临床体会：MCTD 多发于青年女性，"女子体阴而用阳"，"阴常不足，阳常有余"。又久病耗伤阴液，阴虚内热，阴虚火旺。证见舌红少苔为阴虚内热现象，故养阴清热是治疗本病的根本方法。如长期服用激素者，常见苔白厚腻，只要胃纳大便正常，不能以湿重辨证，可舍苔从证，不影响重用养阴清热治疗。故方中生地、麦冬、玄参养阴清热，生津润燥为君药。石膏、知母、黄芩清热泻火，以清肺胃之火而生津液为臣药。鳖甲滋肝肾之阴，秦艽风药中润剂，能退虚热，鳖甲引秦艽直入，秦艽引鳖甲透热外出，共治虚热为佐药；薏苡仁、忍冬藤、虎杖、桑枝、豨莶草、络石藤、地龙、秦艽清热祛湿、活络止痛而治肌肉关节酸痛，亦共为佐药。黄芪、甘草益气固表，解毒和中，川牛膝活血化瘀，导热引血下行，以降上炎之火而止上溢之血，共为使药。诸药合用，养阴清热，滋液润燥，清热泻火，化瘀通络，以治阴虚内热证。

3）气营热盛证

证候：高热不恶寒或稍恶寒，颜面红赤，斑疹鲜红，咽干口燥，渴喜冷饮，尿赤短少，关节酸痛，手浮肿呈腊肠样肿胀，肢端皮肤变化明显或白或青紫，掌趾瘀点，眼睑紫蓝，肌痛无力，舌红苔黄或舌红绛少苔，脉滑数或洪数。本证为热毒炽盛、气营两伤，相当于 MCTD 因感染而诱发急性发作期。

治法：清热泻火，化瘀解毒。

方药：清瘟败毒饮（《疫疹一得》）加减。

生石膏 30g（先煎），知母 15g，生地 30g，玄参 15g，黄芩 15g，丹皮 15g，赤芍 10g，金银花 30g，连翘 20g，大青叶 30g，白花舌蛇草 20g，虎杖 15g，桑枝 10g，地龙 15g，川牛膝 12g，木瓜 15g，防己 10g，黄芪 15g，寒水石 30g（先煎），滑石 15g，竹叶 10g，炙甘草 5g。

加减：若稍有恶寒者，可加桂枝 10g，调和营卫，温通经络；衄血、尿血者，酌加仙鹤草 20g，藕节炭 15g，白茅根 20g，茜草 20g，白及 15g 等，清热凉血止血；如有头痛，呕吐，寒战，舌苔黄厚，脉滑数，热毒较盛者，酌加黄连 10g，栀子 10g，大黄 10g，黄柏 10g，贯众 10g，板蓝根 15g 等，清热解毒；咽干、渴喜冷饮较重者，酌加芦根、石斛、玉竹、沙参、麦冬、五味子各 15g 等，养阴清热，生津止渴。

临床体会：MCTD 高热常由感染诱发，热毒炽盛，治疗以清热解毒为主，及时控制感染。如发热，淋巴结肿大，热盛血热，痰瘀互结，而非热毒，发热日久却无中毒症状，治疗重在清热凉血，活血化瘀，泻火化痰，但也不可忽视解毒。故方中石膏、知母、寒水石清热泻火，直入胃经退其气分壮热为君药。玄参、生地、丹皮、赤芍养阴清热，凉血散瘀，以清营分之热毒为臣药。金银花、连翘、黄芩、大青叶、白花蛇舌草、虎杖清热解毒，活血散瘀，以增强清解热毒之力，桑枝、虎杖、木瓜、防己、地龙清热祛湿，化瘀通络以治痰瘀热毒阻塞脉络之证候，滑石、竹叶清利下焦，使热邪从小便排出，共为佐药。黄芪、甘草益气扶正，调和诸药，川牛膝导热引血下行，共为使药。诸药合用，清热泻火，化瘀解毒，凉血通络，以治气营热盛之证。

4）瘀热痹阻证

证候：手足瘀点累累，斑色暗红，手浮肿呈腊肠样肿胀，双手白紫相继，双腿青斑如网，脱发，口舌糜烂，鼻衄肌衄，关节红肿热痛，肌肉酸痛无力，眼睑紫蓝，小便短赤，蛋白尿或血尿，低热或自觉烘热，淋巴结肿大，烦躁不安，舌红苔薄，或舌红而光，或鲜红起刺，或边有瘀斑，脉弦细数。本证相当于 MCTD 慢性活动期以手足血管炎、雷诺现象、关节痛或关节炎、多发性肌炎和皮肌炎为主，并出现肾炎蛋白尿、血尿者。本证为瘀热痹阻，脉络受损，迫血妄行所致和痰瘀互结复感外邪而发。

治法：清热解毒，凉血化瘀。

方药：犀角地黄汤（《备急千金要方》）加减。

水牛角 30g（先煎），生地 30g，知母 15g，玄参 15g，丹参 30g，丹皮 15g，赤芍 15g，红藤 30g，虎杖 15g，黄芩 10g，桑枝 10g，地龙 15g，川牛膝 15g，防己 10g，木瓜 15g，薏苡仁 20g，白茅根 20g，猪苓 15g，茜草 15g，黄芪 30g，生甘草 5g。

加减：妇女闭经者，酌加当归 10g，益母草 20g；肌衄者，酌加何首乌、生藕节、生地榆各 15g；雷诺现象较重，寒热错杂者，酌加桂枝 10g，红花 10g，烫水蛭 3g，与清热散瘀药寒热并用；手浮肿呈腊肠样肿胀较重者，酌加白芥子 9g，胆南星 6g，土鳖虫 10g，配合地龙化瘀祛痰、通络消肿。

临床体会：MCTD 血管炎和雷诺现象，多为阴虚内热，瘀热痹阻，脉络受损所致。控制血管炎症，应以养阴清热为主，结合凉血化瘀。故方中水牛角清心火而解热毒，心火得清，则诸经之火自平，生地凉血而滋阴协助水牛角清心火而解热毒并增强止血作用，共为君药。玄参、赤芍、丹皮、丹参清热养阴，活血凉血，化瘀消斑，养血安神引诸药入心，以加强解毒化斑作用，白茅根、茜草、川牛膝清热生津，凉血止血，活血散瘀，导热引血下行，以治疗血热妄行引起的诸多血症，共为臣药。知母、黄芩能清三焦之火，薏苡仁、防己淡渗利水，除湿利痹，猪苓利水渗湿，三药合用，可治湿热内蕴的小便短赤，下肢肿胀。川牛膝又与红藤、虎杖、桑枝、木瓜、地龙清热解毒，活血化瘀，祛痰通络，消肿止痛而治关节肿胀疼痛、肌肉疼痛、雷诺现象、手指浮肿呈腊肠样等，共为佐药。黄芪、甘草益气和中，调和诸药为使药。诸药合用，清热凉血，活血化瘀，宣通脉络。关节炎、关节痛和肌肉酸痛因湿热痰瘀痹阻所致者，治以清热祛湿、化瘀通络、消肿止痛。常选用苍术 15g，黄柏 10g，薏苡仁 20g，秦艽 10g，桑枝 10g，忍冬藤 20g，络石藤 15g，威灵仙 15g，防己 10g，透骨草 15g，川牛膝 15g，桑寄生 20g，虎杖 15g，五加皮 10g，五灵脂 15g 等药物；可酌加蜈蚣 1 条，土鳖虫 9g，地龙 15g，全蝎 6g，水蛭 3g，僵蚕 10g 等虫类药物，以及白芥子 10g，胆南星 6g，法半夏 9g 等化痰药物。

5）热郁积饮证

证候：咳嗽气喘，胸闷胸痛，心悸怔忡，时有低热、咽干口渴、烦躁不安、红斑红疹，手浮肿呈腊肠样肿胀，肢端青紫，肌肉酸痛无力，眼睑紫蓝，舌红苔厚腻，脉滑数或濡数，偶有结代。本证为热郁上焦，心肺受阻，相当于 MCTD 引起的心肺损害，表现为间质性肺炎、心包炎、心肌炎、肺动脉高压。

治法：清热蠲饮，化瘀通痹。

方药：葶苈大枣泻肺汤（《金匮要略》）合泻白散（《小儿药证直诀》）加减。

葶苈子 15g，桑白皮 15g，防己 10g，知母 15g，生地 30g，沙参 15g，黄芩 10g，薏苡仁 20g，猪苓 15g，茯苓 15g，郁金 15g，杏仁 15g，枳壳 10g，甘草 5g，生黄芪 30g，虎杖 15g，桑枝 15g，秦艽 10g，忍冬藤 30g，地龙 15g，威灵仙 15g，水蛭 6g，川牛膝 15g，地骨皮 20g，大枣 5 枚。

加减：白痰多者，酌加白芥子 15g，苏子 10g 等，祛胸膈间痰涎；咳嗽重者，酌加川贝母 10g，炙百部 10g，半夏 9g，陈皮 15g，化痰止咳；心悸、脉结代者，酌加玉竹 20g，五味子 15g，丹参 20g，菖蒲 10g，龙齿 10g，开窍通闭，宁心安神；气短胸闷，酌加炙苏子 10g，栝楼皮 20g，厚朴 15g，旋覆花 15g，宽胸顺气；胸痛彻背者，酌加薤白 15g，丹参 20g，通阳散结，活血化瘀；发热者，加生石膏 30g 以加强清热之力。

临床体会：积饮本为阴邪，但因本证热郁上焦，心肺受阻，气血瘀滞，肃降失司，水为火郁，积饮内停。治疗上重在清热蠲饮，佐以化瘀通痹，而不能用宣痹通阳之法治积饮，切不能忘记养阴清热治病之本。故方中葶苈子苦寒能开泄肺气，具有泻水逐痰之力，桑白皮清泄肺热，止咳平喘共为君药。地骨皮、知母协助君药，泄肺火而滋肾水清虚热，黄芩泄肺火而解热毒共为臣药。生地清热凉血，滋阴生津，沙参清肺养阴，养胃生津，郁金凉血清心，行气解郁，祛瘀止痛，薏苡仁、猪苓、茯苓淡渗利湿，宁心安神，杏仁、枳壳宣肺平喘，行气宽中，虎杖、秦艽、桑枝、忍冬藤、威灵仙、防己、地龙、水蛭、川牛膝清热祛湿，活血化瘀，祛痰通络而治四肢关节肿痛、肌肉酸痛无力、手肿胀、指端青紫，共为佐药。黄芪、甘草、大枣益气和中，调和诸药为使药。诸药合用，清热蠲饮，化瘀通痹，祛邪扶正，以治热郁积饮证。

6）脾肾两虚证

证候：面色无华，但时有潮红，指甲亦无华，神疲乏力，畏寒肢冷，但时而午后烘热，口干舌燥，斑疹暗红，面浮肿，眼睑紫蓝，手肿胀，指尖皮肤变硬，甚至溃疡和坏死，肢端或白或青紫，两腿浮肿如泥，进而腰股俱肿，关节肌肉酸痛，麻木无力，纳呆食少，脘腹胀满，小便短少，蛋白血尿，舌体胖，舌质偏淡或偏红，苔薄白或薄腻，脉弦细或细数或细弱。本证可见于 MCTD 慢性期手指硬皮样改变明显、胃肠道蠕动缓慢、肾低蛋白血症、肾功能不全。

治法：健脾益肾，化瘀利水。

方药：独活寄生汤（《备急千金要方》）合防己黄芪汤加减（《金匮要略》）。

独活 10g，桑寄生 15g，秦艽 10g，生地 15g，熟地 15g，白芍 10g，当归 10g，川芎 10g，党参 20g，生黄芪 20g，白术 15g，茯苓 20g，炙甘草 6g，猪苓 20g，五加皮 10g，防己 10g，赤小豆 20g，骨碎补 15g，怀牛膝 15g，泽泻 15g，龟甲 15g（先煎），杜仲 15g。

加减：血红蛋白、白细胞下降明显者，重用黄芪 30g，酌加制首乌 15g，女贞子 15g，黄精 20g，鸡血藤 20g，桂圆肉 10g 等补气养血；虚火上浮者，酌加知母 15g，黄芩 15g，丹皮 10g，黄柏 15g 等，清热降火；腰膝酸痛者，重用杜仲 20g，桑寄生 20g，酌加川断 20g，狗脊 15g，补肝肾，强筋骨；畏寒肢冷、脉细弱、舌淡苔薄者，酌加桂枝 10g，淡附片 15g（先煎），温阳散寒。伴蛋白尿、血尿者，酌加芡实 15g，白茅根 20g，山萸肉 15g，山药 20g，并重用黄芪 30g，益气固涩。

临床体会：对手指硬皮样改变明显，指尖皮肤变硬，治疗要以补益气血、活血通络为主，以防溃疡和坏死。对胃肠道功能异常，重用白术、茯苓、党参、炙甘草等健脾益气之药。MCTD 肾脏改变通常较轻，表现为蛋白尿或血尿，临床以养阴清热为主配合活血、止血、收涩、利尿之品治疗。但偶尔肾脏受累成为主要临床问题，病人可死于进行性肾衰竭，故方中熟地生精养血，生地凉血滋阴，二者合用大补阴血为君药。桑寄生、杜仲、怀牛膝、龟甲补肝肾，强筋骨，主治肾虚腰痛，又祛风湿，化血瘀，共为臣药。党参、黄芪、白术、茯苓、炙甘草益气健脾以强生化之源，运化之力，白芍、当归、川芎补血活血共为佐药。白芥子善治皮里膜外关节间痰结，肉桂、炮姜温中散寒而化痰，三药合用散寒凝，化痰滞而通血脉与地黄相互制约相辅相成，共为佐药。独活以治身半以下风湿痹痛，腰膝酸重为主，甘草又调和诸药共为使药。方中加入赤小豆、防己、猪苓、泽泻利水渗湿，散血消肿以治两腿浮肿如泥，进而腰股俱肿。诸药合用益肾健脾，化瘀利水，祛痰通脉，治疗脾肾两虚之证。

7）其他临床表现辨证治疗

（1）MCTD 病人出现神经系统病变，虽然仅占 10%，但也要引起注意。若出现头痛、头晕、三叉神经病变，脑电图示轻度脑损害，治以健脑化瘀、祛风除痰，方用生地 30g，枸杞子 15g，麦冬 15g，何首乌 15g，知母 10g，天麻 10g，白蒺藜 9g，蔓荆子 15g，赤芍 15g，川芎 10g，泽兰叶 15g，茯苓 15g，半夏 9g，陈皮 10g，菊花 15g，钩藤 10g。

加减：头痛严重者，酌加全蝎 10g，蜈蚣 2 条平肝息风，解痉止痛；面瘫者，酌加白附子 10g，白僵蚕 15g，烫水蛭 6g，地龙 15g 等，息风解痉，祛逐风痰；神志不清者，酌加安宫牛黄丸、醒脑丸，清热解毒，醒脑开窍；癫痫抽搐者，酌加制南星 9g，石菖蒲 10g，竹沥 10g 等，清热化痰，息风解痉。

（2）肝脾肿大，重用疏肝理气、活血化瘀药物，如丹参 15g，柴胡 10g，川楝子 10g，郁金 15g，红花 10g，刘寄奴 20g，生山楂 20g，三棱 10g，莪术 10g 等。

（3）口眼干燥明显，重用养阴药物，如石斛 20g，玉竹 15g，白芍 10g，五味子 15g，山药 20g，天花粉 15g，沙参 15g，麦冬 15g 等。

（4）伴桥本甲状腺炎，重用玄参 15g，牡蛎 15g，浙贝母 10g，昆布 15g，海藻 10g，连翘 20g，青皮 15g，夏枯草 15g 等，软坚散结，以消瘿瘤。

7. 中西医结合治疗思路与方法

MCTD 的病因及发病机制尚不明确。可表现出组成本病中的各个结缔组织病（SLE、SSc、PM/DM 或 RA）的任何临床症状。然而 MCTD 具有的多种临床表现并非同时出现，患者表现亦不尽相同。中医药治疗的优势主要体现在治法多样化，通过辨证和辨病相结合，调整人体异常的免疫功能，改善局部及全身症状，尤其在缓解雷诺现象、关节痛或关节炎、肌痛手指肿胀或硬化等症状方面优于单纯西医治疗，不但近期疗效肯定，并可取得稳定的远期疗效。中药与西药合用后可增加疗效，并减少毒副作用，降低复发率。同时对 MCTD 多系统损害如肺动脉高压、肾脏病变、肺脏病变、胃肠道病变、神经系统、血管病变以及血液系统病变等都有较好的治疗作用，并能提高患者的生活质量。

因此，对于以关节炎为主要表现者，轻者可应用非甾体抗炎药和中药治疗，可以增强疗效，减轻或消除非甾体抗炎药的毒副作用。如果以重症关节炎、肌炎为主要表现，以及多系统损害者，可以在使用西药糖皮质激素或（和）免疫抑制剂治疗的同时，配合中医的辨证论治，不但有助于改善症状、控制病情、巩固疗效、减少西药的用量，而且还能减轻西药的毒副作用。

MCTD 临床上有 SLE、SSc、PM/DM 及 RA 等疾病特征的综合征，也是临床治疗比较困难的问题，中西医结合治疗研究的重点应放在中药能否防治本病早期的多系统、多器官损害方面。目前充分利用有扩血管、改善微循环、软化皮肤和免疫调节作用的中药和中药制剂，并不断开发出确实有效的中成药制剂。

8. 调摄

（1）及时控制感染。

（2）慎用某些诱发药物，以避免本病的发作。

（3）疾病未得到控制时，不宜妊娠。妊娠期患者一般均有症状减轻，激素只需减至最低有效剂量，但需密切注意分娩后病情突然恶化。

（4）避免日光暴晒及照射紫外线。

（5）内热重的病人宜食凉性食物，而牛肉、羊肉、狗肉、驴肉等温性食物易诱发和加重病情。水果也宜选用生梨、西瓜、生藕等。菠菜能发疮和增加蛋白尿和管型，花菜能加重脱发的进程，均宜忌口。不宜饮酒，也不宜用药酒治疗。

第十一节　银屑病关节炎

1. 概述

银屑病关节炎（psoriatic arthritis，PsA）即牛皮癣关节炎，是一种与银屑病相关的慢性炎性关节病，具有银屑病皮疹并导致关节和周围软组织疼痛、肿、压痛、僵硬和运动障碍，部分患者可有骶髂关节炎和（或）脊柱炎。病程迁延、易复发，晚期可关节强直，导致残疾。约75%患者皮疹出现在关节炎之前，同时出现者约15%，皮疹出现在关节炎后者约10%。该病可发生于任何年龄，高峰年龄为30~50岁，无性别差异，但脊柱受累者以男性较多。我国PsA患病率约为1.23%。

银屑病关节炎是属于银屑病的一个特殊类型，也称为关节病型银屑病。在中医学中应属痹病范畴，尤其是与尪痹、骨痹和大偻有相似的特征。其皮肤损害则相当于"白疕"。

2. 临床表现

1）关节炎表现

包括单关节炎，不对称的少关节炎或多关节炎，以及与类风湿关节炎相似的对称性多关节炎。也可单独发生脊柱和骶髂关节病变或周围关节炎合并发生。关节炎可出现在银屑病之后（68%）、之前（20%）或同时出现（10%）。关节炎活动程度常与皮损一致，指、趾甲受累也是本病的特点。约1/3患者呈急性起病。本病已明确的有5种关节炎类型。在临床上，一种类型可以演变为另一种类型，出现几种类型的关节病变并存。

（1）寡关节炎或单关节炎型。此型最为常见，约占70%，以手、足远端或近端指（趾）间关节为主，膝、踝、髋、腕关节亦可受累，分布不对称，因伴发远端和近端指（趾）关节滑膜炎和腱鞘炎，受损指（趾）可呈现典型的腊肠指（趾），常伴有指（趾）甲病变，此型患者 1/3 ~ 1/2 可演变为多关节炎类型。

（2）远端指（趾）间关节炎型。此型是典型的银屑病关节炎，通常与银屑病指（趾）甲病变有关，仅占 5% ~ 10%。

（3）残毁性关节炎型。此型是银屑病关节炎的最严重型，占 5%。好发年龄为 20 ~ 30 岁。可累及指、掌、跖骨，可有骨溶解，指节为望远镜式的套叠状，关节可强直、畸形，常伴发热和骶髂关节炎，皮肤病变严重。

（4）对称性多关节炎型。此型占 15%。病变以近端指（趾）间关节为主，可累及远端指（趾）间关节及大关节，如腕、肘、膝和踝关节等。

（5）脊柱关节病型。临床表现类似强直性脊柱炎，患者常无症状，后背和胸廓症状也可很轻。骶髂关节受累见于 20% ~ 40% 的 PsA 患者。年龄大者多见，以脊柱和骶髂关节病变为主，常为单侧。脊柱炎表现为韧带骨赘形成，严重时可引起脊柱融合，骶髂关节模糊，关节间隙狭窄甚至融合，可影响颈椎导致寰椎和轴下不全脱位。

2）皮肤表现

根据银屑病皮损的临床特征，一般可分为寻常型、脓疱型和红皮病型。银屑病皮损好发于头皮及四肢伸侧，尤其肘、膝部位，呈散在或泛发分布，要特别注意隐藏部位的皮损如头发、会阴、臀、脐等；皮损表现为丘疹或斑块，圆形或不规则形，表面有丰富的银白色鳞屑，去除鳞屑后为发亮的薄膜，去掉薄膜可见点状出血（Auspitz 征），该特征对银屑病具有诊断意义。存在银屑病是与其他炎性关节病的重要区别，皮肤损害的严重性和关节病变的程度无直接关系，仅 35% 二者相关。

3）指（趾）甲病变

指（趾）甲异常是 PsA 的特征，见于 80% 患者，而无关节炎的银屑病患者只占 15%。常见表现为顶针样凹陷。炎症远端指间关节的指甲有多发性凹陷是 PsA 的特征性变化，其他表现有甲板增厚、浑浊、色泽发乌或有白甲、表面高低不平、有横沟及纵嵴，常有甲下角质增生，重者可有指（趾）甲剥离，有时形成匙形甲。

4）眼部病变

7%～33%患者有眼损害，如结膜炎、葡萄膜炎、虹膜炎和干燥性角膜炎等。

5）附着点炎

肌腱和韧带附着于骨的附着点炎症是脊柱关节病的一个特点，特别在跟腱和跖腱膜附着部位，足跟痛是常见的表现。

6）全身症状

少数患者可有发热、消瘦、乏力、贫血等全身症状。

7）其他表现

其他少见的表现包括主动脉瓣关闭不全，双肺纤维化和淀粉样变性。

3. 辅助检查

（1）实验室检查。

PsA 无特异性的实验指标。病情活动时 ESR、CRP 升高，IgA、lgE、补体水平增高等。关节滑液呈非特异性反应。白细胞计数可轻度增加，以中性粒细胞为主。类风湿因子检测为阴性，少数患者可有低滴度的 RF 和抗核抗体。骶髂关节和脊柱受累的患者中约1/2 的患者 HLA－B27 为阳性。

（2）影像学检查。

PsA 的骨质改变是骨质破坏和生成的独特结合，在 X 线片上表现为特征性的指（趾）"铅笔帽样"改变，受累的指（趾）末节骨远端骨质溶解后变细、变尖，状如笔头，同时末节骨近端骨质增生、膨大，形如笔帽。但此征仅见于病情严重的患者。多数银屑病关节炎的 X 线表现类似类风湿关节炎。中轴关节病变多为不对称，椎间隙变窄、强直，不对称性韧带骨赘形成，椎旁骨化，其特点是相邻椎体的中部之间的韧带骨化形成骨桥，并呈不对称分布。

4. 诊断与鉴别诊断

关于 PsA 的诊断标准，目前尚未统一，较简单而实用的标准有 Moll 和 Wright 的 PsA 分类标准：①至少有 1 个关节炎并持续 3 个月以上；②至少有银屑病皮损和（或）1 个指（趾）甲上有 20 个以上顶针样凹陷的小坑或甲剥离；③血清 IgM 型 RF 阴性（滴度 < 1∶80）。

部分 PsA 患者银屑病皮损出现在关节炎后，此类患者的诊断较困难，应注意寻找临床和放射学线索，如银屑病家族史，寻找隐蔽部位的银屑病变，注意受累关节部位有无脊柱关节病等来作出诊断并排除其他疾病。

临床上常与类风湿关节炎、强直性脊柱炎、瑞特综合征进行鉴别诊断。

5. 病因病机

PsA 的致病原因多由机体阴阳失调，复感外邪所致。或素体阳虚，复感风寒湿邪，或因素体阳盛，内有蕴热，复感阳邪，内外相合，闭阻经络，阴津营血不能达于肌表，由此造成皮肤关节等损害。

（1）肝气郁结。情志不遂，郁怒伤肝，肝气郁结，郁久化火，火热伤阴，阴虚血燥。既不能充润肌表，又不能通利关节筋骨而发本病。

（2）感受风寒湿邪。素体阳虚，卫气不固，腠理空疏，"风寒湿三气杂至，合而为痹"。寒为阴邪，其性凝滞；湿亦为阴邪，其性黏腻；风邪善行，引寒湿之邪入里，脉络瘀阻，不能通达肌肤，失于荣养而发白疕。

（3）感受风热毒邪。素体阳盛，内有蕴热，复感风热，内外合邪，热势鸱张。热伤阴液，阴虚血燥，表皮失润，关节失养；或热毒炽盛，可以直中肌肤，侵扰关节；或内生热毒，湿热内蕴，复感热毒，内外合邪，侵扰皮表，流注关节而发本病。

总之，病因不外乎寒热两个方面。因于热者多见，因于寒者少见。由于寒者脉络凝滞而生瘀血。因于热者热伤阴液，阴虚血燥，血行不畅，亦易产生瘀血。因此，瘀血的产生往往贯穿于病机的全过程。

6. 辨证论治

既要注意银屑病的治疗，又要注意关节炎的治疗。

（1）风寒阻络证。

证候：多见于儿童或初发病患者，皮损红斑不显，鳞屑色白而厚，皮损多散见于头皮或四肢，冬季易加重或复发，夏季多减轻或消退。关节疼痛游走不定，遇风冷则加重，得热则舒。舌质淡红，苔薄白，脉弦紧。

治法：祛风散寒，活血通络。

方药：黄芪桂枝五物汤（《金匮要略》）合身痛逐瘀汤（《医林改错》）加减。

生黄芪20g，桂枝12g，秦艽10g，羌活15g，当归15g，川芎15g，桃仁10g，红花10g，五灵脂15g，全蝎10g，防己20g，防风10g，地肤子12g，白鲜皮15g，川牛膝15g，甘草10g。

分析：本证型为患病初期，病情较轻。素体阳虚，表阳不固，感受风寒之邪。风性善行，游走不定，寒为阴邪其性凝滞，脉络受阻，阴血涩滞，皮肤失养而致上述证候。治以祛风散寒，活血通络止痛。方中以黄芪补气固表，桂枝祛风散寒、温通经络，共为君药。辅以羌活、秦艽、防己、防风祛风湿而止痛，共为臣药。当归、川芎、桃仁、红花、五灵脂活血散瘀、行气止痛，有"治风先治血，血行风自灭"之意，全蝎祛风止痛、解毒散结，地肤子、白鲜皮祛风解毒止痒，共为佐药。羌活走上，川牛膝走下，引药下行，活血祛瘀，甘草调和诸药，解毒和中，共为使药。诸药合用，祛风散寒，活血散瘀，解毒散结，行气止痛，诸症可消。

加减：如皮损增厚瘙痒甚者，可酌加莪术15g，蛇床子15g；如关节疼痛较重者，可酌加苏木15g，土鳖虫10g，白芥子10g；畏寒肢冷者，可加制川乌6g，或制附片10g。

（2）风热血燥证。

证候：皮损遍及躯干四肢，且不断有新的皮损出现。皮损基底部皮色鲜红，鳞屑增厚，瘙痒，夏季加重，常有低热，关节红肿热痛，疼痛固定不移，得热痛增，大便干结，小便黄赤，舌质红，苔黄，脉弦细而数。

治法：散风清热，养阴润燥。

方药：消风散（《医宗金鉴》）合养阴解毒汤（《中医外科临床手册》）加减。

荆芥10g，防风10g，蝉衣10g，牛蒡子10g，苦参20g，知母10g，生石膏30g，当归10g，生地30g，胡麻仁30g，麦冬20g，元参20g，丹皮10g，薄荷6g，秦艽10g，板蓝根30g，忍冬藤30g，生甘草6g。

分析：素体阳盛，内有蕴热，复感风热，内外合邪，热伤阴液，阴虚血燥，表皮失润，伤及皮肤而发白疕；闭阻经络，流注关节而发关节红、肿、热、痛等症。治以疏风清热，养阴润燥，通络止痛。"痒自风来，止痒必先疏风。"故方中以荆芥、防风、牛蒡子、蝉衣、薄荷开发腠理，透解在表的风热之邪，共为君药。苦参清热燥湿，祛风止痒杀虫以治顽癣，风热客于肌肤，故以石膏、知母清热泻火、养胃生津，共为臣药。热久则伤及血分，致血热瘀滞，阴虚内热，故以当归、胡麻仁和营活血，养血润燥；生地、元参、丹皮、麦冬清热凉血，养阴生津，活血散瘀；板蓝根凉血解毒；湿热相搏，流注关节，则以忍冬藤清热解毒，活络止痛；秦艽祛风湿，除虚热，风药中之润剂，与荆芥、防风等同用有祛风通络的作用，治疗风湿痹痛。共为佐药。甘草解毒和中，为使药。诸药合用，有疏风清热、养血润燥、活血散瘀、通络止痛的作用。

加减：如皮损继续扩大，或有新起者，可酌加菝葜20g，蛇床子10g；服药后胃中不适，大便稀溏者，去苦参、生石膏，加炒白术20g，薏苡仁20g，生地酌情减量；如关节疼痛不减，甚或加重者，酌加苏木15g，红花10g，王不留行15g，片姜黄20g，虎杖

20g, 豨莶草 15g, 透骨草 15g, 蜈蚣 2 只, 全蝎 6g, 地龙 20g 等, 祛风除湿, 化瘀祛痰, 通络止痛。

（3）湿热蕴结证。

证候：皮损多发于掌、跖关节及关节屈侧和皮肤皱褶处。皮损发红, 表皮湿烂或起脓疱。低热, 关节红肿, 灼热疼痛, 下肢浮肿, 或有关节腔积液, 阴雨天症状加重, 神疲乏力, 纳呆, 下肢酸胀沉重。舌质暗红, 苔黄腻, 脉滑数。

治法：清热利湿, 活血化瘀。

方药：消风散（《医宗金鉴》）合身痛逐瘀汤（《医林改错》）加减。

木通 6g, 苍术 15g, 苦参 20g, 知母 20g, 荆芥 10g, 防风 10g, 当归 10g, 牛蒡子 10g, 蝉衣 10g, 生石膏 30g, 胡麻仁 30g, 生地 30g, 生甘草 6g, 生薏仁 20g, 川牛膝 10g, 秦艽 10g, 桃仁 10g, 红花 10g, 五灵脂 15g, 地龙 20g。

分析：湿热内蕴、风热毒邪侵袭人体与湿热相搏, 内外合邪, 内不能疏泄, 外不能透达, 湿热蕴结, 郁于肌肤腠理之间而发白疕, 故症见皮肤瘙痒, 或表皮湿烂起脓疱, 水液流溢。若流注关节, 痹阻脉络, 不通则痛, 故见关节红、肿、热、痛等湿热痹阻征象。方中以苍术散风祛湿, 苦参清热燥湿, 祛风, 杀虫, 止痒, 以治顽癣, 木通渗利湿热, 共为君药。荆芥、防风、牛蒡子、蝉衣开发腠理, 透解在表之风邪而止痒, 并可引湿热外解, 共为臣药。湿热之邪客于肌肤, 故以石膏、知母清热泻火, 热久则伤及血分, 致血热瘀滞, 故以当归和营活血, 生地清热凉血, 胡麻仁养血润燥, 均为佐药。甘草解毒和中为使药。因湿热流注关节, 故关节红肿热痛。除上述药物外合身痛逐瘀汤化裁, 去掉羌活、川芎、没药、香附过于辛燥药物。方中秦艽祛风湿, 除虚热, 风药中之润剂, 与荆芥、防风同用有祛风通络的作用。桃仁、红花活血化瘀, 五灵脂散瘀止痛, 为治疗血滞诸痛之要药, 地龙通利经络, 生薏苡仁除湿利痹, 川牛膝通利关节, 活血化瘀, 引药下行治疗关节红肿热痛, 下肢浮肿等症。诸药合用，清热利湿，祛风止痒，活血散瘀止痛。

加减：若持续发热，皮损无好转者，酌加金银花 20g，连翘 15g，栀子 10g，丹皮 10g，寒水石 30g 等；如关节肿胀积液较重者，可酌加车前草 15g，防己 15g，白芥子 10g，水蛭 6g，皂角刺 10g，王不留行 20g 等；若乏力纳呆，下肢酸软沉重者，酌加生黄芪 20g，木瓜 15g，白术 15g，桑寄生 15g，狗脊 15g，骨碎补 15g，鸡血藤 20g 等。

（4）热毒炽盛证。

证候：全身皮肤鲜红或呈暗红色，或有表皮剥脱，或有密集小脓点。皮肤发热，体温增高或有高热，口渴喜冷饮，便干，尿黄赤，四肢大小关节疼痛剧烈，不敢屈伸。舌质红绛，苔少，脉象洪大而数。

治法：清热解毒，凉血活血。

方药：石膏知母汤（《温病条辨》）合清营汤（《温病条辨》）加减。

生石膏 30g，知母 20g，水牛角 20g，生地 30g，元参 20g，麦冬 20g，丹参 20g，黄连 10g，金银花 30g，连翘 20g，竹叶 10g，生甘草 10g，土茯苓 30g，萆薢 20g，虎杖 20g，川牛膝 20g。

分析：热毒炽盛，直中肌肤，或内生热毒，或湿热内蕴，复感热毒，内外合邪。血因热迫，脉络受损，溢于肌肤，则全身皮肤鲜红或呈暗红色，或皮肤剥脱，或有密集小脓点。热伤营阴，而气分之邪尚未尽解，故皮肤发热，体温增高或高热。阳明热盛伤津，故口渴喜冷饮，便干，尿黄赤。湿热毒邪侵扰四肢关节，瘀热痹阻，则四肢大小关节疼痛剧烈，不敢屈伸。舌质红，苔少，舌象为热伤阴分，脉洪大而数为气分热盛。方中水牛角清解营分热毒为君药。因热伤阴液，故辅以生地、元参、麦冬以清热养阴，因气分热邪未尽故以知母、石膏清气分热，共为臣药。佐以黄连、竹叶、金银花、连翘清热解毒，并透热于外，使热邪转出气分而解，土茯苓解毒、除湿、利关节，萆薢除湿蠲痹，虎杖清热利湿，解毒，兼能活血化瘀，川牛膝活血化瘀，丹参清热凉血，并能活血散瘀，以防血与热结，且能引诸药入心而清心火，共为佐药。生甘草佐以清热解毒，调和诸药，兼为使药。诸药合用，清热解毒，凉血散瘀，通络止痛。

加减：如高热持续不退者，可酌加重楼 15g，紫花地丁 15g，蒲公英 15g；如口干渴，大便秘结者，可加大黄 10g，元明粉 10g 以通腹泻热；关节疼痛剧烈，屈伸受限者，可酌情加透骨草 15g，伸筋草 15g，全蝎 6g，地龙 20g。

（5）肝肾亏虚证。

证候：病程日久，迁延不愈，皮损红斑色淡，大多融合成片，鳞屑不厚，关节疼痛，强直变形，腰酸肢软，头晕耳鸣，舌质暗红，苔白，脉象沉缓，两尺脉弱。男子多有遗精阳痿，妇女月经量少，色淡或经期错后。

治法：补益肝肾，化瘀通络。

方药：独活寄生汤（《备急千金要方》）加减。

独活 10g，桑寄生 20g，秦艽 10g，防风 10g，杜仲 20g，怀牛膝 20g，党参 10g，茯苓 20g，炙甘草 10g，熟地 20g，当归 10g，赤芍 10g，白鲜皮 20g，地肤子 20g，苦参 20g，胡麻仁 20g，全蝎 10g，地龙 20g，肉桂 6g，细辛 3g。

分析：由于病程日久迁延不愈，肝肾亏损，精血不足，筋骨失养，气血瘀滞，痰瘀痹阻。亦可耗伤阴血，阴虚血燥，血燥生风，皮肤失养受损。方中以熟地、怀牛膝、杜仲、桑寄生补益肝肾，强筋壮骨，共为君药。当归、赤芍活血养血化瘀，所谓"治风先治血，血行风自灭也"，全蝎祛风逐痰，舒利关节，解痉止痛，地龙活血化瘀，通络止痛，共为臣药。党参、茯苓、炙甘草益气补脾，又所谓"驱邪先扶正，正旺则邪自除也"。然因肝肾已虚，外邪必乘虚深入，故以独活、细辛入肾经，能搜伏风，使之外出，肉桂能入肝肾血分而驱寒并引火归元，秦艽、防风为风药卒徒，周行肌表且又能胜湿耳，白鲜皮、地肤子、苦参清热燥湿，杀虫止痒，以治顽癣，胡麻仁养阴润燥，以防燥伤阴血，共为佐药。炙甘草兼以调和诸药，兼为使药。诸药合用，补益肝肾，化瘀逐痰，通络止痛，养血祛风。

加减：皮损加重，或不断有新的皮损出现，去羌活、川芎之辛燥药物，酌加丹皮10g，水牛角粉10g以清热凉血；如关节疼痛加重甚，或关节红肿者，则应去熟地滋腻之品，酌加忍冬藤20g，连翘15g，黄柏15g，薏苡仁20g，接骨木15g，石见穿15g，老鹳草15g，海桐皮15g，苏木15g，防己10g，豨莶草15g，片姜黄15g，鸡血藤20g，以助清热化湿，活血通络；若男子遗精阳痿，应酌加菟丝子15g，枸杞子15g，沙苑子10g，覆盆子10g，肉苁蓉10g，金樱子10g等；女子多因精血不足，或肝郁肝虚而引起的月经量少、色淡或经期错后，酌加鸡血藤20g，郁金20g，益母草30g，女贞子20g，黄精20g，阿胶15g等，活血解郁，养血调经。

7. 临床体会

PsA的致病因素，由风寒湿邪所致者为数不多，因此，不宜过用祛风散寒除湿的药物，以免化燥助热伤阴，反易加重病情。瘀血阻滞则是普遍现象。可以说，所有的证型都会存在瘀血阻滞的病态。所以活血化瘀、疏通经络的治疗手段适用于各个证型，只是在药方中所占的比重有所不同，需根据病情灵活掌握。

8. 其他疗法

（1）中成药。化瘀消痹胶囊（经验方，院内制剂）、痹证1号浓煎剂（经验方，院内制剂）、湿热痹胶囊。

（2）外用药。根据赵炳南经验用侧柏叶适量煮水泡浴，对皮损治疗有卓效。或用蛇床子、地肤子、苦参、白藓皮、透骨草、海桐皮各15g水煎泡浴或熏洗关节和皮损。

9. 调摄

本病注意调护非常重要。

（1）忌食辛辣鱼腥食物，忌烟酒。

（2）保持清洁，室内空气流通，防止皮损继发感染。

（3）应鼓励患者经常洗澡，配合矿泉浴、中药泡浴或熏洗效果更好。

（4）需进高蛋白、高热量、富含维生素食物。

第十二节　痛风

1. 概述

痛风（gout）是一种单钠尿酸盐（monosodium urate，MSU）沉积所致的晶体相关性关节病，与嘌呤代谢紊乱及（或）尿酸排泄减少所致的高尿酸血症直接相关，属于代谢性风湿病范畴。临床上以高尿酸血症伴急性痛风性关节炎反复发作、痛风石沉积、慢性痛风性关节炎和关节畸形、肾小球和肾小管等实质性病变和尿酸结石形成为特点，本病病程漫长，后期常并发肾衰竭、动脉硬化、冠心病、脑血管意外等。

此病有原发性和继发性之分。原发性痛风由遗传因素和环境因素共同致病。具有一定的家族易感性，但除1%左右由先天性嘌呤代谢酶缺陷引起外，绝大多数病因未明。继发性痛风发生在其他疾病（如肾脏病、血液病等）过程中，或由服用某些药物、肿瘤放射治疗、化学治疗等多种原因引起。

原发性痛风历史悠久，见于世界各地区、各民族，患病率有所差异，90%好发于中年男性，尤以40~50岁体胖者多见，男性与女性之比约9:1，女性绝经后比绝经前稍增高，儿童和老人少见，多为继发。在我国的患病率为0.15%~0.67%，较以前有明显升高趋势。原发性痛风多属遗传性，由先天嘌呤代谢紊乱所致，其中少部分已查明是由于酶的缺损所引起，此外大多原因不明。原发性痛风常以嘌呤合成过多、过速或尿酸排泄过少、过缓为引起高尿酸血症的病理基础，其中以嘌呤合成加速，尿酸生成过多为主要原因。外源性摄取增多，过量进食富含嘌呤的食物如沙丁鱼、蛤、蟹、动物内脏等以及大量饮酒都可使尿酸合成过多。正常情况下，尿酸在血液中大部分以尿酸钠形式存在，37℃、pH 7.4 时尿酸处于溶解状态游离于血液中。尿酸主要由肾脏排泄，机体通过动态平衡使血尿酸维持在一定的范围内。国际上高尿酸血症（hyperuricemia，HUA）的诊断标准定义是，正常嘌呤饮食状态下，非同日 2 次空腹检测，男性不超过 420μmol/L，女性不超过 357μmol/L。

继发性痛风占本组疾病的 5%～10%，是由于某些疾病（如某些血液病、肾脏病、高血压、心血管疾病等）和某些药物（氢氯噻嗪、烟酸、瘤癌化疗药品等），以及肥胖症饥饿疗法等引起高尿酸血症所致。大多由于尿酸排泄减少而成。

中医古代文献中也有"痛风"之名，金元时期《丹溪心法》等将痹证中的痛痹，或痛痹与行痹并列称为"痛风"或"白虎历节风"。现讨论的痛风，主要根据其临床表现，以急性关节炎为主要表现，可属中医学的痹病中的"痛风"。"痛风"之名，始于金元。元代朱丹溪明确地提出"痛风"的病名。他在其所著的《格致余论·痛风论》中指出："痛风者，四肢百节走痛，方中谓之白虎历节风证是也。"其后，明代孙一奎、张介宾及清初喻嘉言等皆宗其说。现代中医内科著作中，多将"痛风"纳入痹证或历节病中论述，不复有中医"痛风"的病名。

2. 临床表现

1）无症状期

患者仅有高尿酸血症，而无临床症状。此期可持续数年、十多年，甚至终生无症状。

2）急性关节炎期

起病急骤，多在夜间突发。初期为单关节炎症，以第一跖趾关节及拇趾关节为多见，此处反复的摩擦和创伤有关。其次为踝、手腕、肘、膝及足部其他关节等。病情反复发作，则可发展为多关节炎或游走性关节炎，受累关节红肿热痛，活动受限，大关节受累时常有渗液。可伴有发热、寒战、倦怠、厌食、头痛等症状，一般

1～2周症状缓解。皮肤由红色转为棕色而逐渐恢复正常。有时可出现脱屑和瘙痒，为本病残余症状。

3）间歇期

2次发作之间的静止期就是间歇期。大多数患者反复发作，少数只发作1次，间隔时间为0.5～1年，少数长达5～10年，未用抗尿酸药物者，发作次数渐趋频繁，间歇期会越来越短。

4）慢性期

由急性期发展而来，尿酸钠盐在关节内沉着逐渐增多，发作逐渐频繁，间歇期越来越短直至没有间歇，受累关节增多，疼痛加剧，炎症不能完全消退，出现下列慢性症状。

（1）痛风石：出现于病后3～42年，平均11年，小于5年者少见，多见于外耳廓、手、足、肘、膝等。

（2）慢性痛风性关节炎：痛风石不断沉积增多，关节肥大、畸形、僵硬、活动受限。

（3）肾脏病变：10%～20%原发性痛风病人可并发尿路结石，可有肾绞痛、血尿。晚期常因痛风性肾病而导致肾功能衰竭，引起氮质血症、尿毒症。

此外，许多痛风病人可有无症状波动性高血压、肥胖、动脉硬化、冠心病，肥胖的病人常有眼部的炎症等。

3. 辅助检查

（1）一般检查。急性发作期常规白细胞可增多，血沉增速。有肾脏受累者可有蛋白尿、血尿及白细胞尿，偶见结石排出，肾功能减退时有肌酐、尿素氮升高。

（2）血尿酸测定。以尿酸酶法应用最广。急性发作期约70%的患者血尿酸多增高，男性$>417\mu mol/L$，女性$>357\mu mol/L$。但是约30%的患者血尿酸可正常，可能因应激反应使皮质激素分泌过多促进尿酸排泄，或有些患者服用利尿药或降压药等原因导致血尿酸正常，所以，发作期血尿酸正常并不能排除痛风。

（3）尿尿酸的测定。多采用尿酸酶法检测。低嘌呤饮食5d后，

24 h 尿尿酸排泄量 >600 mg 为尿酸生成过多型（约占10%）；24 h 尿尿酸排泄量 <600 mg 提示为尿酸排泄减少型（约占90%），但不能除外同时存在两方面缺陷的情况。在正常饮食情况下，24 h 尿尿酸排泄量以 800 mg 进行区分。该项检查对于有痛风家族史、年轻、血尿酸水平显著升高、伴肾结石的患者更为必要，通过检查，可初步判定高尿酸血症的生化分型，有助于降尿酸药物的选择及尿路结石性质的判断。

（4）X 线片。急性发作期仅见受累关节周围非对称性软组织肿胀；反复发作的间歇期可出现一些不典型的放射学改变；慢性痛风石病变期可见 MSU 晶体沉积造成关节软骨下骨质破坏，出现偏心性圆形或卵圆形囊性变，甚至呈虫噬样、穿凿样缺损，边界较清，相邻的骨皮质可膨起或骨刺样翘起。重者可使关节面破坏，造成关节半脱位或脱位，甚至病理性骨折；也可破坏软骨，出现关节间隙狭窄以及继发退行性改变、局部骨质疏松等。

（5）尿酸盐偏振光显微镜检查。偏振光显微镜下尿酸盐表现为 $2 \sim 20\mu m$ 强的负性双折光的针状或杆状的晶体。急性发作期关节滑液中可见白细胞内、外的这种晶体；在痛风石的抽吸物中，也可发现同样的晶体；在发作间歇期，曾受累关节的滑液中也有较高的阳性发现率。普通显微镜也可用来观察，但效果较差。

（6）超声检查。受累关节的超声检查可发现关节积液、滑膜增生、关节软骨及骨质破坏、关节内或周围软组织的痛风石、钙质沉积等。超声下出现肾髓质特别是锥体乳头部散在强回声光点，则提示尿酸盐肾病，也可发现 X 线下不显影的尿酸性尿路结石。超声波检查还可诊断痛风患者经常伴发的脂肪肝。

4. **鉴别诊断**

（1）丹毒与蜂窝织炎。需与急性痛风性关节炎鉴别，但本病有畏寒、发热等全身中毒症状，血白细胞升高更明显，局部主要是软组织肿胀，关节痛不明显，亦无血尿酸升高。

（2）复发性风湿症。最易受累的关节依次为掌指和近端指间、腕、肩和膝，急性发作持续≤2 d，有时仅2h，化验血尿酸正常，X线片无关节面侵蚀。

（3）急性风湿性关节炎。有 A 族溶血性链球菌感染史，起病前有咽炎或扁桃体炎，青少年多见。病变主要侵犯大关节，表现为对称性、游走性关节炎，常伴有心脏瓣膜炎、心肌炎、环形红斑、皮下结节等表现。ASO 升高，而血尿酸正常，水杨酸制剂治疗有效。

（4）化脓性关节炎。全身症状明显，好发于大关节，如膝、髋等负重关节。关节液为脓性，涂片及培养可发现致病菌，无尿酸盐结晶。关节破坏进展快，无自发缓解，血尿酸正常，抗感染治疗有效。

（5）假性痛风。急性发作时临床表现与痛风十分相似，但主要见于老年人，膝、肩、髋等大关节为主，膝关节最常受累。血尿酸通常正常，偏振光下检查滑液中有焦磷酸钙结晶，呈棒状或菱形，双折射光较弱。X 线片可见软骨线状或点状的钙化影。

（6）类风湿关节炎。主要与慢性痛风性关节炎相鉴别。患者多为中老年女性，手关节病变为主，对称分布。血尿酸通常不高，大多数患者类风湿因子阳性。关节液中无尿酸盐结晶，X 线摄片示骨质普遍疏松，关节间隙变窄，有骨侵蚀表现，与痛风的穿凿样缺损有明显区别。

5. 西医治疗

1）一般治疗

（1）控制饮食：低嘌呤饮食，避免食用高嘌呤饮食，如动物内脏、海鲜（沙丁鱼、蛤、蟹）和浓肉汤等；减肥，低脂饮食；禁饮酒，尤其是啤酒；提倡多饮水，每日饮水 2000ml 以上。

（2）避免发作诱因：如劳累、精神紧张、受潮受凉和创伤等。不宜使用抑制尿酸排泄的药物。

（3）发作间歇期避免剧烈运动或关节损伤，但要适当运动。

（4）停用使血尿酸升高的药，如噻嗪类利尿剂、环孢素、他克莫司、尼古丁、吡嗪酰胺、烟酸等。

（5）积极治疗与痛风相关的疾病如高血脂、高血压、冠心病和糖尿病等。

2）药物治疗

（1）急性发作期的治疗。

a. 秋水仙碱：0.5mg/次，2～3次/d，直至症状完全缓解，中重度肾功能不全患者须减量。一般服用12 h后症状开始减轻，48h疗效与非甾体抗炎药（NSAIDs）相似，第1d可与NSAIDs合用。秋水仙碱不良反应较多，主要是严重的胃肠道反应，如恶心、呕吐、腹泻、腹痛等，也可引起骨髓抑制、肝细胞损害、过敏、神经毒性等。不良反应与剂量相关，肾功能不全者应减量使用。

b. 非甾体抗炎药（NSAIDs）：各种NSAIDs均可有效缓解急性痛风症状，现已成为痛风一线用药，用于痛风急性发作时，作用迅速，止痛效果好。吲哚美辛是第一个被批准用于痛风治疗的NSAIDs，是痛风治疗的金标准，痛风治疗中最常用的药物。非选择性NSAIDs如吲哚美辛等常见的不良反应是胃肠道症状，也可能加重肾功能不全、影响血小板功能等。必要时可加用胃保护剂，活动性消化性溃疡禁用，伴肾功能不全者慎用。选择COX－2抑制剂胃肠反应较小，但应注意其心血管系统的不良反应。推荐使用依托考昔，如使用塞来昔布，应使用最大剂量，且风险与收益尚不确定。

c. 糖皮质激素：严重急性痛风发作伴有较重的全身症状，秋水仙碱或非甾体消炎药无效，或不能耐受或有禁忌时，可联合应用糖皮质激素类药物（简称激素）。其中以促肾上腺皮质激素（ACTH）效果最佳，常用静脉滴注，连用2～3d。亦可以琥珀酸氢化可的松静脉滴注，或泼尼松0.5mg/kg，连续用9～10d停药，或0.5mg/kg开始，用药2～5d，7～10d内逐渐减量，停药。由于ACTH或皮质类固醇停药后易发生反跳现象，故最好同时和接着应用维持量的秋水仙碱和（或）非甾体抗炎药维持1周。病变局限于1～2个大关节者，可行关节腔抽液和注射长效糖皮质激素，疼痛常在12～24d

内完全缓解。还可采用激素加麻醉剂同时作关节腔内注射，维持时间更长。

痛风急性发作期的联合用药：可采用糖皮质激素＋秋水仙碱，或 NSAIDs＋秋水仙碱联合用药。因糖皮质激素与 NSAIDs 共同的消化道不良反应会增加消化性溃疡、出血的可能，所以不推荐糖皮质激素与 NSAIDs 的联用。

（2）间歇期和慢性期的治疗。

间歇期和慢性期的治疗关键在于长期有效地控制血尿酸水平，强化达标治疗，追求临床治愈。所有痛风患者，治疗目标是使血尿酸小于 6mg/dl（360μmol/L），对于痛风性关节炎症状长期不缓解或有痛风石的患者，血尿酸小于 5mg/dl（300μmol/L），以减少或清除体内沉积的 MSU 晶体。目前临床应用的降尿酸药物主要有抑制尿酸生成药和促进尿酸排泄药。两类药物选用原则如下：肾功能中度以上损害（Ccr＜35ml/min）者，及（或）尿酸排出过多时（24h≥3500μmol），肾脏多发结石，大结石有梗阻症状，明显痛风石，由于尿酸生成增多致血尿酸特别高（继发性痛风），均应用抑制尿酸合成药物。肾功能正常或轻度损害者，尿酸排出正常或减少者，可用促尿酸排泄药物。单药治疗不能使 SUA 控制达标时，或血尿酸明显升高、痛风石大量形成时可以联合使用两类降尿酸药。

以往认为，降尿酸治疗应在痛风急性发作平息至少 2 周后方可开始应用，理由是降低血尿酸的药物并无消炎止痛作用，且在使用过程中可动员尿酸进入血液循环，诱发转移性痛风发作，加重病情。现在也有指南认为，在有效抗炎药物的"保护"下，降尿酸治疗并非禁忌，这一新观点值得在今后的临床实践中加以验证。在开始使用降尿酸药物的同时，服用低剂量秋水仙碱或 NSAIDs 至少 1 个月，以起到预防急性关节炎复发的作用。对上述药物存在禁忌或不耐受时，可考虑使用小剂量泼尼松或泼尼松龙（≤10 mg/d）。

a. 抑制尿酸生成药：通过抑制黄嘌呤氧化酶的活性（后者能使次黄嘌呤转为黄嘌呤，再使黄嘌呤转变成尿酸），从而使尿酸生成减少，包括别嘌呤醇和非布索坦。

别嘌呤醇：成人初始剂量 50 mg/次，1～2 次/d，每周可递增 50～100mg，至 200～300mg/d 分 2～3 次口服，最大量不超过 600mg/d。肾功能下降时，如 Ccr < 60ml/min，别嘌呤醇应减量，推荐剂量为 50～100mg/d。Ccr < 15ml/min 禁用。服药期间需要多饮水，碱化尿液。少数患者出现药物疹、胃肠道反应、白细胞减少、骨髓抑制、黄嘌呤结石、肝损伤等。其最严重的不良反应是超敏反应，最常见的是剥脱性皮炎、迟发性血管炎，主要发生在最初使用的几个月内，使用噻嗪类利尿剂及肾功能不全是超敏反应的危险因素，应密切监测别嘌呤醇的超敏反应。研究证明，别嘌呤醇相关的严重超敏反应与白细胞抗原 HLA－B＊5801 密切相关，因此，2012 年美国风湿病学会（ACR）建议，亚裔人群在使用别嘌呤醇前，应该进行 HLA－B＊5801 快速 PCR 检测，对于结果阳性的患者禁止使用。

非布司他：成人 40mg/次或 80mg/次，1 次/d。起始剂量 40mg，1 次/d，如果 2 周后复查血尿酸水平仍不低于 6mg/dl（357μmol/L），可增加至 80mg/d。给药时，无须考虑食物和抗酸剂的影响，轻、中度肝肾功能不全时无须调整剂量，重度肝肾功能不全时应慎用。

b. 促进尿酸排泄药物：主要抑制近端肾小管对尿酸的重吸收，促进其排泄。包括丙磺舒和苯溴马隆。丙磺舒只能用于肾功能正常的 HUA 患者。苯溴马隆可用于 Ccr > 20 ml/min 的肾功能不全患者。代表药物：苯溴马隆。

苯溴马隆：抑制尿酸盐在肾小管的主动再吸收，增加尿酸盐的排泄，从而降低血中尿酸盐的浓度。由于 90% 以上的 HUA 为肾脏尿酸排泄减少所致，促尿酸排泄药适用人群更为广泛。用法用量：成人起始剂量 50 mg/次，1 次/d，早餐后服用。1～3 周后根据血尿酸水平调整剂量至 50mg/d 或 100mg/d。肾功能不全者（Ccr < 60ml/min），推荐剂量为 50mg/次，1 次/d。通常情况下服用苯溴马隆 6～8d，血尿酸水平达到 357μmol/L（6mg/dl）左右，坚持服用

可维持体内血尿酸水平正常。服药期间必须碱化尿液，尤其已有肾功能不全者，注意定期监测清晨第一次尿的 pH 值，将尿 pH 维持在 6.2～6.9；注意监测肝肾功能；保证每日饮水量在 1500 ml 以上。该类药物由于促进尿酸排泄，可能引起尿酸盐晶体在尿路沉积，有尿酸结石的患者属于相对禁忌证。

3）手术治疗

手术治疗主要是用于痛风石，目的：①手术切除，使之能够穿鞋和衣服，稳定关节，改善和恢复关节功能；②控制破溃和感染症状；③矫正关节畸形，解除痛风结节对神经的压迫；④减少体内尿酸的总量。手术宜在尿酸水平正常后进行。为了防止手术诱发急性痛风，手术前 3d 至术后 7d 可予秋水仙碱 0.5mg，每日 2 次，或对乙酰氨基酚缓释片每次 1 片，每日 1～2 次。

6. 病因病机

先天不足，正气亏虚，经脉失养，或湿浊排泄缓少，流滞经脉，或脾虚不运，痰浊凝滞关节，或感受外邪，邪痹经脉，气血运行不畅，均致关节、筋骨、肌肉疼痛、肿胀、红热、麻木、重着、屈伸不利而成本病。久病不愈则血脉瘀阻，津液凝聚，痰浊瘀血闭阻经络而关节肿大、畸形、僵硬，关节周围瘀斑、结节，并且内损脏腑，可并发脏腑病变，则病情复杂而严重。

7. 辨证治疗

主要以辨证与辨病相结合。

（1）急性期——以湿热阻络证为主。

证候：关节红肿热痛，发病急骤，病及 1 个或多个关节，多兼发热、恶风、口渴，烦闷或头痛，汗出，小便短黄，舌红苔黄腻，脉滑而数，血尿酸增高，白细胞增高，血沉增速等。

治法：清热利湿，活血通络。

方药：四妙丸（《成方便读》）加减。

苍术 15g，黄柏 15g，生薏苡仁 20g，川牛膝 10g，忍冬藤 20g，连翘 20g，土茯苓 60g，萆薢 30g，防己 15g，金钱草 15g，丹皮

15g，滑石18g（包煎），鸡血藤15g，地龙15g，虎杖15g，秦艽10g。

分析：由于湿热蕴结，湿热为有形之邪，阻遏经脉，气血不通，"不通则痛"，故关节红肿热痛；湿热熏蒸故发热汗出，复感外邪故恶风头痛；湿热内蕴津液被灼故烦闷，口渴，小便短赤，舌红苔黄腻，脉滑数。方中苍术燥湿，黄柏清热燥湿，共为君药。薏苡仁、土茯苓、萆薢、防己、金钱草、滑石淡渗利湿，清热解毒，共为臣药。川牛膝、丹皮、鸡血藤、地龙、虎杖、忍冬藤、连翘清热解毒、活血化瘀、祛痰散结、通络止痛，共为使药。其中土茯苓甘淡平，清热解毒，除湿通络。药理：含有生物碱。萆薢苦平，利湿浊，祛风湿，善走下焦，利湿去浊，故为治小便浑浊的要药。现代药理研究表明：二药含有多种甾体皂苷，大剂量使用能降低血尿酸。诸药合用，清热利湿，活血通络，祛痰散结，使湿热分清，气血流通则肿痛自愈。

加减：若有尿路结石者，可酌加海金沙20g，白芥子10g，配地龙、煅牡蛎20g，浙贝母15g；伴烦闷，口渴，尿赤，湿热盛者，酌加生石膏30g（先煎），知母15g，寒水石20g（先煎），赤小豆20g，海桐皮20g。

中成药：痹证1号（经验方，院内制剂）、痛风定胶囊、湿热痹胶囊、四妙丸。

（2）慢性关节炎期——痰瘀痹阻证。

症状：痛风石可沉积于身体任何组织，而以关节和肾脏较多。发作频繁，间歇期短，疼痛加剧，关节肿大、畸形、僵硬、痛风结节，舌淡胖，苔白腻，脉弦或沉涩。

治法：活血化瘀，化痰通络。

方药：桃红饮合二陈汤（《和剂局方》）加减。

桃仁15g，红花15g，当归10g，川芎10g，茯苓15g，陈皮15g，制半夏10g，甘草6g，五加皮15g，金钱草20g，海金沙20g，鸡内金10g，土茯苓60g，萆薢30g。

分析：由于饮食不节，过食肥甘厚味积热即久，熏灼津液为痰，痰浊流滞经络。湿热痰浊久滞体内，影响气血运行，瘀血气滞之处，可为湿热痰浊胶结之处，凝滞之所。复感外邪，新感引动宿邪，故痛风突然发作。久病不愈，则血脉瘀血，津液凝聚，痰浊瘀血，闭阻经脉而关节肿大、畸形、僵硬，关节周围瘀斑、结节、痛风石沉积。湿浊内停，郁久化热，湿热煎熬，可成石淋（泌尿系结石）。舌脉均为痰瘀痹阻之证。方中桃仁、红花、当归、川芎活血化瘀、行气通络，共为君药。半夏、陈皮燥湿化痰，共为臣药。五加皮、金钱草、海金沙、鸡内金、土茯苓、萆薢清热利湿、化浊消石，共为佐药。茯苓、甘草益气健脾和中，共为使药。诸药合用，活血化瘀，化痰通络，散结石消，则诸症缓解。

加减：若有痛风石者，酌加白芥子10g，胆南星10g；关节肿痛甚者，酌加防己15g，滑石18g；痛甚血瘀者，酌加土鳖虫10g，五灵脂10g；久痛不已者，酌加全蝎6g，地龙15g，水蛭6g；久病体虚者，酌加黄芪15g，鸡血藤20g，桑寄生15g，淫羊藿15g，骨碎补15g。

中成药：化瘀消痹胶囊（经验方，院内制剂）。

8. 临床体会

中医学认为痛风的发病是正邪相争，脾肾功能失调的结果。脾肾两脏清浊代谢紊乱，浊毒内伏，复因劳累，暴饮暴食及外感风寒湿热而诱发。如朱丹溪在《丹溪心法·痛风》中说，痛风为"四肢百节走痛是也"，他方谓"白虎历节证，大率有痰、风热、风湿、血虚"，首先提出"痰"为病因的问题。朱丹溪之"热血得寒，汗浊凝涩"之说给后世活血化瘀祛痰浊的治法以很大启示。《证治准绳·杂病·痛风》认为"风湿客于肾经，血脉瘀滞所致"，但亦有血气虚劳者，如《医学入门·痛风》："血气虚劳不营养关节、腠理，以及嗜食肥甘酒酪以致湿郁成痰流注关节者。"综上所述，本虚标实为痛风的病机要点，以湿热痹阻、痰浊瘀血为标，脾肾亏虚为本。治疗当清热利湿、化浊破瘀，通经络治其标，调补脾肾固其本。要采取中西医相结合的治疗方法。同时养成正确的生活方式和饮食习惯才能达到事半功倍的疗效。

9. 调护

注意饮水,使尿量不少于 2000ml;保暖、避寒、避免过劳和关节损伤;避免进食高嘌呤食物,如动物内脏、沙丁鱼、蛤、蟹、鱼卵等;戒酒。

第十三节　白塞病

1. 概述

白塞病(Behcet's disease,BD),又称为贝赫切特病、口-眼-生殖器三联征等,是一种可引起复发性口腔及生殖器溃疡、复发性眼色素膜炎、皮肤病变、关节炎、中枢神经系统及消化道等多系统损害的疾病。主要表现为复发性口腔溃疡、生殖器溃疡、眼炎及皮肤损害,也可累及血管、神经系统、消化道、关节、肺、肾、附睾等器官,大部分患者预后良好,眼、中枢神经系统及大血管受累者预后不佳。本病在东亚、中东和地中海地区发病率较高,又被称为丝绸之路病。好发年龄为 16～40 岁,男女发病比例约 0.77:1,男性患者血管、神经系统及眼受累较女性多,而且病情重。

病因不清,是一种异质性疾病,高发地区易感基因为 HLA-B5(51),说明了本病的遗传背景,某些微生物的感染、环境污染的存在等多种因素可能诱发机体免疫功能的异常,中性白细胞功能亢进及继发性血管损伤而导致 BS 的发生。BS 病理基础是血管炎,全身血管均可受累,以小血管和静脉为主。早期为中性粒细胞性血管炎反应,晚期为淋巴细胞性血管周围炎,可致血管狭窄或闭锁,管壁坏死,从而造成下肢栓塞性静脉炎及上腔静脉综合征;动脉病变主要为动脉瘤或动脉栓塞,造成缺血或出血。

白塞病的症状表现与中医学狐惑病相类似,故对本病的治疗,可参考狐惑病的内容论治。狐惑是因感受湿热毒邪，或热病后余邪留恋，或脾虚湿浊内生，或阴虚内热、虚火扰动等多种因素，致湿热毒邪蕴结于脏腑，循经上攻下注，引起以口、咽、外阴溃烂为主症，并见神情恍惚、干呕厌食等表现的一种病证。狐惑一病，始见于汉代张仲景《金匮要略·百合狐惑阴阳毒病脉证治》"狐惑之为病，状如伤寒，默默欲眠，目不得闭，卧起不安，蚀于喉为惑，蚀于阴为狐，不欲饮食，恶闻食臭，其面乍赤、乍黑、乍白，蚀于上部则声嘎，甘草泻心汤主之。蚀于下部则咽干，苦参汤洗之。蚀于肛者，雄黄熏之。"描述了狐惑病的主症、狐与惑的概念和内服与熏洗的治疗方药。

后世医家在此基础上，对本病的病因病机进一步探讨。隋代巢元方强调"湿毒"致病，《诸病源候论·伤寒病诸候》明确指出，本病"初得状如伤寒，或因伤寒而变成斯病……皆由湿毒气所为也"。元代赵以德提出"湿热生虫"，《金匮方论衍义》云："非独伤寒变是症，凡热病皆得生虫也。"《医宗金鉴》云："每因伤寒病后，余毒与湿之为害也；或生斑疹之后，或生癖疾下利之后，其为患亦同也。"清代魏荔彤在《金匮要略方论本义》中不仅论述病因，还提出了治疗原则："狐惑者，阴虚血热之病也……治虫者，治其标也；治虚热者，治其本也。"近代医家提出了一些新的见解及治疗方法。

历代医家对本病的病因概括为：湿热毒气，阴虚内热或由虫所致，治疗上多以清热化湿、泻火解毒为主。所谓"虫"者，我们认为也可以理解为"湿毒"之邪。

2. 临床表现

各种临床表现相互间断出现，很少集中在一次发生。

1）复发性口腔溃疡

本症发生率几乎100%，多出现在其他病症发生之前，位于唇、齿、颊、舌的黏膜或咽、扁桃体、胃肠道等部位，直径2~10mm中央渗出，边缘呈红色、疼痛明显，一般几天或1~2周后自行愈合，极少留瘢痕，可反复发作，发作周期不等。

2）复发性生殖器溃疡

发生率75%，与口腔溃疡相似，女性常见于外阴及阴道，男性在阴茎和阴囊，也可见于龟头、肛周等处。男性疼痛著于女性。

3）皮肤病变

发生率80%左右，皮损多样表现为丘疹、小脓疱和假性毛囊炎、痤疮样毛囊炎，也可见典型的结节红斑，针刺反应阳性。

（1）结节红斑。多见于下肢小腿，圆形或卵圆形，边界不清，呈黄豆大小，消退后留有色素沉着斑，可反复发作。

（2）假性毛囊炎。多见于上肢、头面部和背部毛囊处，针尖至黄豆大小，红色稍有压痛的丘疹，逐渐形成脓疱，继而形成结痂，2周左右自行消退。其特点为浸润基底大，顶端脓头小，周围红晕宽，数量多，不融合，抗生素治疗无效，反复发作。

（3）针刺反应阳性。皮内针刺或注射生理盐水，24～48h后针刺部位出现米粒大小（直径2～5mm）的红色丘疹或脓疱者为针刺反应阳性。该表现有较高的特异性并在活动期阳性率高，是诊断BS及判断其活动性的一个指标。

4）眼部病变

发生率为66%，复发率低于口腔溃疡，且在口腔溃疡数年后出现。常表现为单眼或双眼无痛性视力下降、异物感、畏光流泪，并反复发作，严重者几年内失明。眼科检查提示前葡萄膜炎（甚至前房积液）、后葡萄膜炎，男性较女性常见。还可表现为视网膜血管炎或视神经病变、眼底出血、玻璃体混浊、青光眼等，且好发于HLA－B5（51）阳性的患者。

5）关节炎

发生率50%～60%，大小关节均可受累，非对称性，以膝关节常见，反复发作，一般无红肿及畸形。滑膜液为炎性改变。骶髂关节偶可受累，甚至影响脊柱，但与HLA－B27无关。不宜与血清阴性脊柱关节病等同视之。

6）消化道表现

又称肠白塞病，发生率50％，可有胃肠道溃疡的表现，好发于回肠末端、盲肠和升结肠，多为浅表溃疡，临床症状有右下腹痛，恶心，呕吐，腹胀，消化道出血，少数深溃疡可引起穿孔、急腹症等，溃疡愈合后可引起肠腔狭窄。

7）神经系统表现

又称神经白塞病，发生率较低，男性多见，常在疾病活动时发生，多在病后数年出现。中枢神经受损较周围神经受损多见，根据症状可分为脑膜脑炎型、脑干型、器质性精神症状型、良性颅压升高、脊髓损害等，表现为头痛、头晕、意识障碍、精神异常、脑膜刺激征、癫痫、下肢肌无力、麻木、感觉障碍等。脑脊液异常为颅内压升高、细胞数增多，约半数病人蛋白升高。神经型患者治疗效果差，复发率高，是本病死亡的主要原因。

8）心血管损害

又称血管白塞病，发病率10％～37％，BS可累及各种动脉及静脉，静脉受累较动脉多见。大血管受累时可表现为动、静脉阻塞，动脉瘤及静脉曲张。动脉受累可表现为无脉症。心肌、心瓣膜及传导系统受累，可出现相应症状，如心悸、心绞痛、心律失常等。

9）肺部损害

BS的肺部损害表现较少见，主要为咯血，多发于男性，可能是肺内小动脉瘤破裂形成支气管瘘或肺梗死所致。肺损害时常伴全身活动性血管炎，是本病预后不佳的指征之一。

10）其他

脊柱可以受累但少见。还可累及肾脏，出现间歇性蛋白尿、血尿，继发淀粉样变可发生于治疗不当的患者。附睾炎在不到10％的患者中发生，表现为睾丸部疼痛、肿胀，持续1～2周，可反复发作。

3. **辅助检查**

（1）血沉、C 反应蛋白、α 球蛋白增高不明显。

（2）部分患者 PPD 阳性。

（3）多数患者针刺反应阳性。

（4）HLA 分型以 B5、B51 为主。

（5）ANA、抗 ENA 抗体及 RF 为阴性。

（6）腰穿、脑脊液检查、脑电图、头颅 CT 及 MRI 有助于神经白塞病的诊断。

（7）血管造影在疑有血管白塞病时可施行。

（8）眼科检查有助于白塞病眼部病变的诊断。

4. **病因病机**

狐惑病的病因比较复杂，多由感受湿热毒邪，或因热病后期，余邪未尽，或脾虚湿浊内生，蕴久化为湿毒，或素体阴虚，房事劳伤，虚火消烁等。致使湿热毒邪内蕴，弥散三焦，阻于经络，浸渍肌肤。上攻于口眼，下蚀于二阴，导致津伤液亏，气滞血凝，痰浊瘀阻，形成虚实复杂的证候。初期多以邪实为主，中晚期见虚中夹实，本虚标实之证。

（1）湿热熏蒸，邪毒壅盛。久处潮湿之地，湿邪侵袭，久滞化热，湿热蕴毒，留于脏腑。或忧思恼怒，致肝郁化火，木郁克土，脾虚生湿，而酿成湿热。湿热熏蒸，邪毒壅盛，弥散于三焦，内扰心神，外攻于口、眼、外阴发生本病。

（2）脾虚湿蕴，邪郁化热。素体脾虚失运，或寒邪直中脾胃，损伤脾阳，或过食厚味损伤脾胃，或过用苦寒克伐之剂，伤及脾胃，导致湿浊内蕴，积久化热。脾虚湿阻，邪郁化热，循经络上攻下注，亦成本病。

（3）阴虚内热，虚火夹湿。素体阴虚，肝肾不足，或热病后期，气阴耗伤，余邪留恋，致阴虚内热，或过用汗、下等法。更伤阴津，虚火妄动。或房劳过度，命门火动。虚火夹湿，上浮损及口、咽、喉、眼，下注溃蚀二阴，内扰心神，发为狐惑。

（4）脾肾阳虚，寒湿阻络。素体脾肾阳虚，温煦失职，寒湿之邪壅盛，阻于经络关节，或后天调养不慎，损伤脾肾阳气，运化失司，不能敷布精微，口咽、阴部溃烂不易愈合。

（5）气滞血瘀，余邪留恋。邪气久稽未尽，阻遏气血，导致气滞血凝，经脉瘀阻三焦，气机不畅，出现脘腹胀痛，呕恶，纳呆，关节疼痛，结节红斑，肢体疼痛或瘀斑等。

总之，本病病因主要与湿、火、毒、瘀、虚有关，病机为邪热内扰，湿热熏蒸，上攻口、眼，下注外阴，外浸肌肤。搏于气血，瘀滞脉络，内损脏腑。其病位在心、肝、脾、肾并与肺、胃、胆三焦有关，表现为寒热错杂，虚实相兼的证候。

5. 辨证论治

本证急性发作期以湿热毒邪熏蒸为主，邪热内炽、结于脏腑、内扰心神。蚀于上则口、眼溃烂，蚀于下则外阴溃疡。搏于气血，阻于经络，浸于肌肤，则见关节肿痛，皮肤瘀斑等。治疗当以清热利湿、泻火解毒为主。慢性迁延期多见脾肾阳虚，肝肾阴虚之证，兼湿热之邪留恋，表现为虚实夹杂证，治疗应攻补兼施，扶正祛邪。

（1）湿热熏蒸，邪热壅盛证。

证候：口腔、眼、外阴等部位溃烂，局部灼热疼痛。口腔溃疡为边缘清楚的圆形或卵圆形，较浅表。眼部红肿疼痛，畏光羞明。外阴溃疡，女性多见阴唇部溃疡，也可在宫颈部发生；男性多在阴囊部，也在龟头、阴茎部发生。伴有发热症状及精神恍惚、睡眠卧不宁等。或见干呕食臭，腹胀纳差，皮肤结节或瘀斑，关节肿痛，小便黄赤，大便秘结。舌质红赤，舌苔黄厚黏腻，脉象滑数弦大。

治法：清热除湿，泻火解毒。

方药：导赤散（《小儿药证直诀》）合龙胆泻肝汤（《古今医方集成》）加减。

生地20g，黄芩15g，黄连15g，竹叶10g，龙胆草15g，栀子10g，泽泻15g，车前草10g，佩兰20g，柴胡10g，土茯苓20g，白花蛇舌草 30g，公英 30g，丹皮 10g，生甘草 10g，木通 10g。

分析：本证为急性发作期，以湿热毒邪熏蒸为主，邪热内炽，结于脏腑，内扰心神。多为肝胆湿热，循经上攻下注，则见口、咽、眼、外阴溃疡灼痛。肝失疏泄，湿热化火，内扰心神，则见心烦易怒，精神恍惚，睡卧不宁。若湿热之邪，蕴结脾胃，升降失调，运化失常，则见脘腹胀满，口苦纳差，干呕食臭，小便黄赤，大便秘结。湿热熏蒸，搏于气血，阻于经络，浸于肌肤，则关节肿痛，皮肤红斑结节伴有发热症状。舌脉均为湿热熏蒸之象。故治以清热除湿，泻火解毒。方中导赤散，本方名为"导赤"者，是取其导火下行的意思。由于本方上清心火能治口舌生疮，下利小便，又能下治小便短赤、刺痛之症，故为清心利水的常用方剂；龙胆泻肝汤，能泻肝胆经湿热，肝胆之火上逆则头痛、口苦、目赤肿痛、耳鸣耳聋，肝脉布肋胁，故见胁痛，肝脉络阴器，肝经湿热下注，故见淋浊、阴肿、阴痒等，此为肝胆湿热为病。二方合用加减能清心利水，泻肝胆经湿热。方中龙胆草泻肝经实火，除下焦湿热为君药；黄芩、黄连、栀子、竹叶除协助龙胆草以增强清肝胆实火之外，又清心降火而引火下行为臣药；木通、泽泻、车前草清利湿热，使之从小便排出，丹皮、生地养阴清热、凉血散瘀，又能防止耗阴太过，均为佐药；甘草既能清心降火又能和药调中，柴胡舒畅肝胆之气，并为引经药，共为使药。加入佩兰芳香化浊，除陈腐，辟秽浊，《神农本草经》曰："利水道，杀蛊毒。"适用于湿热内阻之证。土茯苓、白花蛇舌草、公英清热解毒，通利小便，消肿散结，除湿通络。诸药合用清热除湿，泻火解毒，消肿散结，通络止痛。

加减：大便秘结者，酌加大黄 10g，芒硝 10g 泻火通便；湿邪偏盛，腹胀苔腻者，酌加滑石 20g，云苓 15g 利水渗湿，健脾和中，化饮消胀；皮肤结节，关节疼痛者，酌加鸡血藤 20g，桑枝 20g，秦艽 10g，虎杖 20g，稀莶草 20g 化瘀散结，清热祛湿，通络止痛；蓄热不解，湿毒不化，瘀血内积已成脓者，加赤小豆当归散，渗湿清热，解毒排浓，去瘀生新。

体会：本证邪热炽盛，故用祛邪热重剂，当热邪减退，方药也应随之调整，否则可耗伤正气，损及脾胃，引发变证。

（2）脾虚湿蕴，邪郁化热证。

证候：口腔、眼、外阴部溃疡。久不敛口，溃疡色淡，呈平塌凹陷状，伴有关节疼痛，倦怠纳差，或干呕便溏，腰酸畏寒等。或见低热，精神恍惚，头晕头痛。舌质淡红，苔白，脉象濡或沉滑。

治法：益气健脾，清热除湿。

方药：甘草泻心汤（《金匮要略》）加减。

甘草 15g，党参 15g，大枣 3 个，干姜 10g，白术 15g，黄芩 10g，黄连 10g，半夏 10g，土茯苓 15g，白花蛇舌草 20g，黄芪 30g，独活 15g，桑寄生 20g。

分析：脾虚运化失常，湿聚化热，又感染虫毒，湿热不化，湿热熏蒸，上攻下注，则生口、眼、外阴溃疡，湿热困脾，脾气虚弱，不能输布精微，故溃烂处久不敛口，并见倦怠乏力、脘痞纳差等症。精神恍惚为虚热内扰之征，舌脉均为脾虚征象。方中黄芩、黄连苦寒清热解毒，干姜、半夏辛燥化湿，佐党参、黄芪、白术、大枣、甘草健脾益气，和胃化湿，共成益气健脾、清热化湿、安中解毒之功。方中土茯苓、白花蛇舌草，清热解毒，通利小便，除湿通络，独活、桑寄生补肝肾、祛风湿、强筋骨，以治关节疼痛。诸药合用，寒热并治，扶正祛邪。

加减：溃疡久不收口者，酌加马勃 15g，煅牡蛎 20g，花粉 20g 清热解毒，消肿排脓，收敛固涩；头晕头重者，酌加菖蒲 10g，佩兰 10g，藿香 10g 化湿开窍，和中辟浊；腹胀纳差者，酌加枳壳 10g，焦三仙各 10g，砂仁 6g 化湿醒脾，消食化积；若脾肾阳虚，腰酸畏寒，酌加制附片、肉桂温补肾阳。

体会：本证病程一般较长，立法正确，应采方稳进，贵在坚持，方可达到正复邪祛，病渐康复。

（3）肝肾阴虚，虚火挟湿证。

证候：口腔、外阴部溃烂，局部灼痛，溃疡色淡。目赤肿痛，畏光羞明，午后低热，五心烦热。口干尿赤，便干或秘。或见精神恍惚，失眠多梦，腰膝酸痛，脘痞纳差，口干口渴，倦怠乏力等。舌质红绛或光红无苔，脉弦细数。

治法：滋补肝肾，清热除湿。

方药：六味地黄汤（《小儿药证直诀》）加减。

生地黄20g，山药20g，女贞子15g，丹皮10g，泽泻10g，土茯苓20g，白花蛇舌草30g，公英20g，连翘20g，旱莲草15g，生甘草10g，枸杞子20g。

分析：本证为久病致使肝肾阴虚，虚火夹湿证。是由素体阴虚，肝肾不足，或久病阴虚，虚火妄动，夹湿上浮，损及口、咽、眼，下注溃蚀二阴，内扰心神。阴虚内热，津液亏乏故出现午后低热，五心烦热，口干口渴，尿赤便干等症。肝肾阴虚，精血不足，筋骨失养，因"腰为肾之府""膝为筋之府"，故腰膝酸痛。虚火夹湿，湿热阻遏脾胃，则脘痞纳差，舌脉均为阴虚内热之象。本证为病久致使肝肾阴虚，虚火挟湿之证。方中生地、山药、女贞子、枸杞子、旱莲草，滋补肾阴，养肝明目，凉血清热为君药；丹皮、泽泻凉血散瘀，泻肝肾之热，从小便排出为臣药；土茯苓、白花蛇舌草、公英，清热解毒，消肿散结，除湿通络为佐药；甘草清心降火，和药调中为使药。诸药合之，达到滋补肝肾、清热除烦之功效。

加减：虚火内盛者，酌加知母10g，黄柏10g清热泻火；目赤肿痛甚者，酌加青葙子15g，菊花15g，密蒙花15g清肝明目；皮肤瘀斑者，酌加赤芍15g，茜草10g，红花10g清热凉血，化瘀消斑；夜卧不安者，酌加夜交藤20g，酸枣仁15g，菖蒲10g，茯神15g，柏子仁15g养心安神。

体会：本证为虚实错杂证，根据正邪衰盛，随时调整补泻药物之比重，循序渐进，不可急于求成。投大剂滋补，反而恋邪，迁延症状。

成药：六味地黄丸、知柏地黄丸、杞菊地黄丸、痹证 1 号（经验方，院内制剂）、化瘀消痹胶囊（经验方，院内制剂）。

外治法：雄黄熏方，苦参汤熏洗。

6. 调护

注意室内和个人卫生，注意休息，饮食清淡，避免食用辛辣和温热食物，不宜饮酒。临床上特别注意观察有无胃肠道、心血管系统、神经系统的损害。

附

狐惑病（《金匮要略》），蚀于喉为惑，蚀于阴为狐。

甘草泻心汤（甘草、黄芩、人参、干姜、黄连、大枣、半夏）。方中芩、连苦寒，清热解毒，干姜、半夏辛燥化湿，佐参、枣、甘草以和胃扶正，共成清热化湿、安中解毒之功。

赤小豆当归散（赤小豆、当归）。本条论述狐惑病酿脓的证治。主用赤小豆当归散治疗，以赤小豆渗湿清热，解毒排脓；当归活血，去瘀生新；浆水清凉解毒。

狐惑汤（《千金方》），成分：黄连、佩兰。如偏于湿热较盛而不宜用辛燥药物，可用此方。

第十四节 反应性关节炎

1. 概述

反应性关节炎（reactive arthritis，ReA）是一种发生于某些特定部位（如肠道和泌尿生殖道）感染之后而出现的关节炎。因为与人类白细胞抗原 HLA－B27 的相关性、关节受累的模式（非对称性，以下肢关节为主）以及可能累及脊柱，因此被归于脊柱关节病的范畴。它曾被称为 Reiter 综合征（具有典型尿道炎、结膜炎和关节炎三联征者）、Fiessinger－Leroy 综合征等。1969 年 Ahvonen 首先将其命名为 ReA，目前已被广泛采用。ReA 的发病与感染、遗传标记（HLA – B27）和免疫失调有关。患者亲属中骶髂关节炎、强直性脊柱炎和银屑病发病数增加。滑膜的病理改变为非特异性炎症，韧带及关节囊附着点的炎症性病变是 ReA 病变活动的常见部位。本病多见于青年男性，国外的发病率在 0.06% ~ 1%，国内尚无相关的流行病学报道。

反应性关节炎，中医虽无此病名，但历代医著有关本病的理论认识与临床治疗经验内容极为丰富。大致以关节炎伴发热症状为主者，可归属为"风湿热痹""湿热痹""热痹"等痹病的范畴。临床上多以辨病与辨证相合，根据本病的临床特点综合起来，病因病机多为湿热蕴蒸，流注关节而发湿热痹。

2. **诊断要点**

（1）ReA 的报道多数来自欧洲。耶尔森菌性关节炎主要见于斯堪底纳维亚、北欧及加拿大。1% ~ 3% 的肠道或泌尿生殖系感染的患者发生 ReA。肠道来源的 ReA 男女发病机会相同，泌尿生殖系感染后的 ReA 主要发生在青年男性。

（2）由于 ReA 是由某些微生物引起的肠道或泌尿生殖系感染所诱发，及大多数该病患者 HLA – B27 阳性，因此，推测 ReA 是由外界因子和遗传因子相互作用所致。

（3）临床表现：ReA 的典型表现为非对称性寡关节炎，主要在下肢，以膝、踝和跖趾关节最为多见，上肢受累亦可见。肌腱端炎表现为跟腱炎、跖底筋膜炎及足跟痛，由于这些特征而支持血清阴性脊柱关节病。背痛常见，急性期 X 线显示骶髂关节炎患者占 28%。关节外表现常可提供重要的诊断线索，如男性尿道炎、旋涡状龟头炎、女性宫颈炎（多无症状）、结膜炎、虹膜炎、溢脓性皮肤角化病及口腔溃疡等。

（4）ReA 没有特异性诊断实验。非特异性表现有白细胞增高，血沉增快和 C 反应蛋白增高。血清类风湿因子阴性，HLA – B27 阳性，尿及大便培养可获阳性结果，血清特异性抗体水平升高有助于诊断本病。以下几点可作为诊断依据及与感染性关节炎相鉴别：①

前驱感染距离关节炎发病的间隔期平均 1 ~ 2 周。②自限性经过，关节炎一般在 3 ~ 5 个月内消退，个别病例达 1 年。③典型症状为非对称性、大的持重关节的炎症，可伴发肌腱端炎。④可有关节外表现。⑤关节液细菌学检查阴性，血清类风湿因子阴性。⑥除风湿热及结核杆菌感染后关节炎，本组与 HLA – B27 密切相关。

3. 病因病机

（1）正气不足。"邪之所凑，其气必虚。"先天禀赋不足，素体虚弱，肾精匮乏，肾藏精，主骨，肝藏血，主筋，肝肾同源，精血不足，筋骨失养，则筋骨不健。或后天失养，病后产后失调，导致营卫不和，卫外不固，气血亏虚，阴阳失调，脏腑虚弱，腠理空疏复感外邪，使病变迭出。

（2）外邪侵袭。《素问·痹论》说："不与风寒湿三气合，故不为痹。"气候变化，寒温不适，起居失宜，调摄不当，风寒湿热毒之邪乘虚而入，经脉气血痹阻不通，相互兼夹致病，多为寒湿或湿热兼夹热毒，以湿热蕴蒸，流注关节，出现湿热痹为多见。

（3）痰瘀阻滞。气血津液，在人体环流不息，若因风寒湿热之邪乘虚侵袭，沿经脉深窜入里，留着筋骨，气虚则无力鼓动，邪不得散，致气血津液运行不畅，日久血变为瘀，津凝为痰，痰瘀胶结，经脉闭阻，则使病情反复发作，缠绵难愈。

总之，本病起病较急，病因复杂。内因是气血不足肝肾亏虚，外因是风寒湿热等外邪侵袭，导致经脉痹阻，气血津液凝滞，痰瘀胶结，遂成本病。

4. 辨证论治

（1）湿热蕴结证。

证候：四肢关节肿胀、疼痛，局部灼热，不能屈伸，小便黄赤，纳呆腹胀，口渴不欲饮，或有低热，舌苔黄腻，脉濡数或滑数。

治法：清热利湿，宣痹止痛。

方药：四妙丸（《成方便读》）合宣痹汤（《温病条辨》）

加减。

苍术 15g，炒黄柏 15g，生薏苡仁 20g，川牛膝 15g，防己 15g，晚蚕砂（包）10g，忍冬藤 20g，连翘 20g，虎杖 20g，山栀子 10g，滑石 18g，赤小豆 20g，制半夏 10g，杏仁 10g。

分析：由于正气虚弱，卫外不固，感受湿热毒邪或感受风寒湿之邪，郁久化热，湿热蕴蒸，流注关节所致。方中苍术苦温祛风燥湿，炒黄柏苦寒清热燥湿，二药合用，清热燥湿为君药。防己苦寒清利湿热，祛风止痛，蚕砂甘温祛风除湿，生薏苡仁微寒甘淡除湿利痹，通利关节，辅助君药，共为臣药。忍冬藤、连翘、虎杖、山栀子、滑石、赤小豆清利湿热，解毒散结，消肿止痛，共为佐药。半夏燥湿化浊，和胃降逆，"肺主一身之气，气化则湿亦化"，故又用杏仁宣肺利气，川牛膝性善走下，活血化瘀，通利经脉，清热泻火，引药下行，共为使药。诸药合用，清热利湿，宣痹止痛，消肿散结。

加减：若口腔溃疡者，酌加麦冬 15g，花粉 15g，知母 15g，芦根 15g 等；伴尿道炎者，酌加车前草 15g，白茅根 15g，滑石 15g，萹蓄 10g，瞿麦 10g 等；男性龟头炎，或女性宫颈炎，酌加红藤 15g，益母草 20g，土茯苓 20g，公英 20g，萆薢 15g，白鲜皮 30g 等；下肢肿痛重者，酌加木瓜 15g，五加皮 10g 等；血瘀痰阻者，酌加土元 10g，地龙 20g，丹参 10g，五灵脂 15g，白芥子 10g，胆南星 15g 等；背痛甚者，酌加片姜黄 15g，郁金 15g，海桐皮 20g 等；伴红斑结节者，酌加生地 20g，丹皮 15g，赤芍 15g，红花 10g 等；关节疼痛，不能屈伸者，酌加伸筋草 20g，透骨草 20g 等；腰骶痛重，有骶髂关节炎者，酌加蜈蚣 2 只，全蝎 6g，骨碎补 15g，桑寄生 15g，狗脊 15g，杜仲 15g 等；纳呆腹胀重者，酌加木香 10g，大腹皮 10g，枳壳 10g，砂仁 6g 等。

中成药：痹证 1 号浓煎剂（经验方，院内制剂）。

（2）痰瘀痹阻证。

证候：关节肿痛日久，活动受限，疼痛固定，痛如锥刺，昼轻夜重，口干不欲饮，舌质紫黯，或有瘀斑、瘀点，苔白腻或黄腻，脉细涩或细滑。

治法：化瘀祛痰，通络止痛。

方药：身痛逐瘀汤（《医林改错》）合二陈汤（《和剂局方》）加减。

桃仁10g，红花10g，当归10g，五灵脂10g，地龙20g，川芎10g，没药10g，香附10g，羌活10g，秦艽10g，怀牛膝15g，半夏10g，陈皮10g，茯苓15g，炙甘草6g。

分析：风寒湿热之邪乘虚侵袭人体，痹阻经脉、关节、肌肉，使气血津液运行不畅，血滞为瘀，津凝为痰，痰浊与瘀血互结则为痰瘀，留阻于经脉、关节、肌肉，瘀阻脉络，故有关节肿痛不已，活动受限，固定不移，痛如锥刺，昼轻夜重等症。痰瘀流于肌肤，则有瘀斑、瘀点，舌脉均为痰瘀之征。方中桃仁、红花、当归活血化瘀为君药。五灵脂、地龙祛瘀通络，川芎、没药、香附理气活血止痛，共为臣药。羌活、秦艽祛风湿，怀牛膝强筋壮骨，二陈汤燥湿化痰，共为佐药。甘草调和诸药为使药。诸药合用，以活血化瘀，通络止痛为主，兼以补肾养肝扶正。二方合用治痹久不愈，痰瘀互结，疼痛不已者。

加减：若痰留关节周围，伴皮下结节者，可酌加制南星10g，白芥子10g等以豁痰利气；如痰瘀痹阻，疼痛不已者，酌加白花蛇10g，蜈蚣2只，土鳖虫10g，地龙20g，水蛭6g等，以搜风散结，通络止痛；痰瘀痹阻，多损伤正气，若神疲乏力，面色不华，可酌加黄芪20g，黄精20g，鸡血藤20g等，益气养血，活血通络；肢冷畏寒恶风者，可酌加桂枝10g，熟附片10g，细辛3g，防风6g等，以温经通痹，发散风寒；若久病不已，有痰瘀化热之象者，可酌加忍冬藤20g，连翘15g，知母15g，丹皮10g等，清热通络，凉血化瘀；若腰骶疼痛不已，腰膝酸困较重，可酌加狗脊15g，骨碎补15g，桑寄生15g，枸杞子15g，菟丝子15g，肉苁蓉10g等，补益肝肾，强筋壮骨。

中成药：化瘀消痹胶囊（经验方，院内制剂）。

5. 临床体会

ReA 是一组继身体其他部位感染后在多处关节出现的无菌性关节炎。本病的病因病机是气血不足，肝肾亏虚，风寒湿热之邪乘虚侵袭，痹阻经脉、关节、肌肉，气血津液运行不畅，日久酿生痰浊瘀血。初期多以邪实为主，病位在表或在肢体、关节、肌肉，久病入络，痰瘀胶结，正虚邪恋，多属虚实夹杂。病位也可涉及筋骨、脏腑，其性质为本虚标实，气血不足、肝肾亏虚为本，寒湿、湿热、痰浊、瘀血为标，临床上急性关节炎多见，很少转为慢性。急性关节炎多属风湿热痹，慢性关节炎多为痰瘀痹阻。因此在治疗中，灵活辨证，勿执一端，总的治疗大法应以清热祛湿、宣通经络为主线，再根据其病程不同阶段，不同的病因病机分别论治，临证加减方能获得满意效果。

6. 调护

（1）发病前后多有原发病史，应积极治疗原发疾病。

（2）平素应注意防风、防寒、防潮，注意保持合适的室内温度和湿度，避免风寒湿邪及热毒的侵袭。

（3）注意饮食卫生，宜食高蛋白、富含维生素、清淡易消化的食物。

（4）注意生活调理，加强体育锻炼，增强抗病能力。

第四章 经典验案

第一节 类风湿关节炎

医案1 平肝潜阳，祛风通络治疗类风湿关节炎合并高血压病

安某，女，49 岁。2012 年 9 月 10 日初诊。

主诉：四肢多关节肿痛 2 年余，头晕头痛半年余。

现病史：患者缘于 2 年多前无明显诱因出现四肢多关节肿痛，以双肩、双肘、双手近端指间关节、双膝、双踝及双足跖趾关节肿痛为主，在扶风县人民医院诊断为"类风湿关节炎"，经治无效。1 年前在我院风湿科住院，诊断为"类风湿关节炎"，曾口服"秦息痛"（3 片，2 次/d）、"雷公藤多苷片"（10mg，3 次/d）以及"甲氨蝶呤"等药，症状减轻后自行停药，在私人医院经多次封闭治疗，关节肿痛减轻，停药后复发加重，又出现头晕、头痛等症，今日来诊，寻求中医治疗。患者发病以来，饮食、睡眠尚可，体重无明显变化，无口眼干燥、腮腺肿大，无红斑、皮疹、光过敏。刻下症：双肩及双肘疼痛，双手近端指间关节、双腕、双踝关节肿胀、灼热、疼痛，屈伸不利，活动受限，伴晨僵，每天持续超过 1h，活动后减轻，伴头晕头痛，烦躁，食欲食纳一般，夜寐不安，盗汗，腰膝酸软，大便干结，小便短赤。

既往史：患高血压半年，血压最高 160/100mmHg，服用寿比山，2.5mg/d。否认冠心病、糖尿病史，否认肝炎、结核等传染病史，否认重大外伤、中毒、手术及输血史，否认药物及食物过敏史。

体格检查：T 36.6℃，P88 次/min，R20 次/min，BP 160/100mmHg，双肩压痛（+），活动度可；双肘关节轻度屈曲变形，无明显肿胀，压痛（+），伸展轻度受限；双腕中度肿胀，有灼热感，压痛（+），屈伸轻度受限；双手2～4近端指间关节轻度梭形肿胀，压痛（+），屈曲轻度受限；双膝关节中度肿胀，局部不红，皮温偏高，压痛（+），髌研磨试验（+），浮髌试验（+），屈伸活动度约100°–0°–0°；双踝轻度肿胀，不红微热，压痛（+），屈曲轻度受限。舌质暗红，苔薄黄腻，脉弦滑。

辅助检查：化验血常规：HGB102g/L，血小板计数 378×10⁹/L。化验肝功、肾功正常。CRP28.2mg/L↑，ASO 阴性，RF492IU/ml↑，抗CCP抗体584IU/ml↑，ESR58mm/h，ANA 阴性，ANA 谱12项，均为阴性。双手腕X线片：退行性改变，双手腕类风湿关节炎改变不除外。

辨证分析：患者多关节肿痛、屈伸不利，可诊断为中医风湿病之尪痹。多关节肿胀、灼热、疼痛、晨僵、屈伸不利为湿热痹阻、经络不通之象。伴头晕，高血压病史，诊断为中医内科病之"眩晕"。肝阳上亢，扰动心神，故见头晕，头痛，烦躁，夜寐不安，大便干结，小便短赤，为热盛伤津之象。舌脉亦提示为湿热痹阻、肝阳亢盛之征象。

中医诊断：①尪痹（湿热痹阻证）；②眩晕（肝阳亢盛证）。

西医诊断：①类风湿关节炎；②高血压病（中危）。

治法：平肝潜阳，清热除湿，祛风通络。

方药：天麻钩藤饮加减，具体方药：天麻15g，钩藤6g（后下），杜仲15g，焦山栀6g，炒黄芩15g，川牛膝10g，夜交藤20g，云茯苓15g，石决明15g（先煎），车前草15g，泽泻15g，桑寄生15g，木瓜15g，络石藤15g，豨莶草15g，生黄芪15g。7剂，日1

剂，水煎早晚分服。

二诊：头晕、头痛、烦躁等症状减轻，食欲食纳可，夜寐好转，盗汗减轻，腰膝酸软，大便干结，小便短赤。双肩及双肘疼痛减轻，双手近端指间关节、双腕、双踝关节仍有肿胀、灼热、疼痛，屈伸不利，活动受限，伴晨僵，每天持续超过 1h，活动后减轻。舌质暗红，苔薄黄腻，脉弦滑。复查 BP 150/90mmHg，血常规及尿常规正常，CRP19.9mg/L。在原方的基础上，减去车前草、焦山栀、生黄芪，加苍术、黄柏、臭梧桐各 10g。10 剂，日 1 剂，水煎服。

三诊：双肩及双肘疼痛消失，双手近端指间关节、双腕、双踝关节肿胀、灼热、疼痛及晨僵减轻，关节屈伸不利，活动度改善。头晕、头痛、烦躁等症状缓解，食欲食纳可，睡眠欠佳，盗汗减轻，腰膝酸软，大便不干，小便黄。舌质暗红，苔薄黄，脉弦滑。复查 BP 140/90mmHg，血常规正常，CRP8.7mg/L，ESR45mm/h。在原方的基础上，减去天麻、钩藤和石决明，黄芩减为 10g，加桑枝、片姜黄各 10g。14 剂，日 1 剂，水煎服。

四诊：双手近端指间关节、双腕、双踝关节肿胀、灼热、疼痛及晨僵明显减轻，关节活动度改善。无头晕、头痛、烦躁等症，食欲食纳及睡眠尚可，汗不多，二便正常。舌质暗红，苔薄黄，脉弦滑。复查 BP 140/88mmHg，血常规正常，CRP6.2mg/L，ESR30mm/h。给予院内制剂痹证 1 号清热利湿、消肿止痛，予以化瘀消痹胶囊口服，以活血化瘀，通络消痹，服用 2 周善后。

五诊：2 周后双腕及双手 2、3 指近端指间关节仍有轻度肿胀，微热，活动时痛，晨僵每天持续约 30min，关节活动度改善。无头晕、头痛、烦躁等症，食欲食纳及睡眠尚可，汗不多，二便正常。舌质暗红，苔薄黄，脉弦。复查 BP 138/86mmHg，化验血常规及肝肾功正常，CRP7.0mg/L，ESR29mm/h。给予院内制剂痹证 1 号 30ml/次，每天 2 次；予以化瘀消痹胶囊 5 粒/次，每天 2 次口服巩固病情。

评按：患者罹患类风湿关节炎及高血压，应用多种降压药物，血压不稳定，除过关节肿痛症状外，伴头晕目眩，头痛，烦躁不安，失眠盗汗等症，舌红，苔黄腻，脉弦滑。《素问·至真要大论》曰"诸风掉眩，皆属于肝"，而且，中医有"久病多郁""久病多虚"之说，又有"女子以肝为先天"，肝体阴而用阳，阴常不足，阳常有余，若因情志失常，肝气郁结，气郁化火，肝阳上亢，出现上述肝阳亢盛表现，所以王老治疗尪痹同时治疗眩晕，异病同治。

方中天麻、钩藤平肝息风，治疗眩晕为君药。石决明潜阳平肝，牛膝、车前草下行，使偏亢之肝阳复为平衡，山栀、黄芩清肝火，平肝阳，又能燥湿，泽泻利湿浊，泄热从小便而出，共为臣药。杜仲、桑寄生，补肝肾，祛风湿，现代药理研究有稳定的降压作用，生黄芪健脾利水消肿，茯苓渗湿健脾，养心安神，巩固后天之本，夜交藤养神通络，络石藤祛风湿，通络舒筋，兼能清热，治关节红肿热痛之痹病尤为适宜，木瓜化湿和胃，舒筋活络，共为佐使。全方共奏清热平肝、利湿通络之功。

该患者尪痹与眩晕同病，当前使用西药降血压不理想，血压不稳定，因此，应用中药配合西药进行治疗。方用天麻钩藤饮加减治疗眩晕的同时，也要治疗关节肿痛之尪痹，方中大多数药物既有降压作用，又有通络止痛的作用，这就是本方的妙用。之后在本方基础上随证加减变化，要辨证论治，抓住病情的主要矛盾。

医案2　清热祛湿，活血通络治疗类风湿关节炎

患者张某，男，70岁。

主诉：关节肿痛3月余。

现病史：3月前不明原因出现双手腕、双膝关节肿痛、灼热感，屈伸不利，伴晨僵，每天持续超过3h，活动后减轻。曾在我院西医风湿科化验RF、抗CCP抗体高滴度阳性，诊断为"类风湿关节炎"，给予口服秦息痛、甲氨蝶呤、醋氯芬酸片等治疗，出现胃部不适，食欲不振，纳差，停药寻求中医治疗。刻下症：双腕、双膝关节肿痛灼热，屈伸不利，晨僵约1h，食纳一般，汗多，腰膝酸

软，夜间关节痛影响睡眠，大便干，小便黄赤。

既往史：既往患高血压病3年，自服依那普利片10mg/d，血压稳定，否认冠心病、糖尿病史，否认药物过敏史。

体格检查：双腕背侧肿胀、灼热，压痛（＋），中度活动受限；双膝关节轻度肿胀，压痛（＋），浮髌试验（－），屈曲受限90°。舌质暗红，苔黄腻，脉滑。

辅助检查：血常规及肝肾功正常，ESR65mm/h，CRP21.8mg/L，ASO（－），RF612IU/ml，抗CCP抗体527IU/ml。

辨证分析：患者因体虚感受风寒湿邪，邪气侵袭，合而为痹，气血为之痹阻，不通则痛；湿阻气机，则见晨僵，动则气机流通，故活动时改善。湿流关节，湿盛则肿，郁而从阳化热，可见关节肿胀、灼热，即《素问·痹论》所说："其热者，阳气多，阴气少，病气胜，阳遭阴，故为痹热。"气血流通失常，瘀血渐成，居于关节，深入筋骨，故见关节疼痛，夜间痛甚。综观舌、脉、症，辨证属湿热痹阻，治以清热祛湿，活血通络。

中医诊断：尪痹（湿热痹阻证）。

西医诊断：类风湿关节炎。

治法：清热祛湿，活血通络。

方药：宣痹汤加减。防己10g，杏仁10g，滑石15g（包煎），生薏苡仁20g，焦山栀10g，连翘20g，半夏10g，赤小豆20g，蚕砂10g，络石藤20g，豨莶草15g，秦艽10g，狗脊20g，桑寄生20g，苍术20g，川牛膝10g。7剂，日1剂，水煎早晚饭后分服。配合口服王老经验方化瘀消痹胶囊（青风藤、土鳖虫、五灵脂、川芎、地龙、蜈蚣、秦艽等）5粒/次，2次/d。

二诊：关节肿胀、疼痛及灼热感减轻，食欲欠佳，减去焦山栀，加茯苓20g，续用10剂。

之后，在此方基础上加减服用31剂，关节肿胀缓解，疼痛减轻，活动度改善，改用独活寄生汤加减配合化瘀消痹胶囊口服，巩固治疗。

评按：患者年老体衰，肝肾不足，筋骨失养，风寒湿邪乘虚而入直中关节筋骨，经脉气血痹阻，郁而化热，故见关节肿胀灼热，屈伸不利，辨证属湿热痹阻，故先生从清热祛湿入手，以祛除内蕴之湿热。患者年高肝肾不足，故合狗脊、桑寄生、川牛膝补肝肾，强筋骨，兼能祛风湿之品，兼顾正气。邪气痹阻，影响气血津液之运行，可导致痰瘀形成，故在运用宣痹汤加减清热利湿、宣痹通络的同时，加用化瘀消痹胶囊以祛除痰瘀，蠲痹通络。先生从患者病因病机及病理演变溯本追源，以个体化辨证治疗，选药组方灵活，祛邪不忘扶正，扶正而不留邪，抓住尪痹的病理转归，既病防变，截断病势，故功效显著。

医案3 清热祛湿，活血化瘀治疗类风湿关节炎

付某，女，43岁。2013年10月23日初诊。

主诉：四肢多关节间断肿痛7年余，加重1周。

现病史：患者7年多前无明显诱因出现双手掌指关节、近端指间关节肿痛，渐次出现双肘、双膝关节肿痛，双肩时痛，伴晨僵，每天持续超过2h，活动后减轻，在当地不能确诊，经服用多种止痛药物，症状时轻时重，双腕及双膝关节逐渐变形。今年7月在我院诊断为"类风湿关节炎"，给予秦息痛片、四妙丸、甲氨蝶呤片、醋氯芬酸片等，经中西医结合治疗关节肿痛逐渐缓解，未再复诊。1周前受凉感冒后又出现多关节肿痛，日渐加重。刻下症见：双手腕、双手掌指关节及双膝关节肿痛、灼热，活动受限，伴晨僵每天持续超过1h，伴口渴不欲饮水，汗多，食纳欠佳，夜间关节疼痛影响睡眠，大便正常，小便黄赤。

既往史：既往体健，否认高血压、糖尿病史，否认肝炎、结核等传染病史，否认重大外伤、中毒、手术及输血史。月经14 $\frac{4\sim5}{28\sim30}$ 2013.10.3。曾对左氧氟沙星过敏，静滴后出现皮疹。

体格检查：T 36.4℃，P 92次/min，R 22次/min，BP130/80mmHg，双肺呼吸音清，心率92次/min，心律齐，肝脾肋下未

及，双肾区无叩击痛。舌质暗红，苔黄厚腻，脉弦滑数。专科情况：双肩压痛（+），外展活动受限；双肘关节中度屈曲变形，无明显肿胀，压痛（+），屈伸中度受限；双腕肿胀、灼热，压痛（+），屈伸重度受限；双手 2～3 掌指关节肿胀，压痛（+），屈曲中度受限；双膝中度肿胀，局部不红，皮温偏高，压痛（+），浮髌试验（+），屈伸活动度约 100°-0°-0°；双踝轻度肿胀，不红微热，压痛（+），屈曲轻度受限。

辅助检查：双手腕 X 线片：双手腕符合类风湿关节炎改变。化验血常规正常。化验肝功、肾功正常。ESR37mm/h，CRP17.36mg/L↑，ASO 阴性，RF<20IU/ml，抗 CCP 抗体 45.69IU/ml↑。

辨证分析：患者因体虚正气不足，风寒湿邪乘虚侵袭，合而为痹，气血为之痹阻，不通则痛；气机阻滞，则见晨僵，动则气机流通，故活动时改善。郁而化热，可见关节肿胀、灼热，即《素问·痹论》所说："其热者，阳气多，阴气少，病气胜，阳遭阴，故为痹热。"气血流通失常，瘀血渐成，居于关节，深入筋骨，故见关节疼痛，夜间痛甚。综观舌、脉、症，辨证属湿热痹阻，病位在筋骨、关节，涉及肝肾，可导致残疾，治以清热祛湿、活血通络。

中医诊断：尪痹（湿热痹阻证）。

西医诊断：类风湿关节炎。

治法：清热祛湿，活血通络。

方药：（1）院内制剂，秦息痛片，1.8g/次，2 次/d。

（2）痹证 1 号方加减。苍术 10g，防风 10g，防己 10g，川牛膝 10g，地龙 15g，连翘 15g，忍冬藤 20g，络石藤 20g，桑枝 10g，秦艽 10g，豨莶草 15g，鸡血藤 15g，泽泻 15g，红花 10g，生甘草 5g。14 剂，日 1 剂，水煎早晚分服。

二诊：双手腕、双手掌指关节及双膝关节肿胀减轻，仍有疼痛，关节微热，活动受限，伴晨僵每天持续约 1h，伴口微渴，不欲饮水，汗出减少，食纳改善，夜间仍有关节痛影响睡眠，大便正常，小便黄。舌质暗红，苔黄腻，脉弦滑略数。中药汤剂在首诊基础上做以下调整，加片姜黄15g，行气活血止痛。10剂，日1剂，水煎早晚分服。继续服用秦息痛片1.8g/次，2次/d。

三诊：双手腕，双手2、3掌指关节仍肿胀、疼痛、局部微热，触痛，屈伸活动受限，双膝轻度肿胀、微热，行走疼痛，上下台阶困难，晨僵每天持续不超过1h，口不渴，汗出减少，食欲食纳可，夜间无明显关节痛，睡眠一般，二便正常。舌质暗红，苔薄黄腻，脉弦滑。停用中药汤剂，给予院内制剂痹证1号（组成：防风、防己、地龙、苍术、川牛膝、威灵仙、忍冬藤、连翘、桑枝、豨莶草、鸡血藤、秦艽、黄芪、红花）浓煎剂50ml/次，2次/d。继续服用秦息痛片1.8g/次，2次/d。

四诊：双手腕，双手2、3掌指关节轻度肿胀，活动痛，局部微热，触痛，屈伸活动受限，双膝不肿、不热，上下台阶困难，晨僵每天持续约半小时，口不渴，汗出减少，食欲食纳可，夜间无明显关节痛，睡眠尚可，二便正常。舌质暗红，苔薄黄，脉弦滑。给予院内制剂痹证1号浓煎剂50ml/次，2次/d，秦息痛片1.8g/次，2次/d。

之后一直服用痹证1号及秦息痛片3月余，关节肿胀缓解，晨僵不明显，关节功能基本恢复正常。停用痹证1号，继续服用秦息痛片1.8g/次，2次/d，巩固治疗。随访1年未复发。

评按：类风湿关节炎（RA）属中医风湿病"尪痹"范畴。患者因正气不足，风寒湿邪反复侵袭，合而为痹，气血经络痹阻，邪气日深，深入筋骨，留而不去，损伤关节，导致此病。即《素问·痹论》所说："风寒湿邪三气杂至，合而为痹也"，"所谓痹者，各以其时重感于风寒湿之气也"，"其入藏者死，其流连筋骨者疼久，其留皮肤间者易已"。邪气侵入后，正气奋起抗邪，郁久从阳化热，表现为阳证、热证。《素问·痹论》中说："其热者，阳气多，阴气少，病气胜，阳遭阴，故为痹热。"RA急性发作期或活动期，多见湿热痹阻证，王老认为这是治疗的关键时期，此时如能辨证选方准确，治疗得法，及时截断病势，病情就能得到控制，及时缓解，否则迁延缠绵，导致关节变形，终身残疾。治以清热除湿、活血通络法，王老临床常用经验方痹证 1 号方、宣痹汤、二妙类方剂加减，治疗风湿病辨证为湿热痹阻证者在临床应用效果显著。本案王老选用痹证 1 号方合秦息痛片针对病及治疗，"热者寒之，实者泻之"，邪去则正安。方中防风、防己祛风胜湿，利水消肿，解痉止痛，忍冬藤、连翘清热解毒，通经活络，消肿散结，共为君药；威灵仙祛风除湿，软坚散结，通行十二经脉，豨莶草、秦艽祛风湿，解热毒，通经络，强筋骨，清虚热，苍术祛风燥湿，地龙清热解痉，通络利水共为辅药；黄芪、鸡血藤、红花益气补血，活血通经，通络利痹，扶正祛邪共为佐药；桑枝祛风通络，通利关节善走上肢引药上行，川牛膝活血祛瘀，补肝肾强筋骨善走下肢，引药下行，二药共为使药。诸药合之，湿祛热清，经络宣通，则湿热痹自除。

医案 4 疏肝理脾治疗类风湿关节炎

患者丁某，女，57 岁。2013 年 9 月 28 日初诊。

主诉：四肢多关节肿痛 1 年余，心烦易怒 2 周。

现病史：患者 1 年多前无明显诱因出现四肢多关节肿痛，涉及双手腕、双手掌指关节、双膝及双足跖趾关节，伴晨僵。在我院诊断为"类风湿关节炎"，给予口服秦息痛片、雷公藤多苷片、洛索洛芬钠胶囊、甲氨蝶呤等药，关节肿痛及晨僵逐渐缓解，症状消失。服用秦息痛片（5 片，2 次/d）及甲氨蝶呤片（10mg/周）控制病情，病情稳定。患者近 2 周生气后出现心烦易怒，头晕失眠，求治于王老。刻下症：两胁作痛，心烦易怒，头晕失眠，食欲不振，饮食减少，二便正常，无关节肿痛及晨僵。

既往史：既往体健。否认冠心病、糖尿病史，否认肝炎、结核等传染病史，否认重大外伤、中毒、手术及输血史，否认药物及食物过敏史。

体格检查：T 36.3℃，P82 次/min，R19 次/min，BP 120/76mmHg，双肺呼吸音清，心率 82 次/min，心律齐，肝脾肋下未

及，双肾区无叩击痛。舌质暗红，苔薄黄，脉弦细。专科情况：关节无肿胀压痛及活动受限。

辅助检查：双手腕 X 线片：骨质未见异常。化验血常规：正常。化验肝功、肾功正常。CRP7.12mg/L，ASO 阴性，RF46IU/ml↑，ESR20mm/h。

辨证分析：肝主疏泄，喜调达而恶抑郁。情志不遂，肝失调达而郁结，肝气横逆犯脾，导致脾失健运，营血生化不足则不能濡养肝体，木不疏土，土不荣木，故见两胁作痛，头晕失眠，心烦易怒，食欲不振，饮食减少。舌象脉象亦为肝郁脾虚之征象。

中医诊断：①尫痹（肝郁脾虚证）；②郁证（肝郁脾虚证）。

西医诊断：类风湿关节炎。

治法：疏肝解郁，健脾养血。

方药：逍遥散加减。当归 10g，白芍 10g，炒柴胡 10g，茯苓 20g，白术 15g，郁金 20g，夜交藤 30g，酸枣仁 20g，莲子肉 10g，煅牡蛎 20g，柏子仁 10g，炙甘草 10g。7 剂，日 1 剂，水煎早晚分服。

二诊：患者一般情况可，心烦易怒缓解，无头晕失眠，心情舒畅，食纳不佳，二便正常，无关节肿痛，活动度正常。首诊方续用 7 剂，巩固疗效，后用逍遥丸善后。嘱：节饮食，调畅情志，避风寒，适冷暖。

评按：该患者罹患类风湿关节炎，经过治疗，病情已缓解。但出现心烦易怒，头晕失眠，心情不畅，食欲不振，饮食减少等肝郁脾虚证证候。先生遵医圣《伤寒论》第 16 条提出的"观其脉证，知犯何逆，随证治之"辨证论治的思想。辨证为肝郁脾虚证，方随证变，给予《太平惠民和剂局方》逍遥散加减。方中柴胡、白芍、当归疏肝、养肝、柔肝，白术、茯苓、莲子肉、炙甘草健脾益气，夜交藤、酸枣仁、柏子仁养心安神，煅牡蛎镇心安神。全方共奏疏肝健脾，养心安神，调理肝脾，以扶正固本，正气存内，邪不可干，邪之所凑，其气必虚，为防止风寒湿邪重感而导致尫痹复发，从扶助正气入手，此中有深意。该案患者罹患尪痹（类风湿关节炎）经治已缓解，后因情志失调，出现肝郁脾虚证之郁证。从中医标本来讲，尪痹是本，郁证是标，本病已缓解，但可能因为标病情志失调郁滞而诱发，所以急则治其标，治疗郁证，郁证缓解，注意调养将息，则可保尪痹无虞。

医案 5　补气养血治疗类风湿关节炎

杜某，男，59 岁。2013 年 12 月 4 日初诊。

主诉：四肢多关节间断肿痛 3 年，加重 1 月。

现病史：患者 3 年前无明显诱因出现双肩、双肘、双腕、双手掌指关节、近端指间关节、双膝及双踝关节间断性、游走性疼痛，有时肿胀，伴倦怠乏力，晨僵每天持续超过 1h，活动后改善，痛剧时影响日常活动。1 月前上述症状加重，在我院化验血常规正常，ESR 升高，RF 及抗 CCP 抗体高滴度阳性，诊断为类风湿关节炎，因惧怕西药不良反应遂来求治于王老。发病以来，饮食减少，体重减轻 5kg 多，无红斑、皮疹，无明显口干眼干等症。刻下症见：右手食指近端指间关节及双手腕肿痛，伴晨僵，每天持续超过 1h，畏寒喜温，倦怠乏力，食纳可，睡眠尚可，大便时干，小便正常。

既往史：既往体弱，18 年前因胃癌在省人民医院手术治疗，胃全部切除，术中曾输过血。吸烟 40 年，7～10 支/d，偶尔饮酒，已戒。否认冠心病、糖尿病史，否认肝炎、结核等传染病史，否认重大外伤及中毒史，否认药物及食物过敏史。

体格检查：T 36.3℃，P88 次/min，R20 次/min，BP 100/60mmHg，双肺呼吸音清，心率 82 次/min，心律齐，肝脾肋下未及，双肾区无叩击痛。舌质淡暗，苔白，脉弦细弱。专科情况：面色萎黄，形体消瘦，双腕轻度肿胀，压痛（＋），关节屈伸不利。右手食指近端指间关节呈梭形肿胀，压痛（＋），活动受限。

辅助检查：化验检查双手腕 X 线片：双腕关节间隙变窄。超声骨密度：骨质疏松。化验血常规：RBC3.91×10^{12}/L，HGB115g/L。化验肝功、肾功正常。ESR65mm/h，CRP5.45mg/L，ASO 阴性，

RF910IU/ml↑，抗 CCP 抗体 3200 IU/ml↑。

辨证分析：患者为中年男性，起病较缓，病程较长，主要表现为四肢多关节肿胀、疼痛、僵硬、屈伸不利，可诊为中医风湿病之"尫痹"。患者因久病体弱正气不足，风寒湿邪乘虚侵袭，合而为痹，气血为之痹阻，不通则痛；湿邪痹阻关节则见肿胀；气机阻滞，则见晨僵，动则气机流通，故活动时改善。患者因胃部切除后气血生化之源不足，气血两虚，导致身体消瘦，畏寒喜温，倦怠乏力，综观舌、脉、症，证属气血两虚，治以益气养血、蠲痹通络。

中医诊断：尫痹（气血不足证）。

西医诊断：类风湿关节炎。

治法：益气养血，蠲痹通络。

方药：八珍汤合蠲痹汤加减。当归 15g，川芎 10g，白芍 15g，熟地 15g，生黄芪 15g，白术 15g，党参 15g，茯苓 15g，羌活 10g，秦艽 10g，海风藤 15g，络石藤 15g，桑枝 10g，鸡血藤 15g，炙甘草 5g。7 剂，日 1 剂，水煎早晚分服。

二诊：右手食指近端指间关节及双手腕轻度肿痛，伴晨僵，每天持续约 1h，畏寒喜温，面色萎黄，倦怠乏力，食纳可，睡眠尚可，大便通畅，小便正常。舌质淡暗，苔白，脉弦细。在首诊方基础上调整如下，加片姜黄 12g，续用 7 剂，日 1 剂，水煎早晚分服。

三诊：右手食指近端指间关节及双手腕肿胀基本缓解。疼痛及僵硬晨起明显，晨僵每天持续不超过 1h，畏寒喜温，面色萎黄，乏力减轻，食纳可，睡眠一般，二便正常。舌质淡暗，苔白，脉弦细。效不更方，二诊方续用 7 剂，日 1 剂，水煎早晚分服。

四诊：右手食指近端指间关节及双手腕肿胀缓解。晨起疼痛及僵硬，晨僵每天持续不超过半小时，畏寒喜温，无明显乏力，食纳可，睡眠一般，二便正常。舌质淡暗，苔白，脉弦细。效不更方，在二诊方基础上做以下调整，减去海风藤、络石藤、桑枝，鸡血藤加至 30g，续用 10 剂，日 1 剂，水煎早晚分服。

五诊：关节无肿痛，无明显晨僵。面色淡黄，精神尚可，食纳可，睡眠一般，二便正常。舌质淡暗，苔白，脉弦细。在四诊方基础上做以下调整，减去秦艽，加防风10g，续用10剂，巩固疗效。嘱：节饮食，调畅情志，避风寒，适冷暖。

评按： 类风湿关节炎属中医"尪痹"范畴，该患者因胃癌术后胃切除，导致后天气血生化之源不足，气血亏虚，风寒湿邪乘虚侵袭，内外合邪，合而为痹。"正气存内，邪不可干"，"邪之所凑，其气必虚"。气血不足，外邪乘虚而入。故王老以扶正祛邪并重，用八珍汤大补气血，用蠲痹汤祛邪兼以扶正，总体是扶正为主，兼以驱邪。否则光顾祛邪而徒伤正气，病必不愈，可谓深得经旨。《素问·痹论》"逆其气则病，从其气则愈。不与风寒湿气合，故不为病"，即是此意。

医案6 温经散寒、祛湿通络治疗类风湿关节炎

邓某，女，50岁。2013年11月6日初诊。

主诉： 四肢多关节间断肿痛15年，复发加重2月。

现病史： 患者15年前无明显诱因出现双手腕、双手掌指关节、近端指间关节间断肿痛、僵硬，伴晨僵、疲乏，症状时轻时重。2008年5月曾在我院化验RF及抗CCP抗体阳性，诊断为RA，服用秦息痛片等，经治缓解，关节无明显变形，近2月来左手食指近端指间关节肿胀、疼痛，双腕及左膝疼痛，无红斑、皮疹，无口干眼干等症，求治于王老。刻下症见：左手食指近端指间关节肿痛，双手腕及左膝冷痛，屈伸不利，畏寒喜温，倦怠乏力，食纳可，睡眠一般，二便正常。

既往史： 既往体健。否认冠心病、糖尿病史，否认肝炎、结核等传染病史，否认重大外伤、中毒及输血史。2个月前曾因乳腺增生在当地医院手术治疗。否认药物及食物过敏史。

体格检查： T 36.2℃，P82次/min，R18次/min，BP 120/70mmHg，双肺呼吸音清，心率82次/min，心律齐，肝脾肋下未及，双肾区无叩击痛。舌质淡暗，苔白，脉弦细。专科情况：面色淡黄，形体肥胖，四肢不温，双腕无肿胀，压痛（＋），屈伸不利。

左手 2、3 近端指间关节呈梭形肿胀，压痛（＋），活动受限。

辅助检查：化验检查双手腕 X 线片：骨质未见异常。化验血常规：正常。化验肝功、肾功正常。ESR65mm/h，CRP18.3mg/L，ASO 阴性，RF131IU/ml↑，抗 CCP 抗体 62.39 IU/ml↑。

辨证分析：患者因正气不足，风寒湿邪乘虚侵袭，合而为痹，气血为之痹阻，不通则痛；湿流关节，湿胜则肿，湿邪痹阻关节则见关节肿胀；气机阻滞，则见晨僵，动则气机流通，故活动时改善。寒湿较重，伤及阳气，故畏寒喜温。舌脉象亦为寒湿之象，综观舌、脉、症，辨证属寒湿痹阻证，病位在筋骨、关节，涉及肝肾，可导致残疾。治以温经散寒，祛湿通络。

中医诊断：尪痹（寒湿痹阻证）。

西医诊断：类风湿关节炎。

治法：温经散寒，祛湿通络。

方药：（1）秦息痛片，1.8g/次，2 次/d。

（2）痹证 2 号方加减。制附片 10g（先煎），桂枝 10g，白芍 10g，生黄芪 15g，苍术 15g，当归 10g，威灵仙 10g，细辛 3g，独活 10g，羌活 10g，葛根 10g，片姜黄 15g，炙甘草 10g。7 剂，日 1 剂，水煎早晚分服。嘱：节饮食，调畅情志，避风寒，适冷暖。

二诊：左手食指近端指间关节呈轻度梭形肿痛，双手腕及左膝冷痛，畏寒喜温，屈伸不利，倦怠乏力，食纳可，睡眠一般，二便正常。舌质淡暗，苔白，脉弦细。中药汤剂在首诊方基础上做以下调整，生黄芪加量为 30g，加淫羊藿、补骨脂各 10g。10 剂，日 1 剂，水煎早晚分服。继续服用秦息痛片 1.8g/次，2 次/d。

三诊：左手食指近端指间关节呈轻度梭形肿痛，屈伸不利，双手腕及左膝冷痛减轻，畏寒喜温，无明显倦怠乏力，食纳可，睡眠一般，二便正常。舌质淡暗，苔薄白，脉弦细。中药汤剂效不更方，14 剂，日 1 剂，水煎早晚分服。继续服用秦息痛片 1.8g/次，2 次/d。

四诊：左手食指近端指间关节肿胀及疼痛缓解，双手腕及左膝有时冷痛，畏寒喜温，其余关节无肿痛及活动受限，无明显倦怠乏力，食纳可，睡眠一般，二便正常。舌质淡暗，苔薄白，脉细。中药汤剂在二诊方基础上做以下调整，减去威灵仙、苍术、葛根、细辛，加白术20g，川芎10g。14剂，日1剂，水煎早晚分服。继续服用秦息痛片1.8g/次，2次/d。

五诊：双肩及双膝关节有时疼痛，畏寒喜温不明显，其余关节无肿痛及活动受限，食纳可，睡眠一般，二便正常。舌质淡暗，苔薄白，脉细。化验血常规、肝功、肾功正常，ESR30mm/h，CRP7.3mg/L，ASO阴性，RF64IU/ml↑。停用中药汤剂。继续服用秦息痛片1.8g/次，2次/d，配合雷公藤多苷片10mg/次，3次/d，巩固疗效。嘱：节饮食，条畅情志，避风寒，适冷暖。

评按：《素问·痹论》"风寒湿三气杂至，合而为痹也"，"逆其气则病，从其气则愈，不与风寒湿气合，故不为痹"。该患者因阳气不足，风寒湿邪乘虚侵袭，合而为痹。患者素体阳气不足，从阴化寒，所以表现为寒证、阴证。《素问·痹论》中说："其寒者，阳气少，阴气多，与病相益，故寒也。"王老辨证为寒湿痹阻证，方选经验方痹证2号方合院内制剂秦息痛片，祛除病邪，兼以调和营卫，益气养血，祛邪与扶正兼顾，深得《黄帝内经》之旨。尪痹（RA）寒湿痹阻证多发生在发病初期，因经治疗缓解或转入其他证型，因此，本证临床相对较少。

第二节　强直性脊柱炎

医案7　急则治标治疗强直性脊柱炎

杨某，男，24岁。2012年9月3日初诊。

主诉：腰骶双髋僵痛，膝踝间断肿痛3年。

初诊：患者3年前无明显诱因出现腰骶、双髋僵硬、疼痛，休息后不缓解，活动后改善，伴双膝、双髋关节间断肿胀、灼热、疼痛，活动受限，多家医院就诊，效果不显，2d 前在我院风湿一科就诊，检查 HLA－B27 阳性，骶髂关节 CT 双侧Ⅲ级炎性改变，诊断为"强直性脊柱炎"，服用醋氯芬酸片等药物，疼痛减轻，今日来名医工作室门诊，寻求中医治疗。病程中无手关节慢性肿痛，无慢性腹泻、皮疹等症。刻下症：腰骶双髋疼痛、僵硬，活动受限，休息后加重，活动后减轻，双膝及双踝关节肿胀、灼热、疼痛，行走困难，活动受限，口不渴，汗不多，夜间关节痛影响睡眠，大小便正常。

既往史：既往体健。否认银屑病、慢性肠炎等病史，否认肝炎、结核等传染病史，否认重大外伤、中毒、手术及输血史。

体格检查：T 36.6℃，P 78 次/min，R 18 次/min，BP 120/70mmHg。专科检查：腰椎曲度变直，腰椎局部棘突压痛（＋），弯腰、后伸及侧弯活动轻度受限。左髋外展活动受限；双膝轻度肿胀，不红，灼热，局部压痛（＋），浮髌试验（＋），屈曲约 110°，伸展 0°；双踝轻度肿胀，不红，微热，压痛（＋），活动度可；枕墙距 0cm，颌柄距 2cm；胸廓活动度 4cm；Schober's 试验 5cm；指地距 9cm。"4"字试验：双侧（＋），骨盆挤压及分离试验均（＋）。舌质暗红，苔黄腻，脉弦滑数。

辅助检查：血常规及尿常规基本正常，肝肾功正常，ESR 45mm/h，CRP 21.7mg/L，ASO 及 RF 均为阴性。HLA－B27 阳性。腰椎 X 线片：腰椎小关节模糊，符合强直性脊柱炎改变。骶髂关节 CT 示：双侧Ⅲ级炎性改变。

辨病辨证分析：本患者为青年男性，起病隐匿，病程漫长，主要表现为腰髋部及下肢关节间断肿痛、僵硬、活动受限，诊断为中医风湿病之"大偻"。本患者为青年男性，禀赋不足，肾虚督亏，风寒湿之邪乘虚深侵，合而为痹，气血瘀阻，不通则痛，故见腰骶僵硬疼痛，膝、踝肿痛。郁而化热，热胜则肿，故见关节肿胀、灼热；郁热较轻，津液未伤，故口不渴，汗不多；舌象为血瘀之象，脉象为湿热之象。综观舌、脉、症，辨证属湿热伤肾，痰瘀痹阻，湿热、痰瘀为标。

中医诊断：大偻（湿热伤肾，痰瘀痹阻证）。

西医诊断：强直性脊柱炎。

治法：清热祛湿，化瘀祛痰。

方药：四妙丸加味。苍术15g，炒黄柏15g，生薏苡仁20g，川牛膝15g，生黄芪20g，防己15g，忍冬藤20g，连翘15g，络石藤30g，海桐皮20g，豨莶草15g，白芥子15g，水蛭6g。7剂，日1剂，水煎服。

二诊：患者关节肿胀及疼痛减轻，腰髋及双膝活动度改善，食纳可，二便正常，舌质暗红，苔薄黄，脉弦滑。在原方的基础上，加虎杖15g，透骨草20g，伸筋草15g。14剂，日1剂，水煎服。

三诊：患者关节肿胀消失，腰髋及双膝关节疼痛明显减轻，以腰膝酸困疼痛为主，腰髋及双膝活动度改善，食纳可，有时夜间痛影响睡眠，二便正常，舌质暗红，苔薄白，脉弦。复查血常规及尿常规正常，ESR18mm/h，CRP11.9mg/L，病情好转。在原方的基础上，减去防己、忍冬藤、连翘、络石藤、海桐皮、虎杖，加狗脊10g，杜仲10g，续断15g，生地15g。14剂，日1剂，水煎服。

此后在上方基础上随证加减调整，随诊3月患者腰、髋关节及双膝关节肿痛缓解，病情稳定，口服骨质糖浆和化瘀消痹胶囊善后。

评按： 强直性脊柱炎中医属"痹病""大偻"范畴。王老认为，本病多以先天禀赋不足，素体阳虚或后天调摄失宜，房事不节，惊恐或郁或病后失调等遂致肝肾亏损，阴精不足，督脉失荣为内因，风寒湿热之邪以寒湿偏盛乘虚而入为外因，互为因果关系。其病机为风寒湿热之邪乘虚深侵肾督，深入骨骱、脊柱，筋脉失养，骨质受损，使筋挛骨弱而邪留不去，渐致痰浊瘀血相互胶结而成，使脊柱强直畸形。该患者，四诊合参，根据其舌、脉、症，辨证属湿热伤肾，痰瘀痹阻，湿热、痰瘀为标，急则治其标，以祛邪为主，治以清热祛湿，化瘀祛痰。方选四妙丸加味。方中黄柏、苍术共用为君。黄柏，味苦性寒，苦以燥湿，寒以清热，长于清热燥湿，苍术，辛苦温，辛散苦燥，长于祛湿，两药合用，针对湿热之邪，清热祛湿为君。虎杖、防己、川牛膝、生薏苡仁共为臣药。其中虎杖，苦寒，清热祛湿，活血定痛；防己，味苦辛性寒，辛能行散，苦寒降泄，既能祛风湿止痛，又能清热利湿，对于湿热偏盛，关节身痛尤为要药；川牛膝，苦酸平，既能活血化瘀，又能强筋壮骨，强健腰膝；生薏苡仁，味甘淡性凉，渗湿清热，利水消肿，健脾除痹，助君药黄柏清热，助苍术除湿健脾。佐以连翘、忍冬藤、豨莶草、络石藤、海桐皮、水蛭、白芥子、黄芪、透骨草、伸筋草。其中连翘清热解毒；忍冬藤、豨莶草、络石藤祛风湿，通经络，利关节，兼能清热；海桐皮、透骨草、伸筋草祛风湿，行经络，止痹痛；白芥子，辛温，化痰散结止痛，祛除痹阻经络之痰湿；水蛭，咸平，入血，破血逐瘀，搜剔通络，祛邪而不伤正；生黄芪配苍术、防己、薏苡仁，健脾利水，邪之所凑，其气必虚，健脾补气以扶正。全方以清热除湿为主，辅以活血化痰通络之功，急则治其标，针对标证湿热血瘀痰浊，以祛邪为急，邪去则正安。湿去热清之后，王老将清热祛湿中药减去，加用补肾强督扶正固本之药，缓则治其本，反映了辨证论治的思想。王老认为，本病常反复发作，迁延难愈，久则入血入络，而多见血瘀痰阻的临床表现。其发病内因与肾督阳气亏虚相关，又与风寒湿热之客邪痹阻相连，还与情志不遂、调摄失宜、外伤坠堕相关，因而在治疗上活血化瘀、祛痰通络的治疗原则应贯穿始终。

医案 8 清热祛湿、活血通络法治疗强直性脊柱炎

安某，男，27 岁，工程师。2013 年 11 月 4 日初诊。

主诉：双髋间断疼痛 11 年，右膝肿痛 3 周。

现病史：11 年前无明显诱因出现双膝及足跟肿痛，在当地治疗缓解。后出现双髋关节疼痛，休息后不减轻，活动后改善，双膝时痛，在我院诊断为"强直性脊柱炎"，经治缓解，服药 2 年后停药。2006 年军训劳累后双髋及双膝关节间断肿痛，天气变化加重，

未再系统治疗，双髋关节下蹲逐渐受限。3 周前受凉后出现右膝肿痛，左膝及右足跟疼痛行走困难。刻下症见：双髋关节僵硬，屈伸不利，右膝及右小腿肿胀、灼热、疼痛，畏寒喜温不明显，口渴，食纳一般，大小便正常。

既往史：既往体健，否认慢性腹泻、肝炎结核等病史，3 年前曾患右眼虹睫炎。查体示双髋关节屈伸不利，活动受限；右膝及右下肢肿胀、灼热、压痛，活动受限。舌质暗红，舌下瘀点，苔黄腻，脉弦滑。

辅助检查：骨盆片示符合 AS 改变。CT 示双髋关节腔积液，双髋关节骨质改变。HLA - B27 阳性。ESR19mm/h，CRP60.5mg/L，ASO 及 RF 阴性。

辨证分析：患者因禀赋不足，肾虚督亏，风寒湿之邪乘虚深侵，合而为痹，经络气血痹阻，不通则痛，故见腰髋脊背、下肢关节及足跟疼痛。郁久从阳化热，故见关节热、畏寒喜温不明显。湿热困脾，脾不健运，故出现食欲不振，饮食减少，倦怠乏力。湿热流注下肢关节，痹阻经络，故出现膝关节肿、热、疼痛、活动受限。舌、脉象为湿热之征。患者关节疼痛部位固定，昼轻夜重，久痛入络，瘀血之象。综观舌、脉、症，辨证为湿热瘀阻证，治以清热除湿，活血化瘀。

中医诊断：大偻（湿热痹阻证）。

西医诊断：强直性脊柱炎。

治法：清热祛湿，活血通络。

方药：宣痹汤合四妙丸加减。防己 10g，杏仁 10g，滑石 15g（包煎），连翘 20g，焦栀子 10g，生薏苡仁 20g，半夏 10g，赤小豆 15g，苍术 15g，炒黄柏 15g，忍冬藤 20g，络石藤 20g，地龙 15g，川牛膝 15g。14 剂，日 1 剂，水煎早晚分服。

二诊：关节灼热及肿胀明显减轻，关节屈伸不利，食纳可，大小便正常，舌质暗红，舌下瘀点，苔薄黄，脉弦滑。上方减去焦栀子、赤小豆，加豨莶草 15g，木瓜 10g，10 剂，日 1 剂，水煎早晚分服。

三诊：关节肿胀及灼热消失，双膝活动时疼痛，活动仍受限，食纳可，大小便正常，舌质暗红，舌下瘀点，薄白苔，脉弦细。停用汤剂，改用化瘀消痹胶囊长期服用，巩固治疗。

评按：本病多因先天禀赋不足，或后天调摄适宜，而致肾虚督亏，风寒湿邪侵袭深侵肾督，深入骨骱、脊柱，气血瘀阻，经脉阻滞，痰浊血瘀内生，致筋骨失养，骨质受损，使筋挛骨弱而邪留不去，导致脊柱强直变形。本患者感邪后阳气尚盛，"阳气多，阴气少，病气胜，阳遭阴，故痹热"，表现为湿热证。因反复感邪，气血瘀阻，运行不利，瘀血内生，导致湿热与血瘀同时出现，辨证为湿热瘀阻证，治以清热祛湿，活血通络。王老用宣痹汤合四妙组方，选药精当，切合病机，坚持治疗，邪去则正安。

医案 9　清热祛湿、活血化瘀法治疗强直性脊柱炎

安某，男，27岁。2013年11月4日初诊。

主诉：关节间断痛11年，加重3周。

现病史：患者11年前无明显诱因出现双膝及足跟肿痛，在当地医院经治缓解，后出现双髋关节痛，休息后不减轻，活动后改善，双膝时痛，在我院诊断为"强直性脊柱炎"，经治关节肿痛在半年内缓解，服药2年后停药。2006年军训劳累后出现双髋及双膝关节间断疼痛，天气变化时症状加重，未再系统治疗，双髋关节活动逐渐受限，下蹲困难。2012年曾在我科住院治疗后症状减轻，平时疼痛尚能忍受。3周前右膝肿胀、疼痛，右足跟痛，行走困难，自服芬必得等止痛药不能缓解，今来我院就诊。病程中无上肢关节肿痛，无明显腰背痛。刻下症见：双髋僵硬，屈伸不利，右膝肿胀、灼热、疼痛，行走困难，活动受限，右下肢小腿部肿胀、灼热、疼痛，倦怠乏力，口渴，食纳一般，夜间关节痛影响睡眠，大便正常，小便黄。

既往史：既往体健。否认银屑病、慢性肠炎等病史，否认肝炎、结核等传染病史，否认重大外伤、中毒、手术及输血史，否认

药物及食物过敏史。

体格检查：T 36.3℃，P 80 次/min，R18 次/min，BP120/80mmHg，双肺呼吸音清，心率 80 次/min，心律齐，肝脾肋下未及，双肾区无叩击痛。舌质暗红，舌下瘀点，舌下静脉迂曲青紫，苔薄黄，脉弦滑。专科情况：腰椎曲度变直，腰椎无压痛及叩击痛，弯腰、后伸及侧弯活动轻度受限。双髋外展及屈曲活动受限；右膝中度肿胀，不红，灼热，局部压痛（＋），浮髌试验（＋），屈曲约90°，伸展0°；右小腿部轻度肿胀，不红，皮温增高，压痛（＋），活动度可。枕墙距 0cm；胸廓活动度 4cm；Schober's 试验 5cm；指地距 2cm。"4"字试验：双侧（＋），骨盆挤压及分离试验均（＋）。

辅助检查：腰椎 X 线片示腰椎小关节模糊，符合强直性脊柱炎改变。骨盆片示双侧骶髂关节模糊，间隙变窄，双髋关节间隙变窄。CT 示双髋关节腔积液，双髋关节骨质侵蚀破坏，关节间隙变窄。化验血常规及尿常规正常，肝肾功正常。血沉 19mm/h，CRP60.5mg/L，ASO 及 RF 阴性。HLA－B27 阳性。

辨证分析：患者因禀赋不足，肾虚督亏，风寒湿之邪乘虚深侵，合而为痹，经络气血痹阻，不通则痛，故见腰髋脊背、下肢关节及足跟疼痛。郁久从阳化热，故见关节热，畏寒喜温不明显。湿热困脾，脾不健运，故出现食欲不振，饮食减少，倦怠乏力。湿热流注下肢关节，痹阻经络，故出现膝关节肿、热、疼痛、活动受限。舌、脉象为湿热之征。患者关节疼痛部位固定，昼轻夜重，久痛入络，瘀血之象。综观舌、脉、症，辨证为湿热瘀阻证，治以清热除湿，活血化瘀。

中医诊断：大偻（湿热瘀阻证）。

西医诊断：强直性脊柱炎。

治法：清热祛湿，活血化瘀。

方药：宣痹汤合二妙散加减。防己 10g，杏仁 10g，滑石 15g（包煎），连翘 15g，焦山栀 10g，生薏苡仁 20g，法半夏 10g，赤小豆 15g，苍术 15g，炒黄柏 15g，忍冬藤 20g，络石藤 20g，地龙 15g，川牛膝 15g。7 剂，日 1 剂，水煎早晚分服。

二诊：患者一般情况可，右膝关节肿胀、灼热缓解，右小腿腓肠肌周围仍有肿胀、灼热，张力减轻，触痛，双髋僵硬，无明显疼痛，活动受限。舌质暗红，舌下瘀点，舌下静脉迂曲青紫，苔薄黄，脉弦滑。复查血常规及尿常规正常，CRP19.9mg/L，ESR20mm/h 病情好转。中药汤剂在首诊基础上做以下调整，减去杏仁，加土茯苓 30g，木瓜 20g。7 剂，日 1 剂，水煎早晚分服。

三诊：患者一般情况可，右膝关节无肿胀、灼热及疼痛，右小腿腓肠肌局部轻度肿胀、微热，触痛；双髋僵硬，活动受限，无明显疼痛。舌质暗红，舌下瘀点，舌下静脉迂曲青紫，苔薄黄，脉弦滑。复查血常规及尿常规正常，CRP8.3mg/L，ESR16mm/h，病情好转。停用中药汤剂，改用院内制剂痹证 1 号 50ml/次，2 次/d，化瘀消痹胶囊 1.75（5 粒），2 次/d。

四诊：1 个月后复诊，患者双膝关节无肿胀、灼热及疼痛，活动度正常，右小腿腓肠肌肿胀、发热及触痛完全消失；双髋僵硬，活动受限，无明显疼痛。食纳及二便正常。舌质暗红，舌下瘀点，苔薄白，脉弦细。复查血常规及肝肾功正常，CRP6.4mg/L，SER15mm/h，病情稳定。停服痹证 1 号继续口服化瘀消痹胶囊 5 粒，1.75g/次，2 次/d，巩固疗效。

评按：强直性脊柱炎中医风湿病属"大偻"范畴，本病多以先天禀赋不足，或后天调摄失宜，遂致肾虚督亏，风寒湿邪乘虚深侵肾督，深入骨骺、脊柱，气血痹阻，经脉阻滞，瘀血痰浊内生，筋骨失养，骨质受损，导致筋挛骨缩，而邪留不去，渐致痰浊瘀血相互胶结而成，使脊柱强直畸形。该患者感邪后阳气尚盛，"阳气多，阴气少，病气胜，阳遭阴，故痹热"，表现为湿热证，因反复感邪，气血痹阻，运行不利，瘀血内生，表现为湿热瘀阻证，治以清热祛湿，活血化瘀，急则治其标，祛邪为法。王老用宣痹汤合二妙散组方，选药精当，切合病机，治疗得当，邪去则病安。方中黄柏、苍术共用为君药。黄柏，味苦性寒，苦以燥湿，寒以清热，长于清热燥湿，苍术，辛苦温，辛散苦燥，长于祛湿，两药合用，针对湿热之邪，清热祛湿为君。防己、川牛膝、生薏苡仁、山栀共为臣药。其中防己，味苦辛性寒，辛能行散，苦寒降泄，既能祛风湿止痛，又能清热利湿，对于湿热偏盛，关节身痛尤为要药；川牛膝，苦酸平，既能活血化瘀，又能强筋壮骨，强健腰膝；生薏苡仁，味甘淡性凉，渗湿清热，利水消肿，健脾除痹，助君药黄柏清热，助苍术除湿健脾；焦山栀清热解毒，兼能利湿。佐以连翘、忍冬藤、络石藤、杏仁、滑石、半夏、赤小豆。其中连翘清热解毒；忍冬藤、络石藤祛风湿，通经络，兼能清热；地龙，咸寒，活血化瘀，搜剔通络，兼能清热；滑石、赤小豆渗利湿热；半夏燥湿化痰；杏仁降气，气行则血行。全方以清热除湿为主，辅以活血化痰通络之功，急则治其标，针对标证湿热血瘀痰浊，以祛邪为急，邪去则正安。

第三节　骨关节炎

医案 10　补益肝肾治疗骨关节炎、骨质疏松症

舒某，女，57 岁，退休工人。2012 年 9 月 15 日初诊。

主诉：双膝关节肿痛 12 年余，加重 3 月。

现病史：患者 12 年前劳累受凉后出现双膝关节肿痛，行走后加重，在当地诊断为"关节炎"，经治关节肿胀消退，疼痛未能完全缓解。5 年前在西京医院骨科诊断为"骨关节炎"，服用多种药物（具体不详）症状缓解，3 月前上述症状加重，并出现腰部酸痛，弯腰及下蹲困难，来我院西医风湿科检查。双膝 X 线片：双膝退行性改变。骨密度示：T 值 -3.5，骨质疏松。CRP 及 ESR 正常，ASO 及 RF 阴性，给予口服利塞膦酸钠及双醋瑞因胶囊胃部不适，今日来王老名医工作室，寻求中医治疗。患者发病以来，饮食、睡眠尚可，体重无明显变化，无上肢关节肿痛。刻下症：双膝关节肿

大疼痛，活动时弹响，伴晨僵，每天持续约 10min，活动后减轻，劳累后加重，食欲食纳一般，夜寐可，畏寒喜暖，腰膝酸软，大小便正常。

既往史：既往体健，否认高血压、冠心病、糖尿病史，否认肝炎、结核等传染病史，否认重大外伤、中毒、手术及输血史。月经：14～50 孕 7 产 2，流产 5 次，顺产 1 儿 1 女。否认药物及食物过敏史。

体格检查：T 36.4℃，P 78 次/min，R 20 次/min，BP 110/70mmHg。腰椎局部棘突压痛（＋），活动受限，双膝内翻畸形，无肿胀，局部不红，皮温正常，压痛（＋），髌研磨试验（＋），浮髌试验（－），双膝可触及骨摩擦感，闻及弹响，屈伸活动度约100°－0°－0°。舌质淡暗，苔薄白，脉沉细。

辅助检查：双膝 X 线片示退行性改变。骨密度示 T 值 －3.5，骨质疏松症。化验血常规及肝肾功正常，CRP 及 ESR 正常，ASO 及 RF 阴性。

辨证分析：患者年近花甲，起病较缓，病程较长，主要表现为双膝关节肿大、疼痛、变形、屈伸不利、活动受限，可诊为中医风湿病之"骨痹"。患者年过半百，因久劳积损，肝肾不足，肝主筋，肾主骨，筋骨失养，风寒湿邪乘虚侵袭，合而为痹，经络气血为之痹阻，不通则痛；湿邪痹阻关节则见肿胀。关节乃筋骨聚集之所，筋骨关节失养，故见腰膝酸软。劳伤筋骨，故劳累后加重。寒为阴邪，主凝滞，寒则气血不能流通，所以关节疼痛，畏寒喜暖。舌、脉象亦为肝肾不足之征象。四诊合参，辨证属肝肾两虚证，病位在双膝筋骨关节，涉及肝肾。此病易反复发作，如失治误治则易致残，甚至丧失自理能力。

中医诊断：①骨痹（肝肾两虚证）；②骨痿（肝肾两虚证）。

西医诊断：①骨关节炎；②骨质疏松症。

治法：补益肝肾，强筋壮骨。

方药：无比山药汤加减。山药 20g，山萸肉 15g，熟地 20g，茯苓 15g，泽泻 15g，五味子 15g，怀牛膝 15g，肉苁蓉 15g，杜仲 15g，菟丝子 15g，巴戟天 10g，赤石脂 10g，夜交藤 20g，千年健 15g，木瓜 20g，生黄芪 30g。14 剂，日 1 剂，水煎至 400ml，早晚分服。

二诊：双膝关节肿大，疼痛减轻，伴晨僵，持续约 10min，活动后减轻，劳累后加重，畏寒喜暖，腰膝酸软，食欲食纳可，夜寐一般，二便正常。舌质淡暗，苔薄白，脉沉细。在原方的基础上，减去夜交藤，加淫羊藿 10g。14 剂，日 1 剂，水煎服。

三诊：双膝关节肿大，活动时轻微疼痛，劳累后加重，畏寒喜暖，晨僵不明显，腰膝酸软，食欲食纳可，夜寐一般，二便正常。舌质淡暗，苔薄白，脉沉细。在原方的基础上，减去赤石脂，加续断 10g。3 剂，做成膏方，开水冲服，巩固治疗。

评按：无比山药丸出自《备急千金要方》，原方主治"肾气虚惫，冷痹骨痹"，王老用来治疗骨关节炎、骨质疏松症。王老认为，本病多因肝肾不足，筋骨失养所致。治疗注重补肝肾，强筋骨，扶正固本。方中山药补脾益肾固精，先后天共补；熟地滋肾填精，山萸肉养肝涩精，五味子滋肾涩精，菟丝子补肾固精，杜仲补肝肾，强筋骨，赤石脂、肉苁蓉温阳补肾，巴戟天温肾阳，祛风湿，当归、女贞子养肝明目，桑寄生、千年健强筋壮骨，兼祛风湿。全方共奏温补肝肾、强筋壮骨、祛风湿之功。

医案 11 补肾健脾治疗骨关节炎

吕某，女，58 岁。2013 年 8 月 14 日初诊。

主诉：双膝关节间断疼痛 2 年，加重 2 月。

现病史：2 年前无明显诱因出现双膝关节间断疼痛，畏寒喜温，伴腰膝酸困，劳累或受凉后加重，2 月前吹风扇后双膝关节痛加重，上下楼困难，在西医科室服用醋氯芬酸、双醋瑞因等胃部不适。今日来王老门诊求治。刻下症见：腰膝酸困不适，劳累后双膝酸困疼痛，上下台阶困难，下蹲后起立困难，畏寒喜温，口不渴，有时汗多，倦怠疲乏，食纳可，夜休欠佳，二便正常。

既往史：既往体健，否认高血压、糖尿病等慢性病史，否认肝炎、结核等传染病史，否认重大外伤、中毒、手术及输血史，否认药物及食物过敏史。

体格检查：T 36.4℃，P78 次/min，R18 次/min，BP 105/70mmHg，双肺呼吸音清，心率 78 次/min，心律齐，肝脾肋下未及，双肾区无叩击痛。专科情况：双膝关节不红不肿，皮温正常，局部压痛，浮髌试验（－），可触及骨摩擦感，闻及弹响，屈曲活动受限，最大活动度约 90°。舌质暗红，苔薄白，脉沉细弱。

辅助检查：双膝 X 线片示退行性改变。ESR15mm/h，血常规正常，风湿 3 项均正常。

辨证分析：腰膝酸困不适，劳累后加重为肾虚筋骨失养表现。肾阳不足，不能温煦，则见畏寒喜温。脾为后天之本，气血生化之源，化源不足，机体失养则疲乏、倦怠。舌脉象为脾肾两虚之象，辨证为脾肾两虚证。

中医诊断：骨痹（脾肾两虚证）。

西医诊断：骨关节炎（双膝）。

治法：补肾健脾，强筋壮骨。

方药：独活寄生汤加减。独活 10g，桑寄生 20g，秦艽 10g，防风 10g，杜仲 20g，怀牛膝 20g，党参 20g，云苓 20g，当归 10g，熟地 20g，白芍 10g，川芎 8g，肉苁蓉 20g，狗脊 20g，鸡血藤 30g，肉桂 6g。7 剂，日 1 剂，水煎早晚分服。

二诊：腰膝酸困明显，劳累后加重，上下台阶困难，下蹲后起立困难，伴畏寒喜温、疲乏，食纳可，夜休一般，二便正常。舌质暗红，苔薄白，脉沉细弱。给予无比山药汤加减。山药 20g，山萸肉 10g，熟地 20g，茯苓 20g，泽泻 10g，五味子 15g，怀牛膝 20g，肉苁蓉 10g，菟丝子 20g，巴戟天 10g，赤石脂 10g，杜仲 20g，千年健 10g，鸡血藤 20g，骨碎补 20g，狗脊 20g。10 剂，日 1 剂，水煎早晚分服。

三诊：腰膝酸困明显，劳累后加重，上下台阶困难，下蹲后起立困难，伴畏寒喜温、疲乏，食纳可，夜休一般，二便正常，舌质暗红，苔薄白，脉沉细。给予无比山药丸膏剂口服，巩固疗效。

评按：王老认为，骨关节炎中医属"痹病""骨痹"范畴，本病属本虚标实，本虚主要责之肝肾亏虚，标实与风寒湿邪、痰瘀、湿热等相关，治疗本病要辨清标本虚实。该患者初诊本虚标实，肝肾不足，风寒湿痹阻，所以治以补肝肾，强筋骨，祛风湿，止痹痛，方用独活寄生汤加减，症状明显减轻后，辨证以肝脾肾亏虚，邪气不显，故治以补肝肾，强筋骨，方选无比山药汤。无比山药汤源自唐代孙思邈《备急千金要方》，原名无比薯蓣丸，又名山芋丸。患者年近花甲，肝脾肾亏虚，筋骨失养，久劳积损，筋骨关节屈伸不利，或感受风寒湿邪，气血痹阻，先生前方用独活寄生汤扶正与祛邪兼顾。现邪气已去，仅有肝肾筋骨不足证，故以补肝肾、强筋骨之无比山药汤加减，选用大队补肝肾、强筋骨之药物，方以"三补"为核心，配以怀牛膝、肉苁蓉、菟丝子、巴戟天、赤石脂、杜仲、千年健、骨碎补、狗脊等温而不燥，补肝肾、强筋骨之类直补肝肾。且其中巴戟天、千年健、狗脊兼能祛风湿。另用茯苓健脾渗湿，泽泻泄肾浊，使湿浊从小便而去。五味子补肝肾，敛阴，防阳药之燥散伤阴。鸡血藤养血，活血，通络。全方以补肝肾，健筋骨，补肾为主，兼顾肝脾，立足于补肾即治骨。王老深受孙思邈影响，临床喜用独活寄生汤和无比薯蓣丸方。

医案 12 化瘀祛痰治疗骨关节炎

患者唐某，男，49 岁。2013 年 12 月 9 日初诊。

主诉：手指关节间断疼痛、肿大 4 年。

现病史：4 年前劳累后出现双手远端指间关节肿大疼痛，在当地拍片示：退行性改变。2 年前出现手指关节劳累后麻木，为进一步诊治来我院就诊。刻下症见双手远端指间关节普遍肿大、变形、疼痛、麻木，活动受限，畏寒喜温，疲乏，食纳可，夜休一般，大小便正常。

既往史：既往体健，否认高血压、冠心病等慢性病史，否认肝炎、结核等传染病史，否认重大外伤、中毒、手术及输血史，否认药物及食物过敏史。

体格检查：T 36.3℃，P76 次/min，R18 次/min，BP 110/70mmHg，双肺呼吸音清，心率 76 次/min，心律齐，肝脾肋下未及，双肾区无叩击痛。专科情况：双手指远端指间关节膨大变形，不红不热，压痛（＋），屈伸不利。舌质暗红，舌下瘀点，苔薄白，脉弦细。

辅助检查：X 线片示双手远端指间关节退行性改变。ESR15mm/h，血常规正常，CRP3.11mg/L，ASO、RF、抗 CCP 抗体、AKA 及 APF（－）。

辨证分析：患者因劳累体虚，正气不足，风寒湿邪乘虚侵袭，合而为痹，气血流通不畅，津液郁滞，故见关节疼痛、肿胀、晨僵。关节乃筋骨聚集之所，气血津液流通失常，日久，痰瘀渐成，居于关节，深入筋骨，故见关节变形、刺痛、屈伸不利。舌、脉亦为痰瘀痹阻之象。综观舌、脉、症，辨证属痰瘀痹阻，肝肾阴虚，病位在筋骨、关节，涉及肝肾，可导致残疾。治以活血化瘀，化痰通络。

中医诊断：骨痹（痰瘀互结证）。

西医诊断：骨关节炎（双手）。

治法：活血化瘀，化痰通络。

方药：化瘀消痹汤加减。青风藤 20g，鸡血藤 20g，土元 6g，炒五灵脂 10g，蜈蚣 1 条，地龙 10g，秦艽 10g，木瓜 10g，生黄芪 15g，白芍 15g，川芎 10g，当归 15g，红花 10g，白芥子 10g，桑枝 10g。10 剂，日 1 剂，水煎早晚分服。

二诊：双手远端指间关节普遍肿胀及疼痛减轻，多关节呈骨性膨大、变形、麻木，活动受限，畏寒喜温，疲乏减轻，食纳可，夜休一般，大小便正常。舌质暗红，舌下瘀点，苔薄白，脉弦细。中药汤剂在首诊基础上做以下调整，加桂枝 10g，温经通络。10 剂，日 1 剂，水煎早晚分服。

三诊：双手远端指间关节普遍肿胀及疼痛减轻，多关节呈骨性膨大、变形、麻木，活动受限，畏寒喜温，疲乏缓解，食纳可，夜休一般，二便正常。舌质暗红，舌下瘀点，苔薄白，脉弦细。停用中药汤剂，给予化瘀消痹胶囊 1.75g/次，2 次/d，饭后口服。继续服用巩固疗效。

按语：骨关节炎中医属"痹病""骨痹"范畴。王老认为，本病由于禀赋不足，或年老体衰而肾气亏虚，肝血不足，脾气虚弱等致使筋骨失养，筋骨不坚，不能束骨而利关节，或外力所伤，或长期劳损，致使瘀血内阻，或风寒湿邪乘虚侵袭，或肥人内生湿浊与外邪相引，流注经络，造成经络痹阻，关节疼痛，屈伸不利，甚至肿大变形而成。肾虚骨弱是骨痹发生的内因。本病属本虚标实，肾虚为本，涉及肝脾，风寒、湿热、痰瘀为标。本患者病属晚期，痰瘀互结于筋骨关节，正气尚强，可耐祛邪之法，故王老用经验方化瘀消痹汤加减，以活血化瘀、祛痰通络及祛风湿药为主，辅以黄芪、白芍、当归、鸡血藤补益气血药物。

医案 13 补肾活血治疗骨关节炎

邵某，男，66 岁。2013 年 11 月 6 日复诊。

主诉：双膝关节间断疼痛 20 多年，加重 1 年。

现病史：20 多年前无明显诱因双膝关节先后出现疼痛，严重时肿胀，曾服用双氯芬酸钠片等非甾体抗炎药，关节肿痛可减轻，未予重视，病情时轻时重，渐出现上下台阶及下蹲困难。1 年前双膝关节痛加重，晨僵不超过 30min，受凉或劳累后加重。3d 前出现行走困难，服用私人自制药物无效，今来王老工作室就诊。刻下症见：双膝关节肿大刺痛、变形，活动受限，行走则疼痛加重，走路不稳，伴腰部酸困，上下台阶困难，下蹲后起立困难，畏寒喜温，疲乏，食纳可，夜休一般，二便正常。

既往史：既往体健，否认高血压、冠心病等慢性病史，否认肝炎、结核等传染病史，否认重大外伤、中毒、手术及输血史，否认药物及食物过敏史。

体格检查：T 36.5℃，P 82 次/min，R18 次/min，BP 110/75mmHg，

双肺呼吸音清，心率 82 次/min，心律齐，肝脾肋下未及，双肾区无叩击痛。专科情况：双膝关节膨大变形，不红不热，压痛（＋），浮髌试验（－），可触及骨摩擦感，闻及弹响，伸展 －20°，屈曲最大约 70°。舌质暗红，舌下脉络瘀阻，苔薄白，脉沉细弱。

辅助检查：双膝 X 线片：退行性改变。ESR12mm/h，血常规正常，CRP3.74mg/L，ASO 及 RF（－）。抗 CCP 抗体 16.7IU/ml。

辨证分析：患者年过七旬，表现为双膝、双手远端指间关节肿大畸形，腰痛，屈伸不利，属中医风湿病之"骨痹"。患者年事已高，肾气不足，风寒湿三邪乘虚杂至侵袭，合而为痹。外邪侵及机体，气血痹阻，不通则痛，津液郁滞则肿胀，痹久，瘀血形成，阻滞于关节筋骨导致关节屈伸不利。此病病位在关节筋骨，涉及肝肾，辨证为肾虚血瘀证。此病易反复发作，如失治误治则易致残，最终丧失自理能力。治以补肾壮骨、活血通络。

中医诊断：骨痹（肾虚血瘀证）。

西医诊断：骨关节炎（双膝）。

治法：补肾壮骨，活血通络。

方药：补肾通络汤加减。熟地20g，淫羊藿15g，狗脊10g，续断15g，骨碎补15g，怀牛膝15g，杜仲15g，鸡血藤20g，白芥子10g，地龙20g，土鳖虫10g，全蝎6g，威灵仙15g，独活10g。10剂，日1剂，水煎早晚分服。

二诊：双膝关节肿大变形，关节刺痛，行走则疼痛加重，活动受限，走路不稳，上下台阶困难，下蹲后起立困难，伴腰部酸困，劳则加重，畏寒喜温，疲乏，食纳欠佳，夜休一般，二便正常。中药汤剂在首诊基础上做以下调整，减去土鳖虫，加鹿衔草15g。10剂，日1剂，水煎早晚分服。

三诊：双膝关节膨大变形，无肿胀，活动时疼痛，行走加重，走路不稳，上下台阶困难，下蹲后起立困难，伴腰部酸困，劳则加重，畏寒喜温，疲乏改善，自觉下肢较前有力，食纳欠佳，夜休一般，二便正常。中药汤剂在二诊基础上做以下调整，加法半夏10g。

10 剂，日 1 剂，水煎早晚分服。

四诊：双膝关节无肿胀，疼痛减轻，行走加重，走路姿态改善，上下台阶困难，下蹲后起立困难，晨僵不超过 10min，伴腰部酸困，劳则加重，畏寒喜温减轻，疲乏改善，自觉下肢较前有力，食纳可，夜休一般，二便正常。中药汤剂效不更方，三诊方续用 10 剂，日 1 剂，水煎，早晚分服。

五诊：双膝关节无肿胀，疼痛明显减轻，走路姿态改善，上下台阶仍困难，下蹲后起立困难，晨僵不超过 10min，伴腰部酸困，自觉下肢较前有力，食纳可，夜休一般，二便正常。停用中药汤剂，给予骨质糖浆 20ml，2 次/d。

按语：骨关节炎中医属"痹病""骨痹"范畴。王老认为，本病属本虚标实，本虚与肾肝脾相关，但主要在肾，治疗以补肾为主，兼顾肝脾。肾虚筋骨失养，络脉空虚风寒湿邪乘虚侵袭，气血痹阻，邪气留恋筋骨，络脉痹阻，筋骨失养，生长失常，关节退变而生骨刺。肾虚络病是本病的病机关键，治以补肾通络。王老创立了补肾通络汤治疗骨痹（骨关节炎）辨证为肾虚血瘀证者。本方以补为主，攻补兼施。方中熟地、淫羊藿、狗脊、续断、骨碎补、怀牛膝、杜仲大队补肾壮骨之药以扶正固本。鸡血藤养血活血通络，白芥子化痰通络，地龙、土鳖虫、全蝎活血化瘀，搜剔通络，威灵仙、独活祛风湿、通经络。全方共奏补肾壮骨、活血通络之功。

第四节 原发性干燥综合证

医案 14 滋阴润燥治疗原发性干燥综合证

赵某，女，35 岁。2012 年 9 月 3 日 初诊。

主诉：口干、眼干 8 年余。

现病史：患者缘于 8 年多前无明显诱因出现口干、眼干，双眼干涩，异物感，双眼灼热，进食干性食物需水送服，常感双眼干涩、泪液分泌减少，伴猖獗龋齿，牙齿块状脱落，脱发，一直未系统诊治，上述症状逐渐加重，伴视物模糊、视力下降，偶感四肢关节疼痛不适，日常活动无明显影响，今年 5 月在西京医院风湿免疫科就诊，检查自身抗体系列：抗核抗体阳性（1:320），抗 SSA 抗体阳性＋＋＋，抗 Ro－52 抗体阳性＋＋＋，抗 SSB 抗体阳性＋＋＋，血沉 46mm/h，类风湿因子 157IU/ml，抗 CCP 抗体及抗 MCV 抗体阴性。唇腺活检：干燥综合征Ⅱ度，诊断为干燥综合征，给予口服羟氯喹片（0.2g，每日 2 次）、白芍总苷胶囊（0.6g，每日 2 次）等药物，症状无明显改善，患者畏惧西药不良反应，今来我院求治，为寻求中医治疗，今来我院王老门诊。发病以来，无腮腺肿大、紫癜样皮疹，无寒战、高热，无皮疹、光过敏及复发性口腔溃疡，无明显关节、肌肉肿痛。刻下症：口干，猖獗龋齿，进食干性食物困难需水帮助，双眼干涩、泪液分泌减少，视物模糊、视力下降，双手麻木，四肢不温，食欲食纳可，夜寐不安，大小便正常。

既往史：既往体健。否认银屑病、慢性肠炎等病史，否认肝炎、结核等传染病史，否认重大外伤、中毒、手术及输血史，否认药物及食物过敏史。

体格检查：T36.6℃，P78 次/min，R18 次/min，BP 120/70mmHg，四肢关节无肿胀、压痛及活动受限。舌质暗红，舌下瘀点，少苔，脉细略数。

辅助检查：西京医院：抗核抗体阳性（1:320），抗 SSA 抗体阳性＋＋＋，抗 Ro－52 抗体阳性＋＋＋，抗 SSB 抗体阳性＋＋＋，血沉 46mm/h，类风湿因子 157IU/ml，抗 CCP 抗体及抗 MCV 抗体阴性。唇腺活检：干燥综合征Ⅱ度。

辨证分析：患者为青年女性，起病较缓，病程较长，主要表现为口干，猖獗龋齿，吞咽固体食物需用水帮助。双眼干涩，视力逐渐下降，四肢麻木，可诊为中医风湿病之"燥痹"。患者因正气不足，燥邪内生，损伤气血津液而致阴津耗损、气阴两虚，致使肢体筋脉失养、瘀血痹阻、脉络不通，口眼缺乏阴津滋养，故见口眼干燥，经络气血运行不畅，故见四肢麻木。久病入络，脉络痹阻，气血运行不畅，致使病情缠绵难愈。舌象、脉象为阴虚津亏之象。综观舌、脉、症，辨证属阴虚津亏证，病位在经络、筋骨、脏腑，涉及肝肾脾胃，愈后一般。

中医诊断：燥痹。

证候诊断：阴虚津亏证。

西医诊断：原发性干燥综合征。

治法：滋养阴液，生津润燥。

方药：麦味地黄汤加减。生地 20g，山药 20g，山萸肉 15g，茯苓 15g，丹皮 10g，泽泻 10g，麦冬 15g，五味子 15g，菊花 10g，枸杞 20g，女贞子 15g，红花 15g。10 剂，日 1 剂，水煎早晚分服。

二诊：患者口干、眼干稍减轻，双手麻木无明显改善，四肢不温，食欲食纳可，睡眠好转，二便正常。舌质红，少苔，脉细弱。在原方的基础上，加鸡血藤 15g，当归 10g。10 剂，日 1 剂，水煎服。

三诊：患者口干、眼干减轻，双手麻木改善，食欲食纳可，夜休可，二便正常。舌质暗红，少苔，脉细弱。在原方的基础上，加生黄芪 10g，10 剂，日 1 剂，水煎服。

此后在上方基础上随证加减调整，随诊 3 个月患者口眼干燥诸症基本缓解，病情稳定，嘱其口服明目地黄丸巩固疗效。

评按：干燥综合征属中医学"燥痹"，是由燥邪损伤气血津液而引起阴津耗伤，气血亏虚，导致肢体筋脉失养，瘀血痹阻，痰凝结聚，脉络不通，导致肢体关节疼痛，甚则肌肤枯涩、脏器损害的病证。该患者是因阴虚津亏，内生燥邪所致，即刘完素《素问玄机原病式》所说："诸燥枯涸干劲皴揭，皆属于燥。""燥痹"起病于"燥"，本病津液亏损造成局部或全身出现干燥为主要特征。脉络痹阻则关节肌肉疼痛。病情由表入里，由浅入深，可致多脏腑受损，临床应辨其虚实表里。其中气血瘀阻证在燥痹可单独存在，但往往与其他各证兼夹出现，临床应细心辨析，王老认为阴虚血瘀证多见，应滋养阴津，活血化瘀。该患者王老辨证为阴虚津亏证，治以滋养阴液，生津润燥，方选麦味地黄汤加味。方中六味地黄"三补三泻"，"三补"用量重于"泻药"，是以补为主，肾、肝、脾三阴并补，以补肾阴为主，加枸杞、女贞子、菊花，补肝肾，清肝明目，加麦冬养肺胃之阴，五味子滋阴收敛，防止阴液流失。阴津亏虚，血液易于瘀滞，是无水行舟，故加红花活血化瘀，防止血瘀。

第五节　反应性关节炎

医案 15　清热祛湿、宣痹通络治疗反应性关节炎

雷某，女，39 岁。2013 年 5 月 13 日初诊。

主诉：双膝、双踝间断肿痛 2 年余，复发 1 周。

现病史：患者 2 年前饮食生冷腹泻后出现双膝、双踝关节红肿热痛，曾在当地化验血沉及 CRP 显著升高，RF 及 ASO 正常，诊断为"滑膜炎"，静滴地塞米松以及头孢类抗生素，口服芬必得等药物关节肿痛缓解，之后，每因阴雨天气或感冒、腹泻后出现双膝或双踝关节肿胀热痛，当地对症治疗，不能根除，1 周前劳累后双膝及左踝关节肿痛复作，行走困难，今日来王老名医工作室寻求中医治疗。患者发病以来，饮食、睡眠尚可，体重无明显变化，无上肢关节肿痛，无腰背痛。现症见：双膝及左踝关节灼热、肿胀、疼痛，活动受限，畏寒喜温不明显，晨僵每天持续约 10min，食欲食纳一般，夜寐可，大便正常，小便短赤。

既往史：既往体健，否认高血压、糖尿病史，否认肝炎、结核等传染病史，否认重大外伤、中毒、手术及输血史，否认药物及食物过敏史。

体格检查：T 36.4℃，P82 次/min，R18 次/min，BP 110/80mmHg，双膝中度肿胀，局部不红，皮温偏高，压痛（＋），髌研磨试验（－），浮髌试验（＋），双膝未触及骨摩擦感，未闻及弹响，屈伸活动度约 90°－0°－0°。左踝关节轻度肿胀，不红微热，压痛（＋），屈曲轻度受限。舌质红，苔黄腻，脉濡数。

辅助检查：血常规及肝肾功正常，CRP11.5mg/L，ESR38mm/h，ASO、RF 及抗 CCP 抗体阴性。HLA－B27（－）。

辨证分析：患者劳累体虚，饮食起居不当，感受寒湿之邪，饮食不归正化而成湿浊，湿胜则成腹泻。湿邪久郁，从阳化热，酿生湿热，湿热流注关节，痹阻经络，不通则痛。湿热壅滞关节，则见关节肿胀、灼热。经治可缓解。但之后，每因重感于风寒湿之气而反复发作，即《素问·痹论》所说："所谓痹者，重感于风寒湿之气也。"综观舌、脉、症，辨证属湿热痹阻，病位在筋骨、关节，可涉及肝肾。治以清热利湿、活血通络。

中医诊断：痹病（湿热痹阻证）。

西医诊断：反应性关节炎。

治法：清热祛湿，宣痹通络。

处方：宣痹汤（《温病条辨》）加减。防己 10g，杏仁 10g，滑石 18g（包煎），生薏苡仁 20g，焦山栀 10g，连翘 15g，半夏 10g，赤小豆 15g，晚蚕砂 10g，威灵仙 10g，秦艽 10g，夜交藤 20g。14剂，日 1 剂，水煎至 400ml，早晚分服。

二诊：2013 年 5 月 27 日，关节肿胀及灼热感缓解，活动正常，天气变化时双膝酸困不适，复查血沉及 CRP 正常，给予独活寄生汤加减，补肝肾之本，防止复感外邪，随访半年未复发。

评按：该患者因反复感受风寒湿邪，患者素体热盛，为阳热体质，郁而从阳化热，表现为关节灼热、肿胀、疼痛，舌红，苔黄腻均为湿热征象，即《素问·痹论》所说："其热者，阳气多，阴气少，病气胜，阳遭阴，故为痹热。"王老辨病为痹病，辨证为湿热痹阻证，治以清利湿热，宣痹通络。选用宣痹汤加减，原方基础上加威灵仙、秦艽，加强祛风湿、通经络之力，又加夜交藤祛风通络，养血安神为助。王老强调，宣痹汤主治证是湿热郁于经络而成，故治宜清利湿热，宣通经络，以骨节肿胀、灼热、烦疼，小便短赤为主要见症。方中防己清热利湿，通络止痛，秦艽清湿热，祛风湿，通络止痛，共为君药，以清热除湿，宣痹通络。蚕砂、生薏苡仁除湿行痹，威灵仙祛风湿，通行十二经，助君药祛风湿，共为臣药。佐以杏仁宣利肺气，赤小豆、滑石渗利湿热，焦栀子、连翘清热除湿，半夏燥湿化浊，防寒凉太过，冰伏湿热，碍胃伤脾，配伍精妙。而且，杏仁通肺气，理论在于"肺主一身之气，气化则湿亦化"，其中深意，值得深思学习。

第六节　未分化脊柱关节病

医案16　寒热并治未分化脊柱关节病

尚某，男，35岁。2013年5月29日初诊。

主诉：双膝关节间断肿痛2年。

现病史：患者2年前感冒后出现双膝、关节肿胀热痛，下蹲活动受限，曾在当地化验血沉显著升高，ASO阳性，RF阴性，诊断为"风湿性关节炎"，给予静滴青霉素及地塞米松治疗，经治关节肿痛缓解，之后，常因感冒或受凉后出现双膝关节间断性交替性肿痛，无腹泻及足跟痛，不能根治，1周前受凉感冒后又出现双膝关节肿痛复发，行走困难，来我院风湿科就诊。检查CT：双侧骶髂关节炎Ⅰ级，化验HLA-B27（+），CRP10.2mg/L，ESR30mm/1h，ASO、RF及抗CCP抗体阴性，服用柳氮磺吡啶片、洛索洛芬钠胶囊及四妙丸，症状稍减轻，今日来王老名医工作室寻求中医治疗。患者发病以来，饮食、睡眠尚可，体重无明显变化，无上肢关节肿痛，无腰背痛。刻下症：双膝关节灼热、肿胀、疼痛，活动受限，伴咽干咽痛，畏寒喜温，晨僵每天持续约20min，食欲食纳尚可，夜休一般，二便正常。

既往史：既往体健，否认银屑病、结肠炎、前列腺炎等病史，否认肝炎、结核等传染病史，否认重大外伤、中毒、手术及输血史，否认药物及食物过敏史。

体格检查：T 36.5℃，P 86 次/min，R 20 次/min，BP 120/85mmHg。
专科情况：脊柱无畸形、压痛及活动受限。双膝中度肿胀，局部不红，皮温偏高，压痛（＋），浮髌试验（＋），双膝未触及骨摩擦感，未闻及弹响，屈伸活动度约 100°－0°－0°。舌质暗红，苔薄黄腻，脉滑。

辅助检查：化验血常规正常，CRP10.2mg/L，ESR30mm/h，ASO、RF 及抗 CCP 抗体阴性，HLA－B27（＋）。

辨证分析：该患者因先天禀赋不足，风寒湿邪乘虚侵袭，合而为痹，阳气受损，故畏寒喜温；郁而化热，湿热痹阻关节，经络不通，故见关节灼热，痹久可伤及筋骨关节，导致关节屈伸不利。邪壅咽喉，气机不利，故咽痛不适。总属寒热错杂，治以寒热并治，祛风湿，通经络，止痹痛，兼以利咽解毒。

中医诊断：痹病（寒热错杂证）。

西医诊断：未分化脊柱关节病。

治法：寒热并治，通络止痛，扶正祛邪。

方药：桂枝芍药知母汤加减。桂枝 10g，白芍 10g，知母 10g，防风 10g，地龙 20g，秦艽 10g，生黄芪 20g，红花 10g，骨碎补 10g，桑寄生 15g，狗脊 10g，木瓜 10g，生地 10g，桔梗 10g，牛蒡子 10g，连翘 20g。7 剂，日 1 剂，水煎，早晚分服。

二诊：双膝关节灼热、肿胀、疼痛减轻，活动改善，咽干、咽痛消失，畏寒喜温，腰膝酸困，晨僵每天持续约 20min，食欲食纳尚可，夜休一般，二便正常。舌质暗红，苔黄腻，脉滑数。在首诊基础上减去桔梗、牛蒡子、连翘，热重于寒，加苍术、黄柏、川牛膝各 10g，以清热除湿、活血化瘀。7 剂，日 1 剂，早晚分服。

三诊：双膝关节微热，轻度肿胀，疼痛减轻，下蹲活动仍受限，畏寒喜温不明显，晨僵约 10min，食欲食纳尚可，夜休一般，二便正常。舌质暗红，苔薄黄，脉滑。在二诊方药基础上减去桂枝、白芍、知母、防风，加防己 10g，土茯苓 20g。7 剂，日 1 剂，早晚分服。

四诊：双膝关节不红不热，肿胀消失，下蹲活动时酸痛，下蹲起立时困难，晨僵不明显，畏寒喜温不明显，食欲食纳正常，夜休可，二便正常。舌质淡红，苔薄白，脉滑。在三诊方药基础上减去秦艽、生地、土茯苓，加独活10g。10剂，日1剂，早晚分服。

五诊：双膝关节不红不热不肿，下蹲活动时酸痛，活动基本恢复正常，晨僵及畏寒喜温不明显，食欲食纳可，夜休可，二便正常。舌质淡红，苔薄白，脉弦细。在四诊方药基础上减去苍术、黄柏，加续断10g。10剂，日1剂，早晚分服。随访1年未再发作，无关节肿痛、僵硬及活动受限。

评按：桂枝芍药知母汤见于《金匮要略·中风历节病脉证并治第五》记载："诸肢节疼痛，身体魁羸，脚肿如脱，头眩短气，温温欲吐，桂枝芍药知母汤主之。"因方证以风寒湿邪内侵筋骨关节经络，日久渐次化热，寒热错杂，寒重于热，故治当以祛风除湿、温经散寒为主，佐以清热养阴，方选桂枝芍药知母汤。王老初诊辨证为寒热错杂证，方选桂枝芍药知母汤加减而成。减去原方麻黄、生姜辛散之品以防发散太过耗伤正气；不用白术、甘草扶正而加生地配白芍养阴清热，加秦艽祛风湿，配知母清虚热，治已化之热；加骨碎补、桑寄生、狗脊、木瓜补肾强督，兼以祛风湿；加生黄芪益气扶正，红花活血化瘀，二药相配益气活血，以达到扶正祛邪。方中桂枝、防风祛风胜湿，温经通络，白芍、知母、生地养阴柔肝，兼清郁热，共为君药。秦艽祛风湿，舒筋通络，兼以清热，黄芪益气，红花活血，地龙活血通络，共为臣药。佐以桑寄生、狗脊补肝肾，强筋骨，祛风湿，木瓜舒筋活络，和胃化湿，桔梗、连翘、牛蒡子利咽解毒。全方共奏寒热并治、通络止痛、扶正祛邪之功。王老认为，痹病的发生，取决于人体阴阳偏盛偏衰与病邪之属性，同时也可由其他痹证演变而成。风寒湿邪侵袭人体后，因患者素体阴阳体质的不同而寒热之间每易转化，或从阳化热，或从阴化寒之演变。正如《素问·痹论》中所说："其热者，阳气多，阴气少，病气胜，阳遭阴，故为痹热。"对于素体阳盛患者，邪气郁滞可从阳化热。二诊时寒邪逐渐化热，热重寒轻，寒热共治，清热力量不足，古方中加入三妙，以清热利湿，活血化瘀。三诊，寒邪全部化热，湿热并重，减去桂枝、防风、芍药、知母之属，以三妙为基本架构组方，加入防己、土茯苓清热除湿解毒，全方以清热除湿为主，兼以补肾强督。祛邪为主，兼以扶正。四诊，患者湿热诸症明显减轻，所以，王老减少清热除湿药物，清热除湿，兼以补肝肾，强筋骨，扶正祛邪并重。五诊，无明显风、寒、湿、热、瘀等表现，治以补肝肾，强筋骨，兼以祛风湿收工，以独活寄生汤加减出入。体现了辨证论治的核心思想，证不同，治法不同，方剂不同，随兼证灵活加减。

第七节　风湿寒性关节痛

医案 17　扶正祛邪治疗风湿寒性关节痛

刘某，女，31 岁。2013 年 5 月 29 日。

主诉：关节间断疼痛 8 个月。

现病史：患者 8 个月前坐月子时出现全身多关节间断性游走性冷痛，畏寒喜温，怕风怕冷，汗多，遇阴雨天或劳累后加重，曾在多家医院就诊，多次化验 ASO 及 RF 阴性，CRP 及 ESR 正常，服用多种中草药及中成药效果不著。今日来王老工作室求治。发病以来，无关节肿胀，无反复腮腺肿大，无寒战、高热，无皮疹、光过敏及复发性口腔溃疡。刻下症：全身关节游走性疼痛，以肩、肘、膝、踝等关节为主，畏寒喜温，怕风怕冷，关节无肿胀，日常活动无明显受限，伴倦怠乏力，气短懒言，腰膝酸软，口干口渴，食欲食纳可，夜寐可，二便正常。

既往史：既往体健。否认银屑病、慢性肠炎等病史，否认肝炎、结核等传染病史，否认重大外伤、中毒、手术及输血史，否认药物及食物过敏史。

体格检查：T 36.3℃，P 78 次/min，R18 次/min，BP110/70mmHg，双肺呼吸音清，心率 78 次/min，心律齐，肝脾肋下未及，双肾区无叩击痛。舌质淡，白苔，脉细弱。专科情况：四肢关节无肿胀、压痛及活动受限。

辅助检查：ANA 阴性，ANA 谱均为（－），血沉 6mm/h，ASO、RF 及抗 CCP 抗体阴性。

辨证分析：本患者是因产后体虚，肝肾气血不足，风寒湿邪乘虚侵袭，痹阻于关节经络，气血流通不畅，导致诸症，舌脉亦为肝肾不足、风湿痹阻证之象。四诊合参，辨证为肝肾不足、风湿痹阻证。

中医诊断：产后痹（肝肾不足、风湿痹阻证）。

西医诊断：风湿寒性关节痛。

治法：祛风湿，补肝肾，益气血，强筋骨。

方药：黄芪桂枝五物汤、玉屏风散合独活寄生汤加减。生黄芪30g，桂枝 10g，白芍 10g，白术 20g，云茯苓 20g，防风 10g，郁金10g，夜交藤 20g，焦栀子 10g，络石藤 20g，独活 12g，狗脊 20g，杜仲 20g，川断 20g，桑寄生 20g，怀牛膝 20g。10 剂，日 1 剂，水煎至 400ml，早晚分服。

二诊：关节疼痛减轻，仍以肩、肘、膝、踝等为主，畏寒喜温，怕风怕冷，关节无肿胀，日常活动无明显受限，伴倦怠乏力，气短懒言，腰膝酸软，食欲食纳可，夜寐可，二便正常。舌质淡，白苔，脉细弱。在首诊基础上减去焦栀子、络石藤、夜交藤，加当归15g，川芎 10g，鸡血藤 15g，以养血活血，"治风先治血，血行风自灭"。10 剂，日 1 剂，水煎早晚分服。

三诊：关节疼痛明显减轻，仍以肩、肘、膝为主，畏寒喜温，怕风怕冷，关节无肿胀，日常活动无明显受限，腰膝酸软减轻，食欲食纳可，夜寐可，二便正常。舌质淡，薄白苔，脉细弱。在二诊基础上减去郁金，加熟地黄 12g，以滋养精血。10 剂，日 1 剂，水煎早晚分服。

四诊：关节无明显疼痛，关节无肿胀及晨僵，怕风怕冷减轻，日常活动正常，劳累后腰膝酸软，食欲食纳可，夜寐可，二便正常。舌质淡，薄白苔，脉细弱。在三诊基础上效不更方，续用10剂，巩固疗效，日1剂，水煎早晚分服。

评按：本患者是因产后体虚，肝肾气血不足，风寒湿邪乘虚侵袭，痹阻于关节经络，气血流通不畅，导致诸症。"邪之所凑，其气必虚"（《素问·评热病论》），卫气不固，不能抵御外邪，故用玉屏风散益气固表，扶正固本。邪气内袭，营卫失和，汗多恶风，故合桂枝、白芍调和营卫。桂枝解肌散寒，温通血脉，白芍养阴和阴，防祛风湿药发散太过。病久，邪气留恋，病情缠绵，源于肝肾不足，筋骨失养，故合狗脊、杜仲、川断、桑寄生、怀牛膝，既补肝肾，强筋骨，又能祛除侵入筋骨关节之风寒湿邪，祛邪而不伤正。方中黄芪、白术、茯苓益气健脾扶正，正气足则邪气易除；防风、独活祛风湿，专逐邪气，祛风湿，止痹痛。邪气痹阻，日久郁而化热，且肝为女子先天，气郁化热，扰乱心神，故见舌红、心烦、失眠，故加郁金行气解郁，焦栀子清心除烦，夜交藤养血安神，祛风通络。全方共奏补肝肾，强筋骨，祛风湿，兼以益气固表，调和营卫。王老治疗产后风不以祛除外邪为主，而是着眼于扶正，从肝肾、气血、营卫入手，培补扶正，层层补虚，正胜则邪退。

医案18　补气血治疗风湿寒性关节痛

患者王某，女，43岁。2013年10月6日复诊。

主诉：关节间断疼痛15年。

现病史：患者15年前产后受凉后出现全身多关节间断性游走性冷痛，涉及肩背、双肘、双手、双膝、双踝、双足等多关节疼痛，畏寒喜温，怕风怕冷，汗多，遇阴雨天或劳累后加重，在当地按风湿病治疗不效。无关节肿胀及活动受限，日常活动无明显障碍。近1个月前吹空调后关节疼痛复作，夜间疼痛，影响睡眠，疼痛以双肩、双髋、双肘、双膝关节为主；晨僵不超过 30min。遂来王老名医工作室就诊。刻下症见：双肩背、双髋、双手及双膝、双踝关节冷痛，夜间痛甚，畏寒喜温，无关节肿胀及活动受限，晨僵约 5min，活动后即缓解，怕风怕冷，倦怠乏力，汗多，食纳可，夜休不佳，大小便正常。

既往史：既往体虚，平素易感冒。否认银屑病、慢性肠炎等病史，否认肝炎、结核等传染病史，否认重大外伤、中毒、手术及输血史，否认药物及食物过敏史。

体格检查：T 36.5℃，P 82 次/min，R 20 次/min，BP 105/65mmHg，双肺呼吸音清，心率 82 次/min，心律齐，肝脾肋下未及，双肾区无叩击痛。舌质淡，薄白苔，脉细弱。专科情况：四肢关节无肿胀、压痛及活动受限。

辅助检查：血常规正常，抗核抗体阴性，ANA 谱均为（-），血沉 10mm/h，CRP、ASO、RF 及抗 CCP 抗体阴性。

辨证分析：产后气血两虚，风寒湿邪乘虚侵袭，痹阻于关节经络，气血流通不畅，故见关节疼痛。湿邪较轻，关节无肿胀。倦怠乏力，汗多怕风，夜休差及舌脉象均为气血不足之象，辨证为气血不足证。

中医诊断：产后痹（气血不足证）。

西医诊断：风湿寒性关节痛。

治法：益气养血，活血通络。

方药：黄芪桂枝五物汤合玉屏风散加减。生黄芪 30g，桂枝 10g，白芍 10g，白术 20g，防风 10g，鸡血藤 30g，郁金 20g，羌活 10g，秦艽 10g，当归 10g，川芎 10g。10 剂，日 1 剂，水煎早晚分服。嘱：避风寒，宜保暖，适度锻炼。

二诊：双肩背、双髋、双手及双膝、双踝关节冷痛加重，夜间痛甚，畏寒喜温，无关节肿胀及活动受限，晨僵约 5min，活动后即缓解，怕风怕冷，汗多，食纳可，夜休不佳，大小便正常。舌质淡，苔薄白，脉细弱。治疗在首诊基础上给予合用身痛逐瘀汤加减。生黄芪 30g，桂枝 10g，白芍 10g，白术 20g，防风 10g，鸡血藤 30g，夜交藤 20g，郁金 20g，羌活 10g，秦艽 10g，当归 10g，川芎 10g，桃仁 10g，红花 10g，没药 10g，香附 10g，川牛膝 10g，地龙 20g，五灵脂 10g，透骨草 20g。10 剂，日 1 剂，水煎早晚分服。嘱：避风寒，宜保暖，适度锻炼。

三诊：双肩背、双髋、双手及双膝、双踝关节疼痛减轻，夜间痛甚，畏寒喜温，晨僵不明显，怕风怕冷，汗出减少，食欲不振，纳差，夜休不佳，大小便正常。舌质淡，苔白厚，脉细弱。治疗在二诊基础上做以下调整，减去没药、五灵脂、地龙、透骨草、秦艽、透骨草，加茯苓 20g，枳壳 10g。7 剂，日 1 剂，水煎早晚分服。

四诊：双肩背、双髋关节疼痛缓解，双手、双膝及双踝关节疼痛减轻，夜间无明显疼痛，畏寒喜温，怕风怕冷，食欲食纳可，夜休欠佳，二便正常。舌质淡，苔薄白，脉细弱。治疗在三诊基础上做以下调整，减去桃仁、红花，加淫羊藿 10g，远志 10g。10 剂，日 1 剂，水煎早晚分服。

五诊：双手指关节及受凉后冷痛，双膝关节酸痛，无夜间痛，畏寒喜温及怕风怕冷诸症减轻，食欲食纳可，夜休欠佳，二便正常。舌质淡，苔薄白，脉细弱。治疗在四诊基础上做以下调整，减去羌活、川牛膝，加怀牛膝 10g，续断 10g。10 剂，日 1 剂，水煎早晚分服。

六诊：双手关节及双膝有时冷痛，畏寒喜温减轻，食欲食纳可，睡眠及二便正常。舌质淡，苔薄白，脉细。治疗在五诊基础上做以下调整，减夜交藤、郁金、枳壳，加炙甘草 5g。10 剂，日 1 剂，水煎早晚分服，巩固疗效。

评按：本患者因产后体虚，气血不足，风寒湿邪乘虚侵袭，气血经络痹阻，故见四肢关节疼痛，之后，体虚重感于邪，反复感邪，邪气久羁，瘀血渐成，停留筋骨。《素问·痹论》："停留筋骨者疼久。"清代王清任《医林改错》提出"痹证有瘀血说"，创立身痛逐瘀汤治疗瘀血痹，开创痹证治疗之先河，他提出："总滋阴，外受之邪归于何处？总逐风寒，去湿热，已凝之血更不能活。如遇风寒，凝结成冰，冰成风寒已散，明此义，治痹何难？"该患者辨证属本虚标实，故王老以桂枝汤调和阴阳，玉屏风散益气实卫固表，身痛逐瘀汤活血化瘀，祛风湿，三方合用扶正祛邪，扶正而不恋邪，祛邪而不伤正，治疗产后痹日久不愈。王老治疗产后痹主张扶正祛邪兼顾，根据邪正比例灵活加减。邪气偏重，则加重祛邪之力，邪去症状减轻后则及时去掉祛邪药物，以免伤正，而以益气血，补肝肾，强筋骨为主，扶正固本。

第八节　髂骨致密性骨炎

医案 19　补肝肾，强筋骨，祛风湿治疗致密性骨炎

刘某，女，24 岁。2013 年 7 月 3 日初诊。

主诉：腰髋、双膝、双踝关节间断疼痛 5 年。

现病史：患者 5 年前无明显诱因出现腰、髋、双膝、双踝间断疼痛，无关节肿胀及晨僵，日常活动无障碍，劳累或遇阴雨天气加重，畏寒喜温，腰膝酸困，在多家医院按"腰肌劳损""风湿病"治疗，效果不著。2 月前在外院化验 HLA－B27 阳性，CRP 及血沉正常，RF 及抗 CCP 抗体阴性。骶髂关节 CT 示髂骨致密性骨炎，诊断为"强直性脊柱炎"，服用双氯芬酸钠等药物，疼痛可减轻，停用即感疼痛，今日来名医工作室门诊，寻求中医治疗。病程中无上肢关节肿痛，无慢性腹泻、皮疹等症。刻下症：腰骶双髋疼痛、僵硬不适，膝、踝有时疼痛活动正常，畏寒喜温，腰膝酸软，口不渴，汗不多，食纳可，睡眠一般，月经量偏多，二便正常。

既往史：既往体健。否认慢性肠炎、盆腔炎等病史，否认肝炎、结核等传染病史，否认重大外伤、中毒、手术及输血史，否认药物及食物过敏史。

体格检查：T 36.3℃，P 68 次/min，R 18 次/min，BP 110/70mmHg，双肺呼吸音清，心率 68 次/min，心律齐，肝脾肋下未及，双肾区无叩击痛。舌质暗红，苔白，脉细弱。专科情况：腰椎、双髋、双膝、双踝无肿胀、压痛及叩击痛，活动度正常。"4"字试验（-），骨盆挤压试验及分离试验（-）。

辅助检查：骨盆片示髂骨致密性骨炎。骶髂关节 CT 示髂骨局部硬化密度增高，血常规正常，肝肾功正常，血沉 5mm/h，CRP2.7mg/L，ASO 及 RF 均为阴性。

辨证论治：患者因素体肝肾不足，而感受风寒湿邪，邪气客于肢体经络关节，气血运行不畅，故见腰髋膝踝疼痛。腰膝酸软，月经不正常，畏寒喜温，均为肝肾不足之象。舌、脉象为肝肾不足、风湿痹阻证之象。四诊合参，辨证为肝肾不足、风湿痹阻证，总属正虚邪实，治宜扶正与祛邪兼顾，既应祛散风寒湿邪，又当补益肝肾，强筋健骨。

中医诊断：痹证（肝肾不足，风湿痹阻证）。

西医诊断：髂骨致密性骨炎。

治法：补肝肾，强筋骨，祛风湿。

方药：独活寄生汤加减。独活 10g，桑寄生 20g，秦艽 10g，防风 10g，杜仲 20g，怀牛膝 20g，党参 20g，云苓 20g，当归 10g，熟地 20g，白芍 10g，川断 20g，肉苁蓉 20g，狗脊 20g，鸡血藤 30g，阿胶 20g（烊化）。7 剂，日 1 剂，水煎早晚分服。

二诊：腰骶双髋酸痛减轻，僵硬不适，膝、踝受凉时疼痛，日常活动正常，畏寒喜温，伴腰膝酸软，口不渴，汗不多，食纳可，睡眠一般，二便正常。舌质淡暗，苔薄白，脉细弱。效不更方，首方续用 10 剂。

三诊：腰骶双髋酸痛明显减轻，僵硬不适，膝、踝疼痛缓解，畏寒喜温减轻，口不渴，汗不多，食纳可，睡眠一般，二便正常。舌质淡暗，苔薄白，脉弦细。效不更方，首方续用 10 剂。

四诊：腰骶双髋劳累或受凉后酸痛，畏寒喜温，口不渴，汗不多，食纳可，睡眠一般，二便正常。舌质淡暗，苔薄白，脉细。患者上班不方便继续服用汤药，给予院内制剂骨质糖浆（鹿衔草、骨碎补、补骨脂、熟地、肉苁蓉、鸡血藤等）10ml/次，2次/d，补肝肾，强筋骨，巩固疗效。嘱患者注意劳逸结合，避风寒湿。

评按： 髂骨致密性骨炎（osteitis condensans ilium）是一种以骨质硬化为特点的非特异性炎症，主要临床表现为腰骶部或下腰部疼痛。病因不明，可能与妊娠、外伤、感染及劳损有关。影像学表现为，髂骨与骶骨之间耳状关节部分的骨质密度增高，可为单侧或双侧。王老认为，本病属中医痹证范畴。患者多因产后肝肾气血不足，风寒湿乘虚侵袭，客于肾督腰府肢体经络关节，气血运行不畅，不荣不通则痛，其证属正虚邪实，本虚标实证，治宜扶正与祛邪兼顾，既应祛散风寒湿邪，又当补益肝肾气血。方选独活寄生汤加减。病情减轻，邪去而以正虚为主，治以补肝肾扶正固本，注意调养，愈后防复。王老临床喜用独活寄生汤，凡风寒湿痹辨证属肝肾两亏，气血不足者均可应用独活寄生汤加减化裁。

第九节 结节性红斑

医案20 清热祛湿、活血通络治疗结节性红斑

李某，女，50岁。2013年7月20日初诊。

主诉： 四肢红斑、结节、关节痛3d。

现病史： 3d前不明原因出现双膝关节以下皮肤伸侧及双肘外侧散在红斑结节，以下肢关节为主，颜色鲜红，灼热、疼痛，伴双腕、双踝关节疼痛。在当地经头孢哌酮等抗生素治疗无效，出现发热、口渴，今来我院求治。现症见：双肘、双膝关节伸侧皮肤散在红斑结节、疼痛、灼热，伴关节疼痛、僵硬不适，午后发热，汗多，食欲不振，大便正常，小便短赤。

既往史： 既往体健，否认高血压、糖尿病史，否认外伤手术史

及药物过敏史，否认肝炎、结核等传染病史。

查体：双肘伸侧、双膝关节以下伸侧皮肤散在红斑结节，触痛（＋），皮温升高，关节无肿胀及压痛，活动度可。舌质红，苔黄白腻，脉滑数。

辅助检查：血常规正常，ESR38mm/h，CRP25.1mg/L，ASO（－），RF及抗CCP抗体（－），ANA（－），ANA谱（－）。

辨证分析：患者素体脾虚湿痰积聚，痰瘀内生，加之外感热毒，湿热蕴蒸，流注于肌肤、经脉，气血痹阻，痰瘀凝滞，发为结节红斑。湿热下注则膝肿；郁滞于肌肤则灼热疼痛、发热；舌脉为湿热痹阻之征象，辨证为湿热痹阻证。

中医诊断：瓜藤缠（湿热痹阻证）。

西医诊断：结节性红斑。

治法：清热祛湿，活血通络。

方药：宣痹汤加减。防己10g，杏仁10g，滑石18g（包煎），连翘20g，半夏10g，生薏苡仁20g，蚕砂10g，赤小豆10g，焦栀子10g，络石藤20g，透骨草20g，川牛膝10g，桃仁20g，红花10g。7剂，日1剂，水煎早晚分服。

二诊：红斑颜色变淡，范围变小，结节仍存在，无关节痛，食纳可，大小便正常，舌质红，苔白腻，脉弦滑。减去透骨草、络石藤，加茯苓20g，陈皮10g。10剂，日1剂，水煎服。

三诊：红斑消失，遗留皮肤色素沉着，皮下结节变小变软，无关节肿痛及活动受限，食纳可，大小便正常，舌质暗红，苔白，脉弦滑。减去焦栀子、滑石、赤小豆，加地龙10g，赤芍12g。10剂，日1剂，水煎服。

四诊：红斑结节消失，无关节肿痛，食纳可，大小便正常，舌质暗红，苔薄白，脉弦。给予化瘀消痹胶囊5粒，2次/d，巩固疗效。服用10d停服，随访半年未复发。

评按：结节性红斑（erthema nodosum，EN）是由于多种原因引起的发生在皮下脂肪的非特异性炎症性疾病，临床表现为好发于小腿伸侧的鲜红色或紫红色的大小不等有疼痛感的散在的皮下结节，预后一般不留疤痕。王老认为本病属中医学"瓜藤缠"。发作期多属湿热蕴结肌肤经络。治以清热利湿，活血化瘀。王老常用宣痹汤治疗本病。方选宣痹汤清热利湿，加络石藤、透骨草，祛风湿，舒筋通络；桃仁、红花、川牛膝活血化瘀。诸药合用，湿热祛除，瘀滞行散，则结节红斑自除。

第十节　系统性硬化症

医案 21　温阳散寒、化瘀祛痰治疗硬皮病

李某，女，36 岁。2013 年 9 月 4 日初诊。

主诉：双手雷诺现象 13 年，皮肤紧绷感伴关节痛 3 年。

现病史：患者 13 年前遇冷或精神紧张时出现双手指皮肤发白、发紫、发红等雷诺现象，未予重视，一直未系统诊治。3 年前受凉后出现双手末端皮肤紧绷肿胀，伴双手指、双足关节疼痛，屈伸不利，雷诺现象加重，在多家医院求治，外院诊断为"硬皮病"，给予"青霉胺"等治疗，患者服后胃部不适，纳差，遂停药来我院就诊。刻下症见：双手指皮肤肿胀、变硬，紧绷感，双手指关节屈伸不利，活动受限，伴晨僵，双手及双足趾关节疼痛，遇冷皮肤变色，发白、发紫、发红，畏寒喜温，食纳尚可，大小便正常。

既往史：既往体弱，畏寒喜温，双手易冻伤。否认高血压、糖尿病等慢性病史，否认肝炎、结核等传染病史，否认重大外伤、中毒、手术及输血史，否认药物及食物过敏史。

体格检查：T 36.2℃，P 72 次/min，R 18 次/min，BP 110/70mmHg，双肺呼吸音清，心率 72 次/min，心律齐，肝脾肋下未及，双肾区无叩击痛。专科情况：双手指发凉，皮肤紧绷感，双手指近端指间关节及远端指间关节屈伸不利，不能完全伸直，雷诺现象（+）。舌质暗红，苔薄白，脉沉细涩。

辅助检查：血常规正常，血沉 32mm/h，CRP5.7mg/L，ASO 及 RF 均为阴性。X 线片示双手未见骨侵蚀破坏。

辨证分析：患者为老年女性，起病较缓，病程漫长，主要表现为双手、颜面、腹部及大腿皮肤硬化。可诊为中医风湿病之"皮痹"，患者因阳气不足，营卫失和，肺卫不固，风寒湿邪乘虚而入，阻于皮肤，合而为痹，气血津液为之痹阻，皮肤经络痹阻，气血津液郁滞，则见皮肤肿胀、变硬。阳气虚弱，温煦和推动不足，故见疲乏、倦怠。舌、脉象亦为寒凝痰瘀证，四诊合参，辨证属寒凝痰瘀证，病位在筋骨、关节，涉及肝肾，可导致残疾，治以温阳散寒，活血化瘀，化痰通络。

中医诊断：皮痹（寒凝痰瘀证）。

西医诊断：系统性硬化症。

治法：温阳散寒，活血化瘀，化痰通络。

方药：身痛逐瘀汤加减。羌活 10g，秦艽 10g，当归 10g，川芎 10g，桃仁 10g，红花 10g，没药 10g，香附 10g，五灵脂 10g，白芥子 10g，海风藤 20g，络石藤 20g，细辛 3g，肉桂 6g，鸡血藤 20g，法半夏 10g。14 剂，日 1 剂，水煎早晚分服。

二诊：双手指皮肤仍肿胀、紧绷、变硬，双手指关节屈伸不利，活动受限，伴晨僵，双手及双足趾关节疼痛减轻，遇冷皮肤变色，雷诺症，畏寒喜温，食纳尚可，二便正常。舌质暗红，苔薄白，脉沉细涩。在首诊基础上做以下调整，减去络石藤，加淫羊藿 10g，温阳散寒，兼以祛风湿。14 剂，日 1 剂，水煎早晚分服。

三诊：双手指皮肤肿胀减轻，仍有紧绷、变硬，双手指关节屈伸不利，活动受限，双手及双足趾关节疼痛缓解，伴雷诺现象，畏寒喜温，食纳欠佳，二便正常。舌质暗红，舌下瘀点，脉络迂曲青紫，苔薄白，脉沉细涩。在二诊基础上做以下调整，减去海风藤、没药，加生黄芪 30g，白术 15g，健脾益气扶正。14 剂，日 1 剂，水煎早晚分服。

四诊：双手指皮肤紧绷、变硬，皮肤肿胀减轻，双手指关节屈伸不利，屈伸活动受限，无明显关节疼痛，伴手指发凉、雷诺现象，畏寒喜温，食纳好转，二便正常。舌质暗红，舌下瘀点，脉络迂曲青紫，苔薄白，脉沉细。在三诊基础上做以下调整，减去秦艽、肉桂，加桂枝10g，党参15g。10剂，日1剂，水煎早晚分服。

之后，在上方基础上加减出入服用汤药100多剂，改服院内制剂王老经验方化瘀消痹胶囊（青风藤、土鳖虫、五灵脂、川芎、地龙、蜈蚣、秦艽等）。半年后随访双手指皮肤紧绷感明显减轻，皮肤肿胀消失，双手指关节屈伸活动基本正常，无明显关节疼痛，伴雷诺现象，畏寒喜温改善，食纳及二便正常。舌质暗红，舌下瘀点，苔薄白，脉沉细。

评按： 硬皮病是一种以皮肤炎性、变性、增厚、纤维化进而硬化和萎缩为特点的可引起多系统损害的结缔组织病。本病中医属"皮痹"范畴。《素问·痹论》："痹……在于皮则寒"，"其不通不仁者，病久入深，荣卫之行涩，经络时疏，故不通，皮肤不营，故为不仁"。阴寒之邪搏于皮肤，痹阻不通，营卫行涩，血凝为患。本患者发病符合此病理演变。王老辨证为寒凝痰瘀证，治以温经散寒，活血化瘀，化痰通络。方选身痛逐瘀汤，加用半夏、白芥子化痰通络，加海风藤、络石藤祛风通络，鸡血藤活血养血通络，肉桂、细辛温经散寒通络。王老认为，皮痹是因素体阳气不足，风寒湿邪乘虚侵袭，痹阻皮肤、经络，日久，血凝为瘀，湿聚成痰，痰瘀互结，痹阻皮肤、经脉，导致皮肤变硬、关节屈伸不利，活动受限，治疗本病的原则是在辨病和辨证相结合的基础上，活血化瘀，祛痰通络贯穿在硬皮病的整个治疗过程中。

王老认为硬皮病以风热寒凝，血瘀，痰阻，脉络受阻为其标，以肺、心、脾、肾之阳虚，及气虚为本，临床上以本虚标实为主要表现，在辨证和辨病相结合的基础上，以活血化瘀、祛痰通络贯穿整个治疗过程。王老临证在辨证基础上常加用化瘀消痹胶囊治疗本病，本方为王老经验方，方中重用活血化瘀药物及虫类之品，有活血化瘀，祛风逐痰，宣通经络之功。王老根据清代叶天士在《临症指南医案》中指出的痹久不愈者有"久痛入络"之说，倡用活血化瘀及虫类药物，搜剔逐痰，宣通络脉。王老认为尪痹、大偻、皮痹等中医风湿病发病均有气血虚弱，肝脾肾虚，风寒湿热之邪侵入，阻于经络，气血凝滞，痰湿瘀阻，搏结于关节，经久难愈，痼结根深，血瘀痰阻贯穿着整个病变过程，治疗上非草木之品所能奏效，需参以血肉有情之物和虫蚁之品，才有外达肌肤、经络，内走脏腑，化瘀通络，搜剔逐痰的功效。用之于临床确能收到较满意的效果。

第十一节　骨质疏松症

医案 22　从脾肾论治骨痹

尚某，女，51 岁。2013 年 10 月 9 日初诊。

主诉：腰背双膝酸痛 1 年余。

现病史：1 年前无明显诱因出现腰背及双膝酸困疼痛，劳累或受凉后加重，畏寒喜温，经常夜间疼痛。自服芬必得疼痛可减轻。曾在当地医院检查 X 线片示退行性改变，服用骨质增生片无效。2 周前来我院就诊，诊断为"骨关节炎""骨质疏松症"，给予骨质糖浆，效不佳，今日来我院求治于王老。刻下症见：腰背双膝酸困疼痛，晨僵约 10min，畏寒喜温，食欲不振，饮食减少，倦怠乏力，夜休差，大小便如常。

既往史：既往体健，否认高血压、糖尿病等慢性病史，否认肝炎、结核等传染病史，否认重大外伤、中毒、手术及输血史。

过敏史：否认药物及食物过敏史。

体格检查：T 36.5℃，P 80 次/min，R 18 次/min，BP 110/70mmHg，双肺呼吸音清，心率 80 次/min，心律齐，肝脾肋下未及，双肾区无叩击痛。专科情况：腰椎棘突无明显腰痛，屈伸活动轻度受限。双膝关节不红不肿，皮温正常，局部压痛，浮髌试验（-），可触及骨摩擦感，闻及弹响，屈曲活动受限，最大活动度约100°。舌质淡暗，苔薄白，脉沉细。

辅助检查：血常规正常，血沉8mm/h，风湿3项均（－）。超声骨密度示T值－3.5，骨质疏松症。腰椎及双膝X线片示退行性改变。

辨证分析：腰膝酸困不适，劳累后加重为肾虚筋骨失养表现。肾阳不足，不能温煦，则见畏寒喜温。脾主运化，为后天之本，脾虚则运化水谷障碍，后天失养故见食欲不振，饮食减少，倦怠乏力，夜不能寐。舌、脉象为脾肾两虚之象，辨证为脾肾两虚证。

中医诊断：骨痹（脾肾两虚证）。

西医诊断：①骨关节炎（双膝、腰椎）；②骨质疏松症。

治法：健脾补肾，强筋壮骨。

方药：无比山药汤加减。山药20g，山萸肉10g，熟地20g，茯苓20g，丹皮10g，泽泻10g，五味子15g，杜仲20g，菟丝子20g，巴戟天10g，赤石脂10g（先煎），怀牛膝20g，鸡血藤20g，夜交藤20g，郁金20g，煅龙骨20g（先煎）。10剂，日1剂，水煎早晚分服。嘱：调饮食，畅情志，适劳逸，避风寒。

二诊：腰背双膝酸困疼痛减轻，晨僵约10min，畏寒喜温，食欲恢复，饮食增加，倦怠乏力，夜休尚可，二便正常。舌质淡暗，苔薄白，脉沉细。给予无比山药丸膏方（组成：山药、熟地、山萸肉、云苓、泽泻、杜仲、怀牛膝、五味子、菟丝子、肉苁蓉、巴戟天、赤石脂、骨碎补、补骨脂、枸杞子、千年健）10ml/次，2次/d，服用2月巩固疗效。

评按： 骨关节炎、骨质疏松症分别属中医"骨痹""骨痿"范畴。王老认为本病属本虚标实，肾虚为本，涉及肝脾，风、寒、湿、热、瘀、痰为标。治标之法为辅，蠲痹通络、活血通络、化痰通络等祛邪通络之法治其标，不可一味祛邪而徒伤正气，邪气衰其大半，即应补肾以治本，扶正以祛邪。王老根据"肾主骨生髓，髓充则骨健，治肾亦治骨"的理论，补肾以治本，兼顾肝脾。该患者邪气痹阻症状较轻，以肝脾肾亏虚为主证。无比山药汤源自唐代孙思邈的《备急千金要方》，原名无比薯蓣丸，又名山芋丸。王老以本方加减，治以培补肝脾肾，强筋健骨，扶正固本，未用祛风湿之药，是扶正补肾以荣养筋骨，扶助正气，治病求于本。

第十二节　多发性肌炎

医案23　清热除湿治疗多发性肌炎

张某，女，31岁。2013年10月21日初诊。

主诉：肌痛、肌无力伴关节痛2个月。

现病史：患者2个月多前感冒后出现四肢近端肌痛、肌无力，以双肩、臂、双臀髋部肌痛、肌无力显著，伴双肘、双手及双膝关节疼痛，抬臂及下蹲后起立困难，伴疲乏倦息。在我院西医风湿科就诊，化验肌酶谱显著升高，诊断为多发性肌炎，给予口服泼尼松60mg/d，静滴环磷酰胺0.8g/月，关节痛消失，肌痛肌无力稍减轻，仍在住院治疗，今天来门诊要求加用中药治疗。刻下症见：四肢近端肌痛、肌无力，无关节肿痛，食欲食纳可，口干，口中黏，夜休差，大小便正常。

既往史：既往体健。否认冠心病、糖尿病史，否认肝炎、结核等传染病史，否认重大外伤、中毒、手术及输血史，否认药物及食物过敏史。

体格检查：T 36.5℃，P 86次/min，R 20次/min，BP126/80mmHg，双肺呼吸音清，心率86次/min，心律齐，肝脾肋下未及，双肾区无叩击痛。舌质暗红，苔黄，脉濡数。专科情况：关节无肿胀压痛及活动受限。双肩及双臀髋周围、大腿肌肉压痛（＋），上下肢肌力Ⅲ级。

辅助检查：血常规：WBC11.2×10⁹/L，N%75%。肝功：ALT98U/L，AST112U/L，GGT83U/L，其余正常。肌酶谱：CK443U/L，CK－

MB167U/L。CRP 9. 12mg/L，ASO 阴性，RF 46IU/ml↑，ESR 46mm/h。

辨证分析：脾胃虚弱，则化源不足，气血不能充养肌肉，而腠理疏松，外邪侵入而发肌痹。痹者，闭塞不通，脉络受阻，"不通则痛"，故而发生肌肉疼痛等症状。病久气血更亏，又脾虚不运，水湿停留，四肢沉重肿胀，痿软无力，甚者肌肉萎缩。湿性重浊黏腻，湿困脾阳，清阳不升，浊阴不降，则头痛如裹。遏阻气机则食欲不振，吞咽困难，腹胀便溏。湿郁化热，湿热内蕴，湿热相搏，邪热不能外散夹湿而动，故身热不扬。舌、脉均为湿热之象。

中医诊断：肌痹（脾虚湿热证）。

西医诊断：多发性肌炎。

治法：清热祛湿，健脾渗湿。

方药：宣痹汤加减。白术20g，茯苓20g，生薏苡仁20g，滑石18g（包煎），焦栀子10g，蚕砂10g，赤小豆20g，法半夏10g，陈皮10g，连翘20g，郁金20g，夜交藤30g，鸡血藤30g，木瓜20g，萆薢20g，片姜黄20g。10剂，日1剂，水煎早晚分服。

二诊：四肢近端肌痛稍减轻，肌无力，下蹲后不能起立，无关节痛，食欲食纳可，口中黏，夜休差，二便正常。舌质暗红，苔黄腻，脉濡数。方药在首诊基础上加减，减去鸡血藤，加白鲜皮30g。10剂，日1剂，水煎早晚分服。

三诊：患者已出院，四肢近端肌肉仍有压痛，肌力稍改善，下蹲后不能起立，无关节痛，食欲食纳可，口中和，夜休欠佳，二便正常。舌质暗红，苔薄黄腻，脉濡数。复查血常规：WBC9.0 × 10^9/L，N% 71%。肝功：ALT51U/L，AST64U/L，GGT75U/L，其余正常。肌酶谱：CK312U/L，CK－MB97U/L。CRP7. 10mg/L，ASO 阴性，RF32IU/ml↑，ESR36mm/h。方药在首诊基础上加减，减去陈皮，加防己10g。10剂，日1剂，水煎早晚分服。

四诊：患者四肢近端肌肉仍有压痛，肌力改善，下蹲后起立困难，无关节痛，食欲食纳可，口中和，夜休欠佳，二便正常。舌质暗红，苔薄黄腻，脉濡数。方药仿李东垣升阳益胃汤，在三诊基础上做以下调整，减去栀子、滑石、防己、赤小豆、郁金、连翘，加防风 10g，柴胡 5g，羌活 10g，独活 10g，黄连 10g，升麻 10g。10 剂，日 1 剂，水煎早晚分服。

五诊：患者上肢近端肌肉无明显压痛，肌力稍差，下肢近端肌肉仍有压痛，下蹲后起立困难，无关节痛，食欲食纳可，口中和，夜休可，二便正常。舌质暗红，苔薄黄腻，脉濡。复查血常规：WBC 7.2×10^9/L，N% 71%。肝功：ALT32U/L，AST38U/L，GGT40U/L，其余正常。肌酶谱：CK197U/L，CK - MB28U/L。CRP7.45mg/L，ASO 阴性，RF30IU/ml↑，ESR27mm/h。方药仿李东垣升阳益胃汤，在四诊基础上做以下调整，减去羌活，加生黄芪 10g。10 剂，日 1 剂，水煎早晚分服。

之后，在此方基础上，加减服用 100 多剂，肌力恢复正常，肌酶谱完全正常，泼尼松减量为每天 10mg 晨顿服。

评按： 多发性肌炎（polymyositis，PM）为骨骼肌非化脓性炎症性疾病，以对称性四肢近端肌肉、颈咽部肌肉无力疼痛为主要临床表现。本病少见，发病率 0.5/10 万～8/10 万，女性多于男性，任何年龄均可发病，发病高峰年龄为 45～60 岁。本病属于中医风湿病"肌痹"范畴。王老认为，脾胃虚弱是发生肌痹的内在原因之一。脾胃为后天之本，气血生化之源，充养肌肉腠理，又为正常水液代谢的枢纽。脾胃虚则营卫弱，营卫弱则不能充养肌肉，而腠理疏松，外邪侵入易发肌痹。本病主要因为正虚不能御邪，风热、风寒、风湿，或毒热之邪侵犯肌表，损伤肺胃之络脉，进而影响脾肾，脾肾与机体免疫功能关系密切，脾肾亏损则免疫功能紊乱，导致病变迭出。该患者以四肢肌肉症状为主，病在初、中期，辨证为脾虚湿热证，治以清热祛湿，舒筋通络，兼以健脾益气，开始治疗方选宣痹汤加减，切合病机，祛邪不忘扶正。方中焦栀子、滑石、蚕砂、赤小豆、薏苡仁、草薢、连翘清热祛湿，蚕砂兼能舒筋。白术、茯苓、薏苡仁健脾除湿。半夏、陈皮燥湿和胃化痰。夜交藤、鸡血藤、木瓜舒筋通络。郁金、片姜黄行气解郁止痛。诸药合用，清热祛湿，舒筋通络，健脾益气。

之后，湿热减轻以脾虚清阳不升为主，改用东垣升阳益胃汤加减变化。方中党参、黄芪、白术、茯苓、健脾益气，共为君药。半夏、陈皮、泽泻运脾化湿，黄连清热解毒，柴胡、独活、防风、升麻鼓动脾胃的作用，对健脾益气药有升动作用，为健脾方中常用之良药，共为臣药。白芍、当归敛阴生津，养血柔肝，缓急止痛，与羌活、独活、防风配伍治风湿痹痛，以缓解肌肉关节疼痛，共为佐药。甘草补中益气，缓急止痛，调和诸药为使药。诸药合用，健脾益气，祛湿清热。

第十三节　银屑病关节炎

医案24　活血化瘀治疗银屑病关节炎

寇某，男，62岁。2013年4月10日初诊。

主诉：反复皮疹13年，关节肿痛8年。

现病史：13年前不明原因出现全身皮疹、瘙痒、脱屑，以头部、四肢关节及胸腹部显著，并逐渐出现指甲病变，在当地医院诊断为"银屑病"，经治疗（具体不详）皮疹消失，之后皮疹反复发作，时轻时重。8年前患者逐渐出现双膝及双手掌指关节、近端指间关节持续肿痛、僵硬，未予重视，日渐加重，逐渐出现双肘、双膝、双腕及手指关节活动受限。2011年4月曾在本院风湿八科住院治疗，关节肿痛减轻。近2年来未再治疗，病情基本平稳。1月前出现双手掌指关节及双膝关节肿痛，右膝较重，行走困难。发病以来，无明显腰背痛。刻下症见：双手掌指关节及双膝关节肿痛，右膝较重，行走困难，晨僵约半小时，头皮、右小腿伸侧皮疹、瘙痒、脱屑，食纳一般，夜间关节痛影响睡眠，大小便正常。

既往史：既往体健，否认高血压、糖尿病史，否认药物过敏史。

体格检查：头皮、右小腿伸侧皮疹，边界清楚，表面覆银白色鳞屑。双肘、双手掌指关节、近端指间关节及双膝关节肿胀，压痛（＋），活动受限；双膝关节中度肿胀，压痛（＋），浮髌试验（＋），伸展0°，屈曲100°。舌质紫暗，苔薄白，脉弦细。

辅助检查：血常规正常，肝肾功正常，ESR14mm/h，CRP1.99mg/L，ASO（－），RF＜20IU/ml，抗CCP抗体12.7IU/ml。ANA及ANA谱阴性。

辨证分析：患者因正气不足，感受风寒湿邪，合而为痹，气血津液为之痹阻，不通则痛；湿邪痹阻关节则见肿胀；气机阻滞，则见晨僵，动则气机流通，故活动时改善；郁而化热，故见关节局部热，皮温高。气血运行不畅，瘀血渐成，深入筋骨、关节，故见关节刺痛、昼轻夜重、活动受限。皮疹色红，融合成片，脱屑，属湿热蕴结于肌肤腠理所致，属中医之"白疕"。综观舌、脉、症，辨证属瘀血阻络证，治以活血化瘀，通络止痛。

中医诊断：白疕（瘀血阻络证）。

西医诊断：银屑病关节炎。

治法：活血化瘀，通络止痛。

方药：身痛逐瘀汤加减。桃仁10g，红花10g，当归15g，五灵脂10g，香附12g，炙乳香10g，秦艽10g，羌活10g，地龙15g，川芎10g，川牛膝10g，生黄芪30g，地肤子12g，白鲜皮15g，独活10g，炙甘草6g。7剂，日1剂，水煎早晚饭后分服。配合口服秦息痛片5粒，2次/d。

二诊：关节肿胀、疼痛及灼热感减轻，食欲欠佳，减去焦山栀，加茯苓20g。10剂，日1剂，水煎，早晚饭后分服。

之后，在此方基础上加减服用30剂，关节肿胀缓解，疼痛减轻，活动度改善，改用独活寄生汤加减配合化瘀消痹胶囊口服，巩固治疗。

评按：银屑病关节炎（psoriatic arthritis，PsA）是属于银屑病中的一个特殊类型，也称为关节病型银屑病。在中医学中应属痹病范畴，其皮肤损害则相当于"白疕"。发病多由机体阴阳失调，复感外邪所致。或素体阳虚复感风寒湿邪，或因素体阳盛，内有蕴热，复感阳邪，内外相合，闭阻经络，阴津营血不能达于肌表。由此，造成皮肤关节损害。病因不外寒热2个方面，因于热者多见，因于寒者少见。或因寒者脉络凝滞而生瘀血，或者由于热伤阴液，阴虚血燥，血行不畅，寒易产生瘀血。王老认为，PsA由风寒湿邪所致者为数不多，不宜过用祛风散寒除湿的药物，以免化燥助热伤阴，反易加重病情。而瘀血阻滞则是普遍现象。所有的证型都会存在瘀血阻滞的病理状态。因此，王老认为瘀血产生是病机关键，活血化瘀、疏通通络为基本治法，应贯穿于治疗始终，临床可根据辨证灵活加减运用。该患者病史较长，所以王老方用清代王清任身痛逐瘀汤加减治疗。方中桃仁、红花、当归、川芎、地龙、川牛膝、五灵脂、乳香大队活血化瘀诸药，活血化瘀，通络止痛。香附理气行气，气行则血行。生黄芪补气以扶正。秦艽、羌活、独活祛风湿，止痹痛，邪去则气血通畅。地肤子、白鲜皮清热利湿，祛风止痒，治疗皮疹瘙痒。炙甘草一方面助黄芪补气扶正，另一方面调和诸药。全方共奏祛风湿，活血化瘀，通络止痛之效。

第十四节 大骨节病

医案25 补肝肾，化痰瘀，标本兼治大骨关节病

田某，女，47岁。2013年12月16日初诊。

主诉：四肢多关节肿痛、变形10年余。

现病史：10年前无明显诱因出现双膝、双踝关节疼痛，慢性肿大，逐渐变形。2013年7月在西京医院诊断为"大关节病、骨关节炎"，服用双醋瑞因、硫酸氨基葡萄糖、洛索洛芬钠等，经治症状稍减轻。今日来我院求治。发病以来，无口干、眼干等现象，晨僵不超过1h。刻下症：双手远端指间关节、双腕、双肘、双膝及

双踝关节膨大、变形，疼痛，僵硬，活动受限，行走困难，关节不热，畏寒喜温不明显，伴倦怠乏力，食欲不振，纳差，睡眠欠佳，大小便正常。

既往史：既往体弱，容易感冒，否认高血压、糖尿病、冠心病等慢性病史，否认肝炎、结核等传染病史，否认重大外伤、中毒、手术及输血史，否认药物及食物过敏史。

体格检查：T 36.4℃，P 82 次/min，R 18 次/min，BP 120/70mmHg，双肺呼吸音清，心率 82 次/min，心律齐，肝脾肋下未及，双肾区无叩击痛。专科情况：身材较矮，肢体短缩畸形。四肢多关节肿大变形，压痛（＋），活动受限。舌质暗，舌下瘀点，苔白，脉细弱。

辅助检查：X 线片示双手、双膝及双踝退行性改变。大骨节病改变，跟骨变短，距骨变扁。血沉 11mm/h。血常规：WBC2.89 × 10^9/L，RBC2.55 × 10^{12}/L，HGB83g/L，PLT92 × 10^9/L。尿常规及尿沉渣实验（－）。CRP 2.77mg/L，ASO、RF、抗 CCP 抗体、ANA 及 ANA 谱均为阴性。

辨证分析：患者为中年女性，起病较缓，病程较长，主要表现为四肢关节间断疼痛、僵硬、变形、屈伸不利、活动受限，可诊为中医风湿病之"骨痹"。患者长期服用窖水，饮食失调，肝肾不足，筋骨失养，风寒湿邪乘虚侵袭，合而为痹，气血为之痹阻，不通则痛；气机阻滞，则见晨僵，动则气机流通，故活动时改善。病久，气血流通失常，血瘀逐渐形成，深入筋骨关节，导致关节变形。综观舌、脉、症，辨证属肝肾气血亏虚、瘀血痹阻，病位在筋骨、关节，涉及肝肾，导致残疾。治以补肝肾，益气血，化瘀滞。

中医诊断：骨痹（肝肾气血亏虚、瘀血痹阻）。

西医诊断：①大骨节病；②继发性骨关节炎；③白细胞减少症、贫血、血小板减少症。

治法：补肝肾，益气血，化痰瘀。

方药：

（1）化瘀消痹胶囊 1.75g/次，2 次/d。

（2）独活寄生汤加减。独活 10g，桑寄生 10g，豨莶草 10g，鸡血藤 20g，杜仲 10g，川牛膝 10g，桂枝 10g，熟地黄 15g，当归 15g，川芎 10g，白芍 15g，生黄芪 20g，红花 10g，山药 20g，党参 15g，茯苓 20g。10 剂，日 1 剂，水煎早晚分服。

二诊：双手远端指间关节、双腕、双肘、双膝及双踝关节膨大、变形，疼痛，僵硬，活动受限，行走困难，关节不热，畏寒喜温不明显，倦怠乏力减轻，食欲改善，食纳增加，睡眠欠佳，二便正常。舌质暗，舌下瘀点，苔白，脉细弱。复查血常规示：WBC 3.36 × 10^9/L，RBC2.87 × 10^{12}/L，HGB85g/L，PLT93 × 10^9/L。中药汤剂在首诊基础上做以下调整，减去豨莶草，加白术 20g。7 剂，日 1 剂，水煎早晚分服。

三诊：四肢多关节膨大、变形，疼痛减轻，仍感关节僵硬，活动受限，行走困难，关节不热，畏寒喜温不明显，倦怠乏力减轻，食欲食纳恢复正常，睡眠欠佳，二便正常。舌质暗，舌下瘀点，苔白，脉细弱。复查血常规示：WBC3.58 × 10^9/L，RBC3.09 × 10^{12}/L，HGB88g/L，PLT97 × 10^9/L。中药汤剂在二诊基础上做以下调整，减去山药，加远志 10g。10 剂，日 1 剂，水煎早晚分服。

四诊：四肢多关节膨大、变形，疼痛减轻，仍感关节僵硬，活动受限，目前以双膝关节酸困疼痛为主，行走及下蹲困难，畏寒喜温不明显，无明显倦怠乏力，食欲食纳可，睡眠可，二便正常。舌质暗，舌下瘀点，苔白，脉细弱。复查血常规示：WBC4.12 × 10^9/L，RBC3.97 × 10^{12}/L，HGB94g/L，PLT104 × 10^9/L。中药汤剂在三诊基础上做以下调整，减去远志，加续断 10g。14 剂，日 1 剂，水煎早晚分服。

五诊：四肢多关节膨大、变形，双手指关节僵硬，活动受限，双膝关节酸困疼痛，行走及下蹲困难，畏寒喜温不明显，食欲食纳可，睡眠及二便正常。舌质暗，舌下瘀点，苔薄白，脉细弱。复查血常规示：WBC4.08 × 10^9/L，RBC4.73 × 10^{12}/L，HGB102g/L，PLT102 × 10^9/L。中药汤剂效不更方，四诊方续用 14 剂，日 1 剂，水煎早晚分服。

六诊：四肢多关节膨大、变形，双手指关节僵硬，活动受限，双膝关节酸困，上下台阶及下蹲疼痛，食欲食纳可，睡眠及二便正常。舌质暗，舌下瘀点，苔薄白，脉细弱。复查血常规示 WBC 4.11×10⁹/L，RBC4.83×10¹²/L，HGB108g/L，PLT107×10⁹/L。停用中药汤剂，给予院内制剂骨质糖浆 15ml/次，2 次/d，化瘀消痹胶囊 1.75g/次，2 次/d。嘱：注意保暖，勿过劳。随访半年未复发，日常生活无明显障碍。

按语： 大骨节病中医属"痹病""骨痹"范畴。王老认为，本病本着"肾主骨生髓，髓充则骨健，治肾亦即治骨"的理论，所以采用补肾法以治本，化痰瘀，通经络以治标。王老用独活寄生汤补益肝肾，益气养血，活血化痰，配合经验方化瘀消痹胶囊活血化瘀，搜剔通络。标本兼治，对于骨关节炎合并大骨节病，白细胞减少、贫血等病情复杂的患者，辨证为肝肾气血不足、痰瘀痹阻者，属于正治之法。

第五章　师生对话

1. 学生问：《金匮要略》中治疗风湿病的治则有哪些？

王老答：《金匮要略》中记载了很多风湿病证以及相应的治则治法和方药，举例如下：

（1）寒湿犯表，"病在头中寒湿"——宣泄上焦寒湿，使肺气通利则诸症自解，本条有论无方，"内药鼻中则愈"，此法近代少用。有人认为宜用辛香开发之味作为嗅剂，亦有用《证治准绳》辛夷散（辛夷、细辛、藁本、白芷、川芎、升麻、防风、甘草、木通、苍耳子）有一定疗效。也可用《内外伤辨惑论》羌活胜湿汤（羌活、独活、藁本、防风、川芎、炙甘草、蔓荆子）发汗祛风胜湿，本方是治疗风湿在表、在上的常用方，服本方，发汗应以微汗为佳。

（2）湿阻于中，阳气不化——通利小便——五苓散（猪苓、茯苓、白术、泽泻、甘草）。

（3）寒湿在表——微汗法（发汗解表，散寒除湿）——麻黄加术汤（麻黄、桂枝、甘草、杏仁、白术）。

（4）风湿在表——轻清宣化、解表祛湿，风湿并治——麻黄杏仁薏苡甘草汤（麻黄、杏仁、薏苡仁、甘草）。

（5）风湿兼气虚——扶正祛邪、标本兼顾——防己黄芪汤（防己、甘草、白术、黄芪）。

（6）风湿表阳虚（风寒湿邪仍在肌表，风邪偏胜）——温经助阳、祛风逐湿——桂枝附子汤（桂枝、附子、甘草、生姜、大枣）。

（7）风湿表阳虚（风寒湿邪仍在肌表，湿邪偏胜）——温经助阳、散寒逐湿（微取发汗法）——白术附子汤（白术、附子、甘草、生姜、大枣）。

（8）风湿表里阳虚（风湿俱盛）——温经助阳、散风祛湿——甘草附子汤（桂枝、白术、附子、甘草），仍为微汗之剂。

（9）风湿历节：风寒湿外袭，渐次化热伤阴——祛风除湿、温经散寒、滋阴清热（寒热并治）——桂枝芍药知母汤（桂枝、芍药、甘草、麻黄、生姜、白术、知母、防风、附子）。

（10）寒湿历节：寒湿痹阻，气血运行不畅——温经祛寒、除湿解痛——乌头汤（乌头、芍药、甘草、麻黄、黄芪）。

（11）血痹：阴阳俱微，阴血涩滞——温阳行痹——黄芪桂枝五物汤（黄芪、桂枝、芍药、生姜、大枣）。

（12）狐惑病：感染虫毒，湿热不化——清热化湿、安中解毒——甘草泻心汤（甘草、黄芩、人参、干姜、黄连、大枣、半夏）。

狐惑酿脓：渗湿清热、解毒排脓——赤小豆当归散（赤小豆、当归）。

狐惑病外治：杀虫解毒化湿——苦参汤熏洗（下部前阴），雄黄熏洗（肛门）。

（13）阴阳毒：阳毒为感受疫毒（疫毒侵入血分的一般现象）——清热解毒、滋阴散瘀——升麻鳖甲汤（升麻、当归、蜀椒、炙鳖甲、甘草、雄黄）；阴毒为疫毒侵入血分，血行瘀阻——解毒活血——升麻鳖甲汤去蜀椒、雄黄。

2. 学生问：怎样理解《金匮要略》中的微汗法？

王老答：《金匮要略·痉湿暍病脉证治第二》中说："若治风湿者，发其汗，但微微似欲汗出者，风湿俱去也。"因为风为阳邪，其性轻扬而易表散；湿为阴邪，其性黏滞而难骤除。如果汗出太多，则风气虽去而湿邪仍在，不仅病不能愈，同时还可以使卫阳耗伤，必须使其微似汗出，才能使风湿俱去。这是治疗外感风湿的发汗方法，临床必须掌握。例如在《金匮要略》中有："寒湿在表，湿家身烦疼，可与麻黄加术汤发其汗为宜，慎不可以火攻之。"身烦疼是疼痛剧烈，不得安静的状态，为湿留肌肉所致。此是风湿表实证。用麻黄加术汤发汗解表，除湿通络。方用麻黄加术汤，可知本证必挟风寒之邪，出现发热、恶寒、无汗等表实证。表证当从汗解，而湿邪又不宜过汗，故用麻黄汤加白术。麻黄得术，虽发汗而不致过汗；术得麻黄，能并行表里之湿，故能取微似汗而解。如用火攻发汗，则大汗淋漓，风去湿存，徒伤津液，病必不除。且火热内攻，与湿相合，可能引起发黄或衄血等病变，故为寒湿在表之所禁忌。结合临床，类风湿关节炎（尪痹）早期，寒湿阻络证，多由外感寒湿之邪、痹阻肌肤、关节而致，病程早期，以邪实为主，且病位较浅，多在肌表经络之间，经过治疗，易趋康复。如治疗不当，病延日久，病情恶化，可郁久化热，转为他证。所以我运用乌头汤合麻黄加术汤加减方，微汗法治之。

3. 学生问：《黄帝内经》所论痹病的含义该怎么理解？

王老答：《黄帝内经》对痹病的概念、病因病机、病位、症状、鉴别、预后等有较详尽的记载。

痹病概念：如《素问·痹论》指出："风寒湿三气杂至，合而为痹也，其风气胜者为行痹，寒气胜者为痛痹，湿气胜者为着痹也。"

痹病病因病机：《素问·痹论》指出："所谓痹者，各以其时重感于风寒湿者也。"还认为痹的产生与饮食和生活环境有关，所谓"饮食居处，为其病本"，还指出："荣卫之气亦令人痹乎……逆其气则病，从其气则愈，不与风寒湿气合，故不为痹。"《灵枢·寿天刚柔》亦说："粗理肉不坚者，善着痹。"可见是否发病还与荣卫之气是否和谐及腠理致密与否有关。

痹病病位：《素问·五脏生成论》又强调了"血凝于肤者为痹，凝于脉者为泣，凝于足者为厥"，《素问·宣明五气》曰："五邪所乱……邪入于阴则痹……"

有关症状的出现，《黄帝内经》解释为："其寒者，阳气少，阴气多，与病相益，故寒也。其热者，阳气多，阴气少，为病气胜，阳遭阴，故为痹热。其多汗而濡者，此其逢湿甚也，阳气少，阴气盛，两气相感，故汗出而濡也。"又说："夫痹之为病，不痛何也？"岐伯曰："病在骨则重，在于脉则血凝而不流，在于筋则屈不伸，在于肉则不仁，在于皮则寒，故具此五者，则不痛也。"(《素问·痹论》)

痹病病名及分类：有行痹、痛痹、着痛、筋痹、骨痹、脉痹、肌痹、皮痹、心痹、肝痹、脾痹、肺痹、肾痹、肉痹、众痹、血痹等记载。

痹病的转归：《素问·痹论》认为："以冬遇此者为骨痹，以春遇此者为筋痹，以夏遇此者为脉痹，以至阴遇此者为肌痹，以秋遇此者为皮痹"，"五脏皆有合，病久而不去者，内舍于其合也。故骨痹不已，复感于邪，内舍于肾；筋痹不已，复感于邪，内舍于肝；脉痹不已，复感于邪，内舍于心；肌痹不已，复感于邪，内舍于脾；皮痹不已，复感于邪，内舍于肺"。

痹病的预后，《素问·痹论》说："其风气胜者，其人易已也"，"其入脏者死，其留连筋骨间者疼久，其留皮肤间者易已"。这些论述是对大量临床经验的精辟总结。可见秦汉以前中医对本病的认识已有相当高的水平。

4. 学生问：《黄帝内经》中关于五脏痹发病的论述有几点？

王老答：(1) 病久入脏。痹病久了就可以入脏，五体痹再传入到五脏。

(2) 各脏应时。也就是各脏在其所相应的季节，感受风寒湿之邪而发为五脏之痹。

(3) 五脏精伤。五脏精气受伤，就容易产生五脏之痹。

(4) 营卫失常。营卫失常不能够正常地营养内脏，就可以出现五脏痹。所以五脏痹的发病主要有这4个方面。

王老答：你说得很对。

五脏痹："五脏皆由合，病久不去者，内舍于其合也。"前面已有论述。

心痹为"脉痹不已，复感于邪，内舍于心"，以心脉痹阻的症状为主症的病证。《素问·痹论》指出："心痹者，脉不通，烦则心下鼓，暴上气而喘，嗌干善噫，厥气上则恐。"可见其主要表现为心中悸动不安，气短而喘，血脉瘀滞，肢节疼痛，脉象细弱或结代等。临床上心痹是常见的五脏痹之一。因为心为五脏六腑之主，不仅脉痹，其他痹证病情发展，亦可影响到心脏引起心痹。

肺痹为"皮痹不已，复感于邪，内舍于肺"，引起以肺气闭阻的症状为主症的病证。《素问·痹论》："肺痹者，烦满喘而呕。"又《素问·玉机真脏论》："今风寒客于人……弗治，病入舍于肺，名曰肺痹，发咳上气。"可见肺痹的主要临床表现除了关节肿痛、皮肤麻木等外，会出现胸闷气短，咳嗽喘满之症。

脾痹为"肉痹不已，复感于邪，内舍于脾"，致脾气虚弱，失其健运的病证。《素问·痹论》谓："脾痹者，四肢解惰，发咳呕汁，上为大塞。"说明由于病邪深入，进一步损伤脾胃中气，除肌肤疼痛麻木外，加重了脾胃本身的病变，出现脘痞腹胀，饮食不下，四肢怠惰，或肢体痿软无力，恶心呕吐等症。

肝痹为"筋痹不已，复感于邪，内舍于肝"，导致肝之气血不足，疏泄失职的病证。《素问·痹论》指出："肝痹者，夜卧则惊，多饮数小便，上为引如怀。"《素问·五脏生成》云："有积气在心下支胠，名曰肝痹，得之寒湿，与疝同法，腰疼、足清、头痛。"说明肝痹者除肢体拘挛，屈伸不利，关节疼痛外，还可出现少腹胀满，夜卧易惊，胁痛腹胀，腰痛足冷等症。

肾痹乃"骨痹不已，复感于邪，内舍于肾"，引起肾气虚衰，腰脊失养，水道不通的病证。《素问·痹论》谓："肾痹者，善胀，尻以代踵，脊以代头。"《素问·五脏生成》云："黑脉之至也，上坚而大，有积气在小腹与阴，名曰肾痹，得之沐浴清水而卧。"肾痹是风湿病发展的后期阶段，由于肾之阴阳气衰，筋骨失养，腰脊不举，且水液代谢失常，故肾痹表现为严重的关节变形，四肢拘挛疼痛，步履艰难，屈伸不利，或有面色黧黑，水肿尿少等症。

5. **学生问：《黄帝内经》中关于六腑痹的发病认识有几点？**

王老答：六腑痹发病时循经入腑。其产生首先是饮食居处为其病本。由于饮食居处不当导致了六腑功能受伤，再感受风寒湿之邪而发病。其次是营卫失调，也是六腑痹形成的内在条件。所以关于六腑痹发生主要讲了 2 个问题。第一个是六腑痹的发生在于饮食居处为其病本；第二个是体内先有营卫失调，才是六腑痹产生的一个前提条件。

《素问·痹论》："帝曰：其客于六府者何也？岐伯曰：此其食饮居处，为其病本也。六府亦各有俞，风寒湿气，中其俞，而食饮应之，循俞而入各舍其府也。"其义为：饮食不节，居处失宜，以为腑痹之本。五脏皆有合，而六腑亦各有俞，由于营卫失调，卫外不固，风寒湿之邪乘虚而入，风寒湿三气中其俞，而饮食无节以应之，则风寒湿之邪循俞穴而入，各舍之其腑也，与五脏之病久不去，复感于邪内舍其合者，同一义也。因此说饮食居处为其病本，营卫失调是六腑痹产生的前提条件。

6. **学生问：《黄帝内经》中关于营卫与痹病发生的关系是什么？**

王老答：营行于脉中，卫行于脉外，阴阳相贯，气血调畅，濡养四肢百骸，脏腑经络。营卫和调，卫外御邪，营卫不和，邪气乘虚而入，故营卫失调是风湿病发生的重要原因之一。《素问·痹论》指出："逆其气则病，从其气则愈，不与风寒湿气合，故不为痹。""帝曰：荣卫之气亦令人痹乎？岐伯曰：荣者，水谷之精气也，和调于五脏，洒陈于六腑，乃能入于脉也，故循脉上下，贯五脏，络六腑也。卫者，水谷之悍气也，其气慓疾滑利，不能入于脉也，故循皮肤之中，分肉之间，熏于肓膜，散于胸腹，逆其气则病，从其气则愈，不与风寒湿气合，故不为痹。"又《灵枢·寿夭刚柔》亦说："粗理肉不坚者，善着痹。"可见是否发病与荣卫之气是否和谐及腠理致密与否有关。

7. **学生问：《黄帝内经》中痹病的发病类型与体质有没有关系？**

王老答：正如《素问·痹论》："其寒者，阳气少，阴气多，与病相益，故寒也。"其痹之有寒者，以人身阳气少，阴气多，阴气多而与病相益，故为寒痹。"其热者阳气多，阴气少，病气胜，阳遭阴，故为痹热。"夫痹病发热者，以人身阳气多，阴气少，阳气多则病阳气胜，阳气胜而遭阴气之不胜，故为痹热。"其多汗而濡者，此其逢湿甚也。阳气少，阴气盛，两气相感，故汗出而濡也。"其痹多汗而濡者，此其逢湿气之甚也。本来就其人亦阳气少，阴气盛，湿为阴类也。阴气盛而逢湿，是两气相感，故汗出而濡湿也，知阴气盛而主湿，则知阳气胜而主燥矣。此申明痛痒寒热燥湿之痹者如此。

8. 学生问：《金匮要略》中有关风湿病的虚实指的是什么？

王老答：虚指正气虚，"营卫虚，气血虚，脾胃虚，肝肾虚，阴阳虚"。实指邪气实，"风、寒、湿、热、痰、瘀、气滞"。

9. 学生问：在治疗风湿病时为何要以祛湿邪为首？

王老答：湿性阴柔，重浊黏滞，最易留滞经络关节肌肉，痹阻气血，久则湿聚为痰，痰湿胶着，气血停滞而成瘀。无湿则无痰，无痰则少瘀，故除湿为治疗之第一要务，理应贯穿本病治疗的始终。

祛湿药的使用，宜以淡渗利湿为主，如茯苓、薏苡仁、泽泻、萆薢、茵陈蒿等，当慎用辛燥之品，因辛燥走窜之品易燥伤筋脉，以致湿虽去而津亦伤，不利于关节功能的恢复。

顾名思义，风湿病主要以湿邪为主，风湿、寒湿、风寒湿、湿热，湿为阴邪，重浊黏滞易流关节，阻遏阳气，以致关节痹阻不通，故有关节疼痛而烦的症状，湿性重浊黏滞也可见沉而细或濡的脉象，可用微汗除湿法治之。

首先要从本病的病因说起，在风寒湿三气中，作为风湿病的外因而讲，哪一种外邪对风湿病的作用更重要呢？历代医家认识并不一致。清代陈念祖曾指出："深究其源，自当以寒与湿为主。盖风为阳邪，寒与湿为阴邪，阴主闭，闭则郁滞而为痛。"在三气中陈氏特别强调了寒与湿，我们认为是正确的。但在寒与湿二者之中，更应该强调是湿邪。汉代的《说文解字》及《神农本草经》都说过："痹，湿病也。"湿邪是风湿病的主要病因，在这一点上古今的认识基本一致，但论湿邪也有寒热之分。古人论痹主要是以寒湿为主，这可能与痹以关节冷痛为主要表现有关。实际上不仅寒湿可引起关节痛，湿热同样可以阻滞经脉，引发气血不通而致痹痛。张仲景对湿热之邪致痹就有一定认识，所论及的"湿家病身疼发热"，"湿家之为病，一身尽疼，发热"，"湿家身烦痛"，以及对发热的描述为"日晡所剧"等，颇似湿热痹证。吴鞠通在《温病条辨·中焦篇·湿温》中指出："湿聚热蒸，蕴与经络，寒战热炽，骨骱烦疼，舌色灰滞，面目痿黄，病名湿痹，宣痹汤主之。"这是对湿热痹的临床表现及治疗方法的具体描述和介绍。对我们临床都有很重要的指导意义。湿为阴邪，重浊黏滞，阻碍气血运行，血凝为瘀，湿聚为痰，痰瘀痹阻，深入骨骱，郁滞而痛，病程缠绵难解。临床上我们应该怎样祛湿？单纯地运用淡渗利湿是不够的。临床上加以辨证治疗。如：风湿痹阻证——祛风除湿、通络止痛——羌活胜湿汤、蠲痹汤等；湿热痹阻证——清热祛湿、宣痹通络——宣痹汤、四妙丸、白虎加术汤；寒湿痹阻证——温经散寒、祛湿通络——附子汤、乌头汤、麻黄加术汤等，微汗法。

10. 学生问：在治疗风湿病时为何要少用破血逐瘀之峻剂，宜选用活血化瘀之缓品？

王老答：取"宿邪宜缓攻"之意。常用药有当归、川芎、丹参、姜黄、赤芍、丹皮、三七、泽兰、乳香、没药、鸡血藤、益母草、桃仁、川红花等。风湿病久，关节肿胀不消，反复疼痛者，多为湿痰瘀深入筋骨关节，难以祛除。此时可选用虫类搜剔通络之品，如全蝎、蜈蚣、僵蚕、地龙、乌梢蛇、穿山甲、露蜂房等。

叶天士云：虫蚁之类有"迅速飞走之灵，俾飞者升，走者降，血无凝者，气可宣通"，"搜剔经络之风寒痰瘀莫如虫类"。

但虫类药物多有毒，多服久服，易破气耗血，故临证选用宜1~2味，不宜繁杂、过量。所谓大毒治病，衰其大半则止，用之有效，应适可而止。可配以黄芪、党参之属补气助其搜剔逐邪，玉竹、淮山药之类防其伤阴，相互配合彰显疗效。

痹病虽然肝肾亏损为本，但血瘀痰阻贯穿整个病变过程中，因此在治疗上，非草木之品所能奏效，所以参以血肉有情之物，能外达肌肤，内走脏腑，有活血化瘀、搜剔逐痰之功效，方能使沉疴顽疾得以缓解。常用的虫类药物有土鳖虫、地龙、全蝎（全虫）、白花蛇、僵蚕、蜈蚣、穿山甲、蜂房、水蛭等，其中土鳖虫是一味力量较峻猛的破血逐瘀、消癥散结的药品，配合祛风湿药物和活血化瘀药物，可治风湿瘀痛。活血化瘀的药物有鸡血藤、姜黄、虎杖根、五灵脂、桃仁、红花、苏木、泽兰等。化痰消肿的药物，常用的白芥子，寒胜常配麻黄、红花，热胜常配地龙、大黄，是治疗类风湿关节炎、强直性脊柱炎、骨关节炎、硬皮病等关节肿痛必用之要药。虫类药物都经过炮制后毒性减缓。更何况，虫类药物为有情之物，往往驱邪而不伤正。老师也同意处方中一般不要过多选用虫类药物，剂量不宜过量，选择有效、安全的剂量，常常与祛风湿、活血化瘀、补益气血和滋补肝肾的药物同用，达到驱邪而不伤正，也符合"宿邪易缓攻"之意。

11. 学生问：怎样察舌按脉，结合全身与局部判断虚实的多寡，决定攻补的尺度？

王老答：在中医学中，四诊是辨证的具体方法，在运用四诊时要以整体观念为指导思想，要精诚专一，四诊合参，这样才有可能做到准确无误。舌、脉是四诊的重要方面，对于辨证具有重要的参考资料。

望舌包括望舌质、舌苔、舌态、舌的动态和色泽。舌是人体脏腑气血活动最明显的部位，也是邪气盛衰极易测知的部位，因此望舌是比较及时的和准确诊断疾病的方法之一。望舌在诊断上有重要的意义：

（1）观察舌质和舌苔的色泽。

（2）望舌更能测知邪正的消长。

（3）望舌在温病的诊断上更有重要意义。

（4）望舌更能探明津液的多少。

常见的脉象有22种。脉是脏腑经络气血运行的反映，特别是和气血，心脉关系更为密切，不论什么病，只要影响到气血和脉、心的活动就可明显地反映到脉象上来，因此诊脉是四诊中非常重要的一种方法。诊脉可以测知正气的盛衰，如脉细为血虚，弱为气虚，洪大为气盛。可以测知病证的原因：如数脉主热，滑脉主痰，涩脉主跌扑损伤，主瘀血；可以测知病变的部位：如浮脉病在表，沉脉病在里，寸关尺病脉左在心肝肾，右在肺脾命；可以测知病变的性质：如病脉细、弱、虚为虚证，脉实、大、紧而有力为实证，脉数为热证，迟为寒证等；还可以测知病情转归，如脉有胃气者生，无胃气者亡。

在临床上往往出现相兼病脉，即2种病脉同时出现，是疾病过程中最常见的，反映了病情的复杂性和疾病的各种病情。如浮紧脉，浮为在表，紧为寒邪，反映了疾病的部位和原因，为表寒证。又如弦数脉，弦脉为病在肝，数为热，弦数为肝经郁热。如沉细数而无力，沉为病在里，细为血虚，数为有热，无力为气虚，因此掌握相兼脉在辨证论治中是十分重要的。本着"实者泻之，虚者补之"的治疗尺度。

12. 学生问：在治疗风湿病时为何要顾护脾胃？

王老答：从脾胃的生理功能而言，《素问·灵兰秘典论》："脾胃者，仓廪之官五味出焉。"脾的主要生理功能是脾主运化水谷，包括运化谷食和水液2个方面。脾统血，主四肢肌肉，开窍于口，其华在唇四白。

胃的生理功能是容纳水谷，腐熟水谷，为气血之海，人体血气五脏六腑皆禀气于胃，所以得胃气则生，失胃气则死。脾与胃在运化水谷，生成气血、营卫方面是不可分割的，所以后人脾胃并称。脾与胃相表里，共为后天之本。

风湿病是慢性病，病程长，缠绵难愈，患者大多与药终身为伴，许多药物特别是西药，对胃肠道刺激很大，往往脾胃功能受损，另外思虑伤脾，久病致郁，造成肝郁脾虚，治疗过程中一定要照顾脾胃，疏肝健脾养胃。如《备急千金方》中独活寄生汤、无比山药汤等都有健脾益气的药物，以护脾胃。同时加用疏肝解郁药物，如柴胡、郁金等。

13. 学生问：怎样结合治疗局部与整体辨证不一致的患者？

王老答：在临床上比较多见，如类风湿关节炎患者，双手指腕、膝踝关节肿痛明显，触之灼热，关节腔有积液，但患者恶风怕冷，多汗出，面色萎黄，消瘦，舌质淡红，苔薄白，脉细无力。这是正气虚衰，气血不足，外感湿热之邪，或病久不愈，正虚邪恋，湿热蕴结，阻闭经络、肌肉、关节、骨骺。可辨证局部属湿热阻络证，在治疗上就应扶正祛邪，标本兼顾。老师多采用防己黄芪汤和四妙丸加减方治疗。方中黄芪益气固表，术草健脾调中，复振卫阳，防己泄湿，配姜枣调和营卫。四妙丸中苍术苦温燥湿，黄柏苦寒清热，薏苡仁渗湿利痹，牛膝通利经脉，引药下行，共成益气健脾，清热祛湿，活络止痛。加入鸡血藤、络石藤、白芥子、地龙等活血通络，祛痰消肿而止痛。

还有患者局部关节肿胀，疼痛不已，触之灼热，但全身畏寒恶风属寒热错杂证，以桂枝芍药知母汤，祛风除湿，温经宣痹，滋阴清热并用。如《金匮要略·中风历节病脉证并治第五》："诸肢节疼痛，身体魁羸，脚肿如脱，头眩短气，温温欲吐，桂枝芍药知母汤主之。"中风湿历节的证治。风湿流注筋脉关节，气血运行不畅，故肢节疼痛肿大；痛久不解，正气日衰，邪气日盛，故身体逐渐消瘦；风邪上犯，则头昏目黑；湿阻中焦，气短呕恶；湿热且从下而上冲矣，则温温欲吐；湿无出路，流注下肢，则脚肿如泥。病因风寒湿外袭，渐次化热伤阴，故治以桂枝芍药知母汤，祛风通络，温经散寒，滋阴清热。方中以桂枝、麻黄祛风通阳，附子温经止痛，白术、防风祛风除湿，知母、芍药清热养阴，生姜、甘草和胃调中。临床上类风湿关节炎反复发作，多出现身体瘦弱，关节肿大或变形，剧烈疼痛，或全身发热不解等症。治疗方法，祛风除湿，温经宣痹，滋阴清热并用。风湿去，虚热退，阴血生，则病治愈。

14. 学生问：哪些风湿病可按《金匮要略》中的血痹治疗？

王老答：血痹是一种因气血不足，感受风邪，血行涩滞所引起的，以肢体局部麻木不仁，严重者也可有轻度疼痛为主的疾病。临床上末梢神经炎、肩周炎、颈椎病、坐骨神经痛、硬皮病、皮肌炎、血管闭塞性脉管炎、糖尿病周围神经病变等病证属于气虚血滞、营卫不和者都可按血痹治疗。《金匮要略·血痹虚劳病脉证并治第六》曰："血痹阴阳俱微，寸口关上微，尺中小紧，外证身体不仁，如风痹状，黄芪桂枝五物汤主之。"是论述血痹的证治。本病是阳气不足、阴血涩滞的反应。血痹的主要症状以局部肌肉麻木为特征，如受邪较重的，亦可有酸痛感。所以说"如风痹状"。临床上以产后风湿，风湿寒性关节痛为主。风湿性多肌痛，纤维肌痛综合征也可出现这些症状，按血痹论治。

15. 学生问：怎样理解《黄帝内经》中"其多汗而濡者，此其逢湿甚也。阳气少，阴气盛，两气相感，故汗出而濡也"？怎样治疗此类患者？

王老答：痹病汗出得很多，身上都是潮湿的，这是为什么呢？一是"其逢湿甚也"。这个病人遇到的湿气重，也就是风寒湿之邪，以湿邪为主，导致的痹证。二是这个"阳气少，阴气盛"，病人体质又是一个阴盛的体质，所以才有"两气相感"，人的阴气盛和感受湿邪，湿也是阴邪，这两气相感，相互作用，就湿气很盛，所以"汗出而濡"。阳气虚不能固表，也多汗。再加上湿邪更是使阳气受到损伤，所以这个病人身上潮湿，汗出得很多。其多汗出而濡者，就是人身亦阳气少，阴气盛，湿为阴，阴气盛即体内湿气盛，而又外感湿邪，是两气相感，故汗出而濡湿也。

治疗上应运用《金匮要略》中甘草附子汤，方中桂枝温经通阳，附子温经助阳，白术祛表里之湿。三药并用兼走表里，助阳行湿，以甘草名之者，取其甘以缓急，意在缓而行之。原文方后"初服得微汗则解"一句，说明本方仍为微汗之剂。

16. **学生问：晚期类风湿关节炎患者病史长，有中度贫血，但近期有关节红肿热痛，在辨证论治方面应注意什么？**

王老答：本着"急者治其标，缓者治其本"的原则，可在湿热阻络证治疗的基础加用补气血、益肝肾、强筋骨的药物，在运用四妙丸加减中酌加黄芪、鸡血藤、当归、白芍、鹿角胶、熟地、骨碎补、肉苁蓉等药。

17. **学生问：对于病史较长的类风湿关节炎患者，平素怕冷喜暖，腰膝酸软。但近 3 年患者高血压 3 级（急高危），高血压肾病，头晕头痛，肾功尿素、肌酐、血尿酸均升高。在辨证及治疗用药中应注意什么？**

王老答：这种情况下肯定先治疗高血压肾病，治疗类风湿关节炎不是主要的，假如类风湿关节炎临床症状很重，关节肿胀疼痛、变形，甚至关节腔有积液，又畏寒喜暖，腰膝酸软，这种情况下舌质淡红，苔白，但舌质有瘀斑，脉弦细或沉细而涩，治疗上应采取中西医结合治疗，积极控制血压，改善肾功，本证候病机是由于肝肾亏损，精血不足，"腰为肾之府"，"膝为筋之府"，故腰膝酸软，由于阴损及阳，则肾阳虚，故怕凉喜暖，舌脉均为肾阳虚衰的表现。方用右归丸纯补无泻，着重温补肾阳，兼益精血，即前人所谓"扶阳以配阴"之法。方中熟地、山药、山萸肉、枸杞子、菟丝子、熟附子、肉桂、杜仲加入桑寄生补肝肾，除风湿，强筋骨，又有降压利尿作用，淫羊藿温肾助阳兼祛风湿，性温而不热，久服无不良反应，巴戟天温而不燥，补而不滞，能补肾阳，强筋骨，有降血压作用。肉苁蓉温而不燥，补而不峻，有补肾助阳，强筋骨作用，有降血压作用。豨莶草，祛风湿，强筋骨，独活祛风胜湿，通痹止痛，治疗偏于身半以下，有降血压作用。诸药合用以达到补肾阳，益精血，强筋骨，祛风湿，标本兼顾的作用。

18. **学生问：风湿病患者多汗应该如何辨证治疗？**

王老答：多汗是指较正常人出汗过多的一种症状。风湿病中多汗一症并不少见，其严重者，汗多不断，衣襟常湿，多汗有自汗和盗汗的不同。自汗是指人体不因劳累，不因天热及穿衣过暖和服用发散药物等因素而汗出过多。盗汗是指睡眠时汗出，醒来即止。多汗一症有虚实之别。虚则多由气虚、阳虚、阴虚所致。实则多有营卫不和，风湿外侵，湿热内蕴，热炽气分所致。临床加以辨证治疗。治疗上本着"实者泻之，虚者补之"的原则。辨证可分为风湿、湿热、气虚、阳虚等证。

（1）风湿汗出。

证候：多见类风湿关节炎初起，时自汗出，汗出不多，恶风或时发热，肢体困重。舌苔薄白，脉浮滑或浮缓。

辨证分析：外感风湿之邪，卫气不固，腠理开泄，阴营不能内守，汗出。伤于风邪，故而恶风。邪正交争，故发热。湿性重浊，湿滞肢体经络，则见肢体酸楚沉重，舌脉均为外感风湿之征。

治法：益气固表，调和营卫。

方药：防己黄芪汤（《金匮要略》）。

方解：方中黄芪固表，防己泄湿，白术、甘草健脾调中，配姜枣调和营卫，体现了扶正祛邪，标本兼顾。不必运用过于止汗之药。

（2）湿热汗出。

证候：汗出较多，常湿衣襟，日久不愈，伴关节肿热，肢体沉重，屈伸不利，口干不欲饮，舌苔黄厚腻，脉滑数。

辨证分析：类风湿关节炎急性活动期。湿热阻于气机，宣降失常，故汗出较多。湿性黏滞，故汗出日久不愈。湿性重浊，故肢体沉重。湿热留滞肢节，故屈伸不利，关节肿热。湿阻津不上承，故口干不欲饮。舌苔黄厚腻，脉滑数为湿热之征。

治法：清热利湿，宣痹通络。

方药：宣痹汤（《温病条辨》）加减。

方解：由于湿热之邪，痹阻经络故治宜清热利湿，宣痹通络。方中防己清热利湿，通络止痛为君药；蚕砂、薏苡仁除湿利痹，通利关节，协助防己以通络止痛，为臣药；连翘、山栀子、滑石、赤小豆清热利湿，以增强防己清热利湿的作用，半夏燥温化浊，"肺主一身之气，气化则湿亦化"，故又用杏仁，宣肺利气，以化湿邪均为佐使之品。各药合用，清热利湿，宣痹止痛，湿热痹治愈，加牛膝引药导热下行，通利经脉，利于湿热之邪从下而走。因湿热郁阻于经络，宣降失常，湿聚热蒸故汗出较多，湿热清利，经络宣通故而汗出缓解。这个时候不要服用敛汗止汗的药物，否则会湿热留恋难消，为防止耗气伤阴，酌加生黄芪、白芍益气固表，养血敛阴。

（3）气虚汗出。

证候：常自汗出，动则益甚，时恶风寒，倦怠乏力，气短声怯，易患感冒。舌质淡，苔薄白，脉虚。

辨证分析：此症由风湿病日久，或身体素弱，复感外邪，邪伤正气所致。气虚失于固摄，故常自汗出。动则耗气，故动则汗出益甚。表虚不耐邪侵，故恶风寒，易患感冒。倦怠乏力，气短声怯，脉虚等是气虚之征。

治法：益气健脾，固表止汗。

方药：玉屏风散（《世医得效方》）加减。

方解：方中重用黄芪固表为主药。白术健脾扶正，协助黄芪以固表止汗，为臣药，且黄芪、白术合用，补中焦以资气血之源，使脾胃健旺，肌表充实，则邪不易侵，汗不易泄。防风走而祛风邪，并助黄芪益气以御风，为佐使药。因本方证，腠得疏当固卫，表有邪当疏散，故黄芪、防风合用，实表能散邪，疏表能固卫，故黄芪得防风则固表而不留邪，防风得黄芪则驱邪而不伤正，起到相反相成的作用，配伍白术主健脾守中，且以实肌腠。三药合用，实属补中兼疏之剂，既可用于卫气不固的自汗，亦可用于实表而御风寒。服本方后卫气振奋，腠理致密，自汗与恶风皆痊愈。

（4）阳虚汗出。

证候：常自汗出，肢冷畏寒，汗出后加重，神疲倦怠，大便溏薄，小便清长。舌质淡，苔白，脉沉细无力。

辨证分析：类风湿关节炎晚期，即尪痹，肝肾两虚偏于肾阳虚衰患者，风湿病日久，阳气损伤，阳虚不能卫外，故汗出。阳失温煦，故肢冷不温。阳虚神失所养，故神疲无力。大便溏薄，小便清长，舌质淡，苔白，脉沉细无力是阳虚之征。

治法：温补肝肾，祛寒除湿，温阳益气，固涩敛汗。

方药：独活寄生汤（《备急千金要方》）加淡附片 10g，煅龙骨 15g，煅牡蛎 15g，五味子 15g，麦冬 15g。

方解：方中以独活寄生汤补益肝肾，益气养血为主药治疗尪痹本病。加淡附片、煅龙骨、煅牡蛎、五味子、麦冬配合人参同用回阳救阴。

19. 学生问：类风湿关节炎合并肺间质病变如何辨证治疗？

王老答：肺间质纤维化可归属于肺痹范畴。但中医风湿病认为肺痹是由皮痹日久不愈，肺脏虚损，再感受风寒湿之邪，侵袭于肺脏，致肺气痹阻，宣降失司，而皮肤麻木不仁，如有虫行，甚则变硬，或皮肤见瘾疹风疮，搔之不痛，进而出现咳嗽，气急心胸烦闷，胸部疼痛，卧则喘促，甚则呕恶，为主要特征的一种病证。类风湿关节炎合并肺间质病变即尪痹合肺痹。应该仍在尪痹辨证论治的基础上治疗肺痹。临床多用二陈汤（《和剂局方》）加减，方中法半夏 15g，陈皮 15g，茯苓 20g，炙甘草 6g。以半夏辛燥而温，燥湿化痰，降逆止恶，消痞散结，为君药。气机不畅则痰凝，痰凝则气机更为阻滞，故辅以陈皮理气化痰，使气顺则痰降，气化则痰消。痰由湿生，故佐以茯苓健脾利湿，使以甘草和中健脾。诸药合用，具有燥湿化痰，理气和中的功效。如有肺热者，酌加黄芩 15g，金银花 20g，连翘 20g，鱼腥草 20g，前胡 10g，知母 15g 等；如阴虚肺热者，酌加麦冬 15g，百合 15g，杏仁 10g，川贝母 10g，芦根 15g 等。

20. 学生问：风湿病合并失眠的患者中医药应如何辨证治疗？

王老答：在治疗类风湿关节炎的同时相应的调理失眠症，失眠症中医学称之为"不寐"。在古籍中称为"不得眠""目不瞑",亦有称为"不得卧"者。是由于外感或内伤等病因,致使心、肝、胆、脾、胃、肾等脏腑功能失调,心神不安而成本病。外感引起者,主要见于各种热病过程中;由内伤引起者,则多由于情志不舒,心脾两虚,肝郁血虚,阴虚火旺,心神不安,痰热内扰,胃气不和所引起。前者为实,后者为虚。

类风湿关节炎是以关节、滑膜炎症为主要特征的慢性进行性系统性自身免疫性疾病。临床表现为关节疼痛,肿胀变形。致残率高,严重影响患者的劳动能力和生存质量。目前尚缺乏根治方法,需长期治疗,终生服药,给患者和家庭带来很大的负担。类风湿关节炎属中医风湿病中尪痹,以女性多见,女子以"肝为本","体阴而用阳""阴常不足,阳常有余"。又"久病致郁",气郁化火可使魂不能藏而发生不寐。在主病急性活动期,应该首先运用药物和心理疗法积极治疗主病。减轻患者痛苦,给予病人希望和信心,自然魂舍神安入睡。一般可在尪痹辨证治疗的基础上加夜交藤、生龙骨、生牡蛎、郁金,舒肝解郁、镇惊安神。若失眠症较严重,特别是当尪痹到肝肾亏损、气血两虚、心脾两虚的情况下就要加强治疗失眠症。例如:

心脾两虚证:多用归脾汤(《济生方》),补益心脾,养血安神。方中人参、黄芪补心脾之气,当归、龙眼肉养心神之血,白术、木香、陈皮健脾畅中,茯神、酸枣仁、远志养心安神。

阴虚火旺证:多选用黄连阿胶汤(《伤寒论》),滋阴降火清心安神。方中黄连、黄芩降火;生地、白芍、阿胶、鸡子黄滋阴,而有清心安神之功。

心肾不交证:选用交泰丸(《医方集解》),交通心肾。方中黄连清心降火,佐肉桂,以引火归元,使心火下降,肾水上升,水火既济,阴阳平衡,得以入寐。老师运用黄连阿胶汤合交泰丸治疗1例晚期类风湿关节炎老年女性患者,顽固的失眠症,效果显著。

肝郁血虚证:方用酸枣仁汤(《金匮要略》)加柴胡、郁金治疗肝郁、肝血不足所致虚烦不得眠。方中酸枣仁养肝安神为君药；川芎调血，协助枣仁以养血，为臣药；茯苓宁心协助枣仁以安神，知母清热除烦，共为佐药；使以甘草之甘平，和中缓急，加入柴胡、郁金舒肝解郁，清心安神。共奏养血安神，清热除烦，舒肝解郁的功效，而睡眠安宁。若肝郁化火者，引用丹栀逍遥散（《内科摘要》）加夜交藤、珍珠母、柏子仁之类。方中柴胡疏肝解郁，为君药；当归、白芍补血和营以养肝，为臣药；茯苓、白术、甘草健脾补中，为佐药；煨姜和中，与当归、白芍同用，并能调和气血，助薄荷少许以增强柴胡疏肝解郁的作用，使虚烦不得眠以缓解。这是老师在治疗类风湿关节炎合并失眠症时，临床上见到的主要证型，希望大家灵活运用。

21. 学生问：类风湿关节炎患者合并癃闭的中医应如何辨证治疗？

王老答：本着"急则治其标"的原则，首先治疗癃闭。癃闭是指小便量少，点滴而出，甚则闭塞不通为主证的一种疾病。以小便不利，点滴而短少，病势较缓者称为"癃"；小便闭塞，点滴不通，病势较急者称为"闭"。癃和闭虽有区别，但都是指排尿困难，只有程度上的不同，也有始则滴而量少，后则闭而不通者，因此命名为癃闭。本病病灶在膀胱，但与三焦气化相关。多因湿热、气结、瘀血阻碍气化，或中气不足，或肾阳亏虚而致气化不行所致。若"膀胱蕴热"，治以清热利湿为主，方用八正散（《和剂局方》）加减。方中木通、车前子、萹蓄、瞿麦通闭利小便；山栀子清化三焦之湿热；滑石、甘草清利下焦湿热；大黄通便泻火。若苔黄腻者，可加苍术、黄柏，以加强其清化湿热的作用。若兼心烦、口舌生疮糜烂者，可合导赤散（《小儿药证直诀》）（生地、木通、甘草梢、竹叶）以清心火，利湿热。若湿热久恋下焦，导致肾阴灼伤而出现口干咽燥，潮热盗汗，手足心热，舌光红，可改用滋肾通关丸（《兰宝秘藏》）（知母、黄柏、肉桂）加生地、车前子、牛膝等，以滋肾阴、清湿热而助气化，若因湿热壅结三焦，气化不利，小便量极少或无尿，面色晦滞，胸闷烦躁，恶心呕吐，口中尿臭，甚则神昏谵语，宜用黄连温胆汤（《千金方》）加车前子、白茅根、木通等以降浊和胃，清热利湿。这多为西医的尿路感染结石、尿毒症等而出现的尿潴留及无尿症，应采取中西医结合积极抢救。

22. 学生问：如何理解"营气虚则不仁，卫气虚则不用"？

王老答：《素问·逆调论》说："荣气虚，则不仁，卫气虚，则不用。"营气是由脾胃摄取水谷之精微化生而成的，营气具有丰富的营养，贯注于血中，与血成为一体，循行于脉中，随血布达全身，对五脏六腑、四肢百骸、筋骨肌肉产生营养作用。所以营气虚就会产生肌肉不仁的病症。故"营气虚则不仁"。卫气也是由水谷之精气生化。其性质不易被血脉而约束，运行流利慓悍，循行于脉外，内而脏腑，胸腹腔隙，外而皮肤肌腠。卫气有温分肉充皮肤，肥腠理，司开合，固摄卫外作用。卫气还有指使脏气活动的作用，如卫气虚则有些脏腑组织的功能就会丧失，故"卫气虚则不用"。

23. 学生问：类风湿关节炎合并抑郁症的中医应如何辨证治疗？

王老答："抑郁症"可归属中医"郁证"。多由情志不舒，气机郁滞而发病。以心情抑郁，情绪不宁，胸部满闷，胸胁胀痛，或易怒欲哭，或咽中如有异物梗阻等为主要症状。"郁"字有积、滞、蕴结等含义。我们所阐述的是由精神因素所引起的，以气机郁滞为基本病变的一类郁证。

类风湿关节炎需长期服药治疗，目前尚无根治方法，给患者和家庭带来严重的负担，尪痹多发于中年女性，中医有"女子以肝为本，体阴而用阳"，又有"久病致郁"之说，易致肝郁肝虚。合并"郁证"，更加重尪痹病情。因此，要注意治疗"郁证"，疏肝养肝往往有"事半功倍"的效果。《黄帝内经》无郁证病名，但有关于五气之郁的论述。如《素问·六元正纪大论》说："郁之甚者，治之奈何？""木郁达之，火郁发之，土郁夺之，金郁泄之，水郁折之。"《景岳全书·郁证》说："凡五气之郁则诸病皆有，此因病而郁也。至若情志之郁，则总由乎心，此因郁而病也。"清代叶天士

《临证指南医案·郁》所载的医案，均属情志之郁，治则涉及疏肝理气，苦辛通降，平肝息风，清心泻火，健脾和胃，活血通络，化痰涤饮，益气养阴。综上所述，临床上应在治疗怔忡的同时，辨证治疗郁证。

"肝郁血虚证"，疏肝解郁，健脾养血，方用逍遥散（《太平惠民和剂局方》）加减。本证以肝郁为主，根据《黄帝内经》"木郁达之"的原则，在治法上应该首先顺其条达之性，开其郁遏之气，并宜养营血而健脾土，以达到养肝补脾的目的。方中柴胡疏肝解郁，为君药；当归、白芍补血和营以养肝，为臣药；茯苓、白术、甘草健脾补中，为佐药；煨姜和中，与当归、白芍同用，并能调和气血，助薄荷少许以增强柴胡疏肝解郁的作用，两药均为使药。各药合用，成为疏肝理脾，和营养血的常用方剂。方中加郁金、佛手、木香，凉血清心，行气开郁。若肝郁化火加丹皮、栀子以增强清肝泻火的作用。若心脾两虚，可在此方基础上加黄芪、党参益气健脾，加龙眼肉、酸枣仁、远志、夜交藤养心安神。或者改用归脾汤（《济生方》）加减。若肝阴亏损，治以补益肝肾，滋养精血，方用杞菊地黄丸（《医级》）。有肝阳上亢者，可加刺蒺藜、草决明、石决明、钩藤、天麻等平肝潜阳、柔润息风。若心神惑乱，治以甘润缓急，养心安神，方用甘麦大枣汤（《金匮要略》）。方中甘草甘润缓急，小麦味甘微寒，补益心气，大枣益脾养血。有血虚生风加当归、鸡血藤、生地、珍珠母、制首乌、麦冬、生牡蛎等养心安神。若痰气郁结，治以行气开郁，化痰散结。方用半夏厚朴汤（《金匮要略》）。方中用厚朴、紫苏理气宽胸，开郁畅中；半夏、茯苓、生姜化痰散结，和胃降逆，合用有辛香散结、行气开郁、降逆化痰的作用，可临证加减。